全国高职高专院校护理类专业核心教材

康复护理

（供护理类专业用）

主　编　丁建红　郭玲玲
副主编　李　卓　焦　健　高　娜　董林青
编　者　（以姓氏笔画为序）
丁建红（长春医学高等专科学校）
王　洋（江苏医药职业学院）
方家琴（遵义医药高等专科学校）
田　晔（山东药品食品职业学院）
刘冬玲（长春医学高等专科学校）
李　卓（北京卫生职业学院）
高　娜（泰山护理职业学院）
郭玲玲（江苏医药职业学院）
彭广飞（漯河医学高等专科学校）
董林青（山东中医药高等专科学校）
焦　健（天津生物工程职业技术学院）

中国健康传媒集团
中国医药科技出版社

内容提要

本教材是“全国高职高专院校护理类专业核心教材”之一，是根据康复护理课程教学标准的基本要求和课程特点编写而成，内容涵盖康复护理评定、康复护理治疗技术、常见疾病和伤病的康复护理、老年人及社区康复护理等。本教材为书网融合教材，即纸质教材有机融合电子教材、教学配套资源（PPT、微课、视频、图片等）、题库系统、数字化教学服务（在线教学、在线作业、在线考试），使教学资源更加多样化、立体化。

本教材主要供高职高专院校护理类专业师生教学使用，也可作为临床康复和养老机构护理人员的指导用书。

图书在版编目（CIP）数据

康复护理/丁建红，郭玲玲主编．—北京：中国医药科技出版社，2021.12

全国高职高专院校护理类专业核心教材

ISBN 978-7-5214-2926-8

Ⅰ.①康… Ⅱ.①丁… ②郭… Ⅲ.①康复医学-护理学-高等职业教育-教材 Ⅳ.①R47

中国版本图书馆CIP数据核字（2021）第232236号

美术编辑 陈君杞

版式设计 友全图文

出版 **中国健康传媒集团** | 中国医药科技出版社

地址 北京市海淀区文慧园北路甲22号

邮编 100082

电话 发行：010-62227427 邮购：010-62236938

网址 www.cmstp.com

规格 889mm×1194mm $^1/_{16}$

印张 14 $^1/_4$

字数 394千字

版次 2021年12月第1版

印次 2021年12月第1次印刷

印刷 三河市万龙印装有限公司

经销 全国各地新华书店

书号 ISBN 978-7-5214-2926-8

定价 39.00元

出版说明

为了贯彻党的十九大精神，落实国务院《国家职业教育改革实施方案》文件精神，将“落实立德树人根本任务，发展素质教育”的战略部署要求贯穿教材编写全过程，充分体现教材育人功能，深入推动教学教材改革，中国医药科技出版社在院校调研的基础上，于2020年启动“全国高职高专院校护理类、药学类专业核心教材”的编写工作。在教育部、国家药品监督管理局的领导和指导下，在本套教材建设指导委员会和评审委员会等专家的指导和顶层设计下，根据教育部《职业教育专业目录（2021年）》要求，中国医药科技出版社组织全国高职高专院校及其附属机构历时1年精心编撰，现该套教材即将付梓出版。

本套教材包括护理类专业教材共计32门，主要供全国高职高专院校护理、助产专业教学使用；药学类专业教材33门，主要供药学类、中药学类、药品与医疗器械类专业师生教学使用。其中，为适应教学改革需要，部分教材建设为活页式教材。本套教材定位清晰、特色鲜明，主要体现在以下几个方面。

1. 体现职业核心能力培养，落实立德树人

教材应将价值塑造、知识传授和能力培养三者融为一体，融入思想道德教育、文化知识教育、社会实践教育，落实思想政治工作贯穿教育教学全过程。通过优化模块，精选内容，着力培养学生职业核心能力，同时融入企业忠诚度、责任心、执行力、积极适应、主动学习、创新能力、沟通交流、团队合作能力等方面的理念，培养具有职业核心能力的高素质技能型人才。

2. 体现高职教育核心特点，明确教材定位

坚持“以就业为导向，以全面素质为基础，以能力为本位”的现代职业教育教学改革方向，体现高职教育的核心特点，根据《高等职业学校专业教学标准》要求，培养满足岗位需求、教学需求和社会需求的高素质技术技能型人才，同时做到有序衔接中职、高职、高职本科，对接产业体系，服务产业基础高级化、产业链现代化。

3. 体现核心课程核心内容，突出必需够用

教材编写应能促进职业教育教学的科学化、标准化、规范化，以满足经济社会发展、产业升级对职业人才培养的需求，做到科学规划教材标准体系、准确定位教材核心内容，精炼基础理论知识，内容适度；突出技术应用能力，体现岗位需求；紧密结合各类职业资格认证要求。

4. 体现数字资源核心价值，丰富教学资源

提倡校企“双元”合作开发教材，积极吸纳企业、行业人员加入编写团队，引入一些岗位微课或者视频，实现岗位情景再现；提升知识性内容数字资源的含金量，激发学生学习兴趣。免费配套的“医药大学堂”数字平台，可展现数字教材、教学课件、视频、动画及习题库等丰富多样、立体化的教学资源，帮助老师提升教学手段，促进师生互动，满足教学管理需要，为提高教育教学水平和质量提供支撑。

编写出版本套高质量教材，得到了全国知名专家的精心指导和各有关院校领导与编者的大力支持，在此一并表示衷心感谢。出版发行本套教材，希望得到广大师生的欢迎，对促进我国高等职业教育护理类和药学类相关专业教学改革和人才培养做出积极贡献。希望广大师生在教学中积极使用本套教材并提出宝贵意见，以便修订完善，共同打造精品教材。

全国高职高专院校护理类专业核心教材

建设指导委员会

全国高职高专院校护理类专业核心教材

评审委员会

数字化教材编委会

主　编　丁建红　郭玲玲
副主编　董林青　李　卓　焦　健　高　娜
编　者　（以姓氏笔画为序）
丁建红（长春医学高等专科学校）
王　洋（江苏医药职业学院）
方家琴（遵义医药高等专科学校）
田　晔（山东药品食品职业学院）
刘冬玲（长春医学高等专科学校）
李　卓（北京卫生职业学院）
高　娜（泰山护理职业学院）
郭玲玲（江苏医药职业学院）
彭广飞（漯河医学高等专科学校）
董林青（山东中医药高等专科学校）
焦　健（天津生物工程职业技术学院）

前言

本教材为“全国高职高专院校护理类专业核心教材”之一，为了贯彻落实国务院《国家职业教育改革实施方案》文件精神和《国务院关于大力发展职业教育的决定》，以教育部颁布的《高等职业学校专业教学标准》为依据，紧紧围绕培养目标、社会需求、岗位需求精心编写，将“落实立德树人根本任务，发展素质教育”的战略部署要求贯穿教材编写全过程，体现了护理专业特色和突出职业教育内涵。可供高职高专护理类专业使用，也可作为临床、康复和养老机构护理人员的指导用书。

本教材以岗位所需要的基本理论、基本知识、基本技能为目标，以“实用、适用、够用”为原则，力求体现创新性、科学性、先进性、启发性和实用性，坚持“以就业为导向，以全面组织为基础，以能力为本位”的现代职业教育教学改革方向，体现高职教育特点，同时结合医学知识博大精深、护理知识操作性强等特点，在编写内容上详略得当、简明扼要、重点突出、层次分明。

本教材共五章理论知识和四个实训。理论知识内容包括绪论、康复护理评定、康复护理治疗技术、常见疾病和伤病的康复护理、老年人及社区康复护理等；实训内容包括关节活动度（四肢）测量，轮椅、助听器的使用，日常生活活动能力训练及小儿脑瘫的康复训练，旨在通过学习，培养和提高学生的综合职业能力。本教材增设了“导学情景”“护爱生命”“想一想”“看一看”等模块，可以扩展学生的知识量和提高学生的阅读兴趣，注重培养学生的技能应用能力、创新能力、执行能力、沟通交流能力、责任心、团队合作能力等，努力将其培养成具有职业核心能力的高素质技能型人才。本教材为书网融合教材，即纸质教材有机融合电子教材、教学配套资源（PPT、微课、视频、图片等）、题库系统、数字化教学服务。通过中国医药科技出版社搭建的“医药大学堂”服务平台，搭载丰富多样化、立体化教学资源，使教材内容更加生动化、形象化。引入岗位微课或视频，实现岗位情景再现，让学生提前了解岗位需求。提升知识性内容数字资源的含金量，激发学生学习兴趣。促进师生互动，满足教学管理需要，为提高教育教学水平和质量提供支撑。

本教材由丁建红、郭玲玲担任主编，具体编写分工如下：第一章由丁建红、王洋编写；第二章由郭玲玲、王洋编写；第三章由焦健、丁建红编写；第四章由李卓、方家琴、彭广飞、董林青、高娜、田晔编写；第五章由焦健、刘冬玲编写；实训由王洋、高娜、刘冬玲编写。

本教材在编写过程中得到了护理界同仁和各编者单位的大力支持，在此表示诚挚的谢意。由于编者水平与经验所限，书中难免有疏漏和不足之处，恳请广大读者不吝赐教，以便我们进一步修订完善。

编　者

2021 年 10 月

目 录

第一章　绪　论

学习目标

知识目标：

1. 掌握　康复、康复医学、康复护理、康复护士的概念；康复护理与临床护理的区别及其重要性。

2. 熟悉　康复护理的特点、原则和内容；康复护理的对象、目的和范围；康复护士的基本职能。

3. 了解　康复护理的发展基础。

技能目标：

能叙述康复、康复医学、康复护理、康复护士的概念，区分异同点；康复护理的对象、目的和范围，康复护理的特点、特性、原则以及康复护理的内容；康复护理与临床护理的区别及其重要性。

素质目标：

树立良好的职业道德，具有敬业精神，热爱本职工作；具有耐心细致的康复护理观念和心理疏导意识；利用康复护理基础知识，进行临床康复护理和健康教育。

导学情景

情景描述：患者，女，53 岁，近日下楼梯时踩空，致右脚摔伤，不能行走，就近到医院就诊。查体：神清，体温 36.9°C，脉搏 78 次/分，呼吸 20 次/分，血压 120/80mmHg。右踝关节压痛（+），右脚活动严重受限。X 线片：右侧踝骨无骨折。

情景分析：结合患者症状，右脚活动严重受限，诊断右侧踝关节挫伤。应合理采取康复治疗技术训练，改善关节活动范围。

讨论：如何在治疗后进行康复护理，能让患者缓解症状尽早康复？

学前导语：通过关节牵伸技术、关节活动技术等一系列治疗后，在康复护理人员的康复辅助下，松解关节内粘连，促进关节液流动，缓解了关节疼痛，增加本体感觉反馈，从而改善了关节活动范围。使患者在拄拐保护下行走无障碍，踝关节主动伸屈，逐步恢复生活能力，重返家庭，回归社会。

第一节　康复的基本概念

微课

PPT

一、康复

康复（rehabilitation）指综合地、协调地应用医学的、教育的、社会的、职业的各种方法，使病、伤、残者（包括先天性残）已经丧失的功能尽快地、能尽最大可能地得到恢复和重建，使他们在体格上、精神上、社会上和经济上的能力得到尽可能的恢复，重新走向生活，重新走向工作，重新走向社会（WHO）。

1. 康复不仅针对疾病，而且着眼于从生理上、心理上、社会上及经济能力上进行全面的康复。

2. 康复包括医学康复（利用医学手段促进康复）、教育康复（通过特殊教育和培训促进康复）、职业康复（恢复就业能力取得就业机会）及社会康复（在社会层次上采取与社会生活有关的措施，促使残疾人能重返社会）。

3. 康复最终目标是提高残疾人生活素质，恢复独立生活、学习和工作的能力，使残疾人能在家庭和社会中过上有意义的生活。

4. 为达到全面康复，不仅涉及医学科学技术，而且涉及社会学、心理学、工程学等方面的技术和方法。

5. 康复是通过综合、协调地应用各种措施，消除或减轻病伤残者的身心、社会功能障碍，达到和保持生理、感官、智力、精神和社会功能的最佳水平，从而使病伤残者能重返社会，提高其生活质量。

二、康复医学

康复医学（rehabilitation medicine）是医学一个新分支的学科，主要涉及利用物理因子和方法（包括电、光、热、声、机械设备和主动活动）以诊断、治疗和预防残疾及疾病（包括疼痛），研究使病、伤、残者在体格上、精神上、社会上、职业上得到康复，消除或减轻功能障碍，帮助他们发挥残存功能，恢复其生活能力、工作能力以重新回归社会。

1. 康复医学是由理疗学、物理医学逐渐发展形成的一门新学科。

2. 康复医学主要面向慢性患者及伤残者，强调功能上的康复，使患者在身体上、心理上和精神上均得到康复。

3. 康复的着眼点不仅在于保存伤残者的生命，而且还要尽量恢复其功能，提高生活素质，重返社会，过有意义的生活。

康复医学是具有基础理论、评定方法及治疗技术的独特医学学科，是医学的一个重要分支，是促进病伤残者康复的医学。

三、康复护理

康复护理（rehabilitation nursing）是指在康复医学理论指导下，围绕全面康复的目标，护理人员密切配合康复专业人员，从护理角度帮助康复对象，将其从被动接受他人护理转为自我护理的动态过程。

康复护理学是研究病、伤、残者身体、精神康复的护理理论知识，为其实施康复护理操作的一门学科。根据总的康复医疗计划，围绕全面康复的目标，由护士配合其他康复专业人员，对因伤、病、残而造成各种功能障碍者所采取的一系列护理措施。

康复护理是康复医学的重要组成部分，是为了适应康复治疗的需要，从基础护理中发展起来的一门专科护理技术。

1. 康复护理是护理学的一个重要分支，是康复医学十分重要的组成部分。

2. 康复护理除包括一般基础护理内容外，还应用各科专门的护理技术，对患者进行残存功能的恢复。

3. 康复护理主要是针对病、伤、残者的功能障碍，以整体的人为对象，最大限度地减轻患者的功能障碍或恢复病、伤、残者的功能，从而提高生活质量，早日重返家庭，回归社会。

四、康复护理与临床护理

（一）康复护理与临床护理概述

1. 临床护理 通常指患者在临床治疗期间的护理。临床护理以护理学及其相关理论、知识、技能为基础，指导临床护理实践，通过护理人员保证临床各项治疗方案安全、及时、有效地贯彻落实。其主要内容包括基础护理、专科护理和诊疗护理技术。

2. 康复护理 通常指患者的病况得到较好的改善，逐渐进入康复阶段的状况。

3. 康复护理与临床护理都是护理学领域中的分支学科 它们在护理理论方面有着共同的护理理念和不同的学科研究方向，从不同角度共同体现对人的生物、心理、社会整体性的高度重视，在护理实践方面既有共同的基础内容，又有两个学科特殊的护理技术。康复护理主要是帮助病、伤、残者的功能得到最大限度恢复，最终目标是让残疾人重返社会，而临床护理主要是控制、治疗疾病。

康复护理是随着康复医学的发展而逐渐发展起来的一门专科护理技术，是康复医学的重要组成部分，是在总的康复治疗计划实施过程中为达到躯体、精神、社会和职业的全面康复目标，紧密配合康复医师和其他康复专业人员的工作，对康复对象进行基础护理和各种专门功能训练，预防继发性残疾，减轻残疾的影响，以达到最大限度的功能改善和重返社会。

（二）康复护理与临床护理的不同点

1. 护理对象 临床护理的对象是患有临床疾病的人。康复护理的对象主要是残疾者、患有慢性病和年老体弱引起的生理功能障碍者，针对的是有功能障碍的人。

2. 护理目的 临床护理主要是针对病因、治疗护理原发病，消除致病因素，增加和恢复健康。康复护理除此之外，还必须了解患者的功能障碍的部位、性质、程度等。针对功能障碍，设计护理方案，使患者最大限度地恢复功能，重返社会。

3. 护理模式 临床护理是一种“替代护理”模式，即患者一般是被动接受各种护理措施。而康复护理则是“自我护理、主动参与”模式，强调患者主动参与功能训练和完成日常生活活动。

4. 护理工作性质 临床护理工作是伴随着患者出院而结束。但是康复患者由于残疾程度、恢复速度不同，其住院时间长短亦不同。

（三）康复护理的快速发展

随着康复护理的快速发展，开展社区康复的意义目前已得到了广泛的认同，其特点如下。

1. 散居在基层的病伤残者得到康复训练，有利于使患者获得全面康复效果。

2. 便于出院患者在社区巩固康复治疗，费用低，开支小。

3. 与周围人群接触，建立良好的人际关系，以达到最终能参与社会生活的目的。

护爱生命

人类生命健康离不开医生和护士的守卫。作为医学院校的学生应以“健康所系，性命相托”为己任，时刻牢记身负的职责和义务。

请牢记《医学生誓词》——健康所系，性命相托，当我步入神圣医学府的时刻，谨庄严宣誓：我志愿献身医学，热爱祖国，忠于人民，恪守医德，尊师守纪，刻苦钻研，我决心竭尽全力，除人类之病痛，助健康之完美，维护医术的圣洁和荣誉，救死扶伤，不辞艰辛，执着追求，为祖国医药卫生事业的发展和人类身心健康奋斗终生。

请牢记《南丁格尔誓言》——余谨以至诚，于上帝及会众面前宣誓：终身纯洁，忠贞职守，尽力提高护理之标准；勿为有损之事，勿取服或故用有害之药；慎守患者家务及秘密，竭诚协助医生之诊治，务谋病者之福利。

康复护士的基本职能包括保存生命、减轻病痛和促进康复三个方面。21 世纪康复医学必须回应社会上对扩大康复范围的需求，未来的康复医疗服务范围应当扩大到包括精神卫生、心理咨询等方面。至于艾滋病患者的康复、器官移植患者的康复、职业性康复医学、儿科康复等，都将是 21 世纪康复医学与护理的新领域。顺应国际康复护理发展趋势，是我国广大康复护理工作者神圣而又艰巨的任务。

想一想

康复护士的基本职能有哪些？康复护理是在哪些理论基础上形成的？

答案解析

第二节　康复护理的发展基础及重要地位

PPT

康复护理是在现代医学模式、生理学、健康观、预防医学、自我护理等理论基础上形成的，指导着康复护理的整个过程，对康复护理学科的发展产生深远的影响。康复护理学是护理专业中的一个新领域，是康复医学不可分割的一个重要组成部分。

一、医学发展的必然结果

（一）医学是人类在长期与疾病作斗争的实践中产生和发展而成的

医学在它的漫长发展过程中，大致经历了原始医学、古代经验医学、近代实验医学和现代医学的过程。医学经历了传统医学、实验医学和现代系统医学发展时期，欧洲传统医学与实验生物学的结合诞生了西医学，中国传统医学和西医学的融合正在形成系统医学的模式。

现代的医学科学技术，不单是研究一个个事物、一个个现象，也研究事物、现象的变化发展过程，研究事物相互之间的关系。

治疗和预防疾病的有效手段在 20 世纪才开始出现。20 世纪医学发展的主要原因是自然科学的进步。各学科专业间的交叉融合，形成现代医学的特点之一。

1. 护理学是一门以自然科学与社会科学为理论基础，研究有关预防保健、治疗疾病及康复过程中护理理论、知识、技术及其发展规律的综合性应用科学。

2. 护理学研究范围、内容与任务涉及影响人类的生物、心理、社会等各个方面，是运用科学思维的方法对研究对象进行整体的认识，以揭示其本质及发展规律的科学。

（二）自从有了人类，就有了残疾人，就有了残疾的护理

两次世界大战，特别是第二次世界大战后，使数以万计的人不幸残疾，解决急剧增加的残疾人的康复需求，促进了现代康复医学的发展。在康复医学产生同时，也就产生了康复护理学。

（三）康复作为专业课程被纳入护理专业

1. 1964 年，康复作为专业课程被纳入护理专业。

2. 1988 年，美国护士协会和康复协会将康复护理定义为诊断和治疗个人和群体对现存的或潜在的

健康问题的反映，以获得良好的功能和生活方式。

3. 1992 年，卓大宏教授主编的《中国康复大全》阐述了康复护理的定义、目的、对象、程序、技术和心理康复护理等内容，奠定了康复护理在中国康复医学中的作用。

4. 1993 年，康复护理的专业实践被正式提出。

5. 目前为止，国外已形成了相对成熟的康复护理体系。

二、人们对健康的认识和要求的变化

（一）健康是多维且在不断变化和发展的

人们对健康的理解也因文化背景、历史条件、个体价值观、年龄、社会风俗等因素的差异而有所不同。1990 年世界卫生组织（WHO）将健康概括为生理健康、心理健康、社会适应能力良好及道德健康，首次提出了道德健康的概念。这一新发展强调从社会公共道德角度出发来维护人类健康，要求每个社会成员不仅要对自己的健康负责，也应对群体的健康承担社会责任。从早期"健康就是没有疾病"发展到现在的四维理念——除具备完整的生理、心理和良好的社会适应能力外，还应具有高尚的道德观念。

（二）疾病谱的变化、人口老龄化等因素影响

1. 近十几年，受疾病谱的变化、人口老龄化等因素影响，慢性病、老年病、各种伤残者大大增多，对康复护理的需求和要求也日趋提高。

2. 随着我国社区卫生服务事业的兴起、开展和完善，同时随着医学模式的转变和群众需求的改变，护理功能逐步从单纯护理型向护理、预防、康复和保健综合型转变，康复护理的重要性逐渐受到重视。

3. 康复护理在我国的起步较晚，尤其社区康复护理服务还处于起步阶段，国内关于社区康复护理的服务提供情况，能否满足群众日益增长的康复护理需求，以及社区康复护理服务提供的影响因素等相关研究报道很少。

三、医学模式的转变

（一）生物－心理－社会医学模式

生物－心理－社会医学模式，该模式是以患者为中心，强调了患者的生物、心理和社会属性，提出了整体护理的观点。康复护理在该模式的指导下，形成了整体康复护理体系，即在康复过程中以患者为中心，视患者为生物、心理、社会多因素构成的开放性有机整体，在总的康复医疗计划下，为实现医疗的、教育的、社会的和职业的全面康复目标，与康复医学和其他康复专业人员共同协作，在患者本人、患者家属以及患者所在社区的共同参与下，对患者进行符合康复要求的专业护理和专门的功能训练，预防继发性残疾，减轻残疾的影响，满足患者身心需要，以达到最大限度的康复并回归社会。

（二）注重"三级预防"，延长寿命，提升生活质量

在追求寿命延长的基础上，人们更加注重生活质量的提升。而通过疾病的三级预防思想，即如先人所说的"未病先防，已病防变，病后防复"可以达到人们所追求的目标。"病后防复"相当于第三级预防（亦称康复治疗），就是指疾病的后期阶段需要采取各种措施防止病情恶化、反复和防止发生残疾，力求病而不残、残而不废。要减少疾病对人体健康的影响并提高生活质量，康复就是其中一种非常重要的措施和途径。

第三节　康复护理的对象、目的和范围

PPT

一、康复护理的对象

（一）急性伤病后及手术后的患者

康复的早期介入可促进患者功能恢复，预防和减少并发症、后遗症的发生。例如，心肌梗死后患者采取积极的早期运动治疗，对于维护心脏功能、减少患者住院治疗时间起关键作用。一些临床手术的患者由于长期制动会造成失用综合征，如果患者意识清楚，生命体征平稳，早期进行有效的康复训练，能够预防继发性功能障碍等并发症的发生。

（二）躯体病残者

躯体残疾包括视力残疾、听力残疾、言语残疾、智力残疾、肢体残疾、精神残疾和多重残疾者等。根据全国第二次残疾人抽样调查结果，我国各类残疾人的总数近 8300 万人，占全国总人口比例为 6.34%，呈现逐年上升趋势，涉及至少 2.6 亿家庭人口。

（三）各种慢性病患者

1. 随着老龄化进程加快，慢性病的患病率呈现持续、快速增长趋势。

2. 由于慢性病患者病程缓慢，病情不断变化、反复发作的特点，致使相应脏器与器官出现功能障碍，而功能障碍又进一步加重原有疾病程度，并可进一步导致继发性功能障碍的发生，形成恶性循环。

3. 影响我国人群身体健康的慢性病主要有高血压、心脑血管疾病、恶性肿瘤、糖尿病、慢性呼吸系统疾病、运动系统疾病以及抑郁症、阿尔茨海默病等。

（四）老年病患者和老年人

据第七次全国人口普查数据结果统计，目前中国 60 岁以上老年人数量已超过 2.6 亿，占总人口的 18.6%。这一比例明显高于 10% 的联合国传统老龄社会标准。

1. 进入老年期后，自身生理功能退化，新陈代谢水平降低，便显出耳目失聪、行动不便等功能衰退特征。

2. 由于疾病，特别是冠心病、高血压、慢性骨关节炎、阿尔茨海默病等疾病引起的功能障碍，很大程度上提高了致残的风险。

3. 在生活自理、经济收入、参与家庭和社会生活等方面存在着不同程度的康复需求。

（五）心理障碍患者

人类精神活动是有机的、协调的、统一的。从接受外界刺激，一直到做出反应，是一系列相互联系不可分割的活动。精神活动包括感觉、知觉、记忆、思维、情绪、注意、意志、智能、人格、意识等，其中任何一方面的变化均可表现为精神活动障碍，即精神活动的各个方面互不协调或精神活动与环境不协调，均可表现为精神异常。最常见的精神活动障碍为焦虑、恐怖、幻觉、妄想、兴奋、抑郁、智力低下、品行障碍及不能适应社会环境等。

二、康复护理的目的

临床医学的重点是解除病因和症状，治疗疾病，增进和恢复身体健康。康复医学的任务是解决患者的功能障碍和重建。康复护理的目的不仅仅是针对疾病时期，通过给药、处置、观察、急救等护理手段来实施治疗方案，达到减轻病痛、缩短疗程的目的。康复护理更重要的目的是通过实施各种康复护理技术和护理过程，使残疾者或患者的残存功能和能力得到恢复，重建患者身心平衡，最终能够尽可能地提高和改善生活自理的能力，从而尽可能早地全面康复、回归家庭，提高生活质量，以平等的资格重返社会，恢复如同健全人的权利和地位。

三、康复护理的范围

康复护理涉及临床各专科、贯穿在功能障碍出现之前及过程中。

（一）提供康复病房环境，满足康复需求

1. 对于入院的患者，护理人员要认真评估患者基本情况、功能障碍程度，及时发现患者残疾状况和功能缺失状态，认真做好记录，为入院患者准备其功能训练所需要的病房与辅助设施。

2. 康复病房的各种设施，应以满足残疾者的日常生活和康复需要为准，如走廊两侧安装扶手，有利于患者行走训练，以防跌倒；卫生间与病床之间的距离应能满足轮椅进出的需要，病床床头、走廊、卫生间的呼叫器高度应适应乘坐轮椅患者的需要，以备患者急需等；为患者提供安静舒适的病房环境和安全的康复训练场所。

（二）指导患者功能训练，促进日常生活活动能力恢复

护理人员要学习和掌握与日常生活活动有密切关系的各种功能训练技术，配合康复医师及其他康复技术人员对患者进行功能评价和功能训练。如指导患者用餐、穿衣、使用家庭用具等，对于无法用口语表达的患者，教会患者利用言语交流板等方式表达自己的思想和需求，将功能训练内容与日常生活活动相结合。

（三）指导患者自我管理，预防畸形和并发症

1. 对于长期卧床患者，指导其体位的正确摆放、正确床上翻身、进行床－轮椅之间转移等自我生活护理技巧。

2. 指导需要使用辅助器具的患者，学习掌握假肢、矫形器具等各种支具、助具的正确使用和维护保养方法等。

3. 预防并发症也是康复护理的重要内容之一，存在功能障碍的患者因活动能力下降，可能长期制动或卧床而出现各种并发症。

4. 护理时要注意矫正和指导患者姿势，以预防压疮、肢体水肿、痉挛、挛缩畸形的发生。

（四）康复教育与指导，促进患者的独立性

1. 康复护理的工作内容中，很重要的一项任务是需要对患者及其家属提供必要的康复教育，使患者及家属充分知晓各种治疗目的，要根据患者遇到的实际问题，进行相应的指导和帮助，教会患者及家属自我观察病情变化。

2. 在患者出院前以组织集体听课、观看录像、个案指导等方式，为患者提供自我护理和自我管理的有关知识、日常生活技巧和社交等方面的知识与技能，最大限度地实现患者的独立性。

练一练1–1

康复护理的目的是（　）。

A. 全面康复　　B. 生活质量提高　　C. 回归家庭

D. 重返社会　　E. 部分康复

答案解析

第四节　康复护理的特点、原则和内容

PPT

一、康复护理的特点及特性

（一）康复护理的特点

1. 变替代护理为自我护理　一般病、伤、残患者在疾病期间功能障碍较重，严重影响其生活自理能力，该阶段常常是患者护理人员及其家属在生活上给予全方位的照顾即替代护理，以减轻病痛、缓解心理压力，但这也使患者产生了强烈的依赖性，严重影响了日常生活活动能力的自我培养。康复护理是尽量通过教育和培训，让患者学会在功能障碍状态下自己照顾自己即实现自我护理。

2. 康复护理评估贯穿护理过程的始终　一般的患者，其功能障碍往往随着住院期的结束得以恢复。但病、伤、残者功能障碍的存在，常常是数月、数年甚至终生。因此，不但要在住院期间根据康复阶段的不同，建立康复护理计划和制定具体措施，而且出院后对患者回归家庭和社会也必须提出康复护理方面的计划及对存在的问题提出建议（包括对患者自我保健的教育和对家属的指导等），并根据患者康复后的实际效果，及时调整康复计划。

3. 多种康复技术的综合运用　病、伤、残者不仅仅是有功能障碍的器官或肢体，更重要的是对他们从生理、心理、职业和社会生活方面进行全面的、整体的康复。这就需要运动疗法、作业疗法、言语疗法、心理疗法、假肢和矫形器的使用等多种康复疗法综合运用。

（1）作业疗法中如日常生活活动能力训练，教会患者进食、穿脱衣裤、洗脸、刷牙、转移（体位转换等）、如厕、入浴等。

（2）运动疗法的训练，教会患者如何操纵轮椅、使用拐杖安全步行等；言语训练方面，利用交流画板与言语困难的患者交流、矫正不正确的发音。

（3）心理护理根据患者的心理障碍程度的不同，在语言、态度、行为上及时给予心理支持，提高患者对残疾的承受能力，使残疾者克服残疾给生活、工作、学习上带来的不便，树立生活目标。

（4）在社会生活上，尽量帮助患者改造生活和工作环境，使他们能重新回归社会生活。

（二）康复护理的特性

1. 前瞻性　体现在康复护理应预防在先，早期进行，贯穿始终。康复护理介入的时间，不是在功能障碍出现以后，而应在出现之前，与临床护理同步进行，形成预防康复，这是康复护理的一个重要的护理思想。

2. 综合性　具体体现在实施康复护理时应心身并举，教、练结合，家属参与。即把病、伤、残者作为整体，全方位地从其身心、职业、家庭和社会实施各种康复技术，实现全面康复。

3. 主动性　康复护理由替代护理过渡到促进护理再到自我护理，激发病、伤、残者独立完成活动，增强其康复的信心。

4. 实用性　将病、伤、残者功能的训练，与日常生活活动、家庭环境、社会环境相结合起来，使其尽早恢复生活自理能力，重返社会。

看一看

康复护理中应注意的问题

1. 以功能为中心，根据全面护理、整体护理的原则，根据患者的病情，制定相应的康复护理计划，并尽早开始康复护理措施。

2. 在患者病情允许的情况下，引导、鼓励和帮助患者从生活自理开始，引导患者“自我照顾”，脱离依赖，发挥残余功能，激发潜能。

3. 重视家属的健康教育，在总体康复计划中，及时观察情况，以利于制定最佳的康复计划。

4. 重视心理护理，康复护理人员应重视与康复治疗的其他成员合作，重视患者的整体康复。

二、康复护理的原则

（一）早期介入

康复护理应从急性期开始，早期预防、早期介入，应与临床护理同步进行，这有利于患者功能的恢复。如偏瘫患者急性期体位的护理，可以预防或减轻关节挛缩的发生。

（二）患者的主动参与

1. 临床护理一般采取的是“替代护理”或称之为被动接受他人护理。其目的是解除患者阶段性的体力不支，减轻疼痛促进尽快恢复健康。但是康复护理的目的却是要促进患者的功能恢复，早日实现生活自理，重返家庭，重返社会。

2. 患者出现功能障碍会不同程度地长期甚至是终身地影响患者的生活自理，康复护理不能靠“替代”完成患者受限的功能活动，而是让患者由被动护理转变为“自我护理”“协同护理”。自理的目的是为了发挥患者的潜能，防止患者的功能退化，增强患者的自信与自尊，摆脱对他人的依赖，激发他们的独立性，使他们部分或全部地照顾自己，才能实现生活质量和生命质量的提高。因此，只有患者主动进行自我护理，主动积极地完成康复训练计划，才能实现康复的目标。

（三）功能训练贯彻始终

1. 恢复患者机体功能，最大限度地发挥并保存现存机体的残存功能，预防残疾和继发性残疾的发生是康复护理的中心任务。

2. 患者在接受各种各样的康复治疗时，大多数情况下是由各种康复治疗师在治疗室内利用有限的时间对患者进行康复功能的恢复与训练。但在有限的训练时间内很难快速实现康复对象的生活自理，而患者回到病房后的功能训练则成为康复治疗的延续。

因此，康复护士要督促并指导患者把康复训练的内容与日常生活活动紧密结合起来，贯彻始终，才能达到康复的效果。

（四）加强心理护理

1. 因为残疾会带给患者不良的心理反应，产生抑郁、焦虑、悲观、急躁甚至绝望等心理问题，阻碍患者的康复进程和康复效果，治疗心理障碍、克服心理问题是康复护理的重要原则。

2. 康复护士要理解、同情、积极给予心理疏导和心理支持，激励患者勇敢面对现实，鼓励并协助患者树立面对现实的目标追求，重新安排新的生活，建立起生活的信心，摆脱不良情绪，以最佳的心理状态接受各种康复训练，可以促进康复计划的实施与完成，促进患者康复。

（五）团队协作

1. 康复护理是康复计划中的重要内容，康复护士是康复团队中与康复对象接触机会和时间最多的康复专业人员。

2. 康复护士不仅要配合和协调安排好各种康复治疗的时间、内容和顺序，保证患者康复训练的正常进行，而且还要与康复治疗小组其他成员保持合作，严格执行康复治疗计划，落实好康复护理的内容，及时反馈患者接受康复治疗的反应，才能保证患者康复治疗的完成。

3. 康复护士在患者康复治疗的过程中不仅是护理员，还是康复流程的协调员、调度员，也是患者了解和掌握康复知识的宣传员。

4. 康复护士要有良好的团队合作精神，与其他康复小组成员共同实施对患者进行的康复指导。

练一练1-2

康复护理的介入原则是（　）。

A. 缓慢介入　　B. 早期介入　　C. 中期介入

D. 晚期介入　　E. 快速介入

答案解析

三、康复护理的内容

制定病室生活制度，创造环境条件，使患者尽可能保持适当的运动。在做好生活护理的同时，视病情许可，鼓励及指导患者练习自理生活，以促进生活活动能力的恢复。为不能起床的患者实施卧床保健操，内容为健康肢体的主动运动，适度的腹肌、背肌运动及呼吸运动。移乘练习，指帮助下肢功能障碍患者掌握在卧床、椅子或轮椅之间的身体转移。配合康复治疗，例如维持良姿位、需要一日多次进行的被动运动或肌肉收缩练习等。心理护理，引导患者建立恢复功能的信心，鼓励积极从事各项功能锻炼。

（一）评价患者的残疾情况

1. 不同程度的伤、病原因可能会给患者带来不同程度的身体功能和心理方面的功能障碍，患者经过康复治疗以后其功能和能力会在一定程度上得到改善和恢复。

2. 康复护士要对患者残存功能、康复后残疾程度的变化和功能恢复情况进行不同阶段的评价，并提供给康复治疗小组。

3. 同时制定护理内容和计划，协助并指导患者完成康复功能训练。

（二）预防继发性残疾和并发症的发生

1. 预防或减少残疾和二次残疾的发生是康复护理工作的一项重要内容。

2. 患者残疾后由于长期卧床容易产生压疮、关节挛缩、呼吸系统功能障碍、泌尿系统功能障碍及失用性综合征等并发症。

3. 通过康复护理，如为长期卧床的患者设计摆放残损体位、定时翻身、指导患者进行功能训练、帮助患者进行早期离床运动等可以减少继发性残疾和并发症的发生。

（三）功能训练的护理

康复护士要学习并掌握综合治疗计划的各种有关的功能训练技术与方法，以配合康复医生、康复治疗师对患者进行康复功能评定和残存功能的强化训练，如坐、站、走等。使病房康复护理工作成为康复治疗的重要内容之一。

（四）指导患者自主进行日常生活活动能力的训练

1. 日常生活活动能力（ADL）是康复训练的重要内容之一。

2. 训练是由康复治疗师实施的，由于各训练项目都有一定的时间限制，只靠康复治疗师有限的时间训练，患者不再自主练习，是很难在短时间内实现康复目标的。

3. 康复护理人员承担了指导和协助患者在病房内尽快熟练地将训练所获得的内容，具体应用和体现在日常生活活动中的任务。

看一看

日常生活活动能力训练

日常生活活动能力训练（ADL）是基于康复医学理论衍生出来的作业疗法的重要手段，治疗师通过引导和传授教会患者在现有的机体状态下独立完成日常生活自理活动，从而实现提高生活自理能力、改善预后的目的。

1. 进食训练 积极督促脑出血后偏瘫患者独立完成一项进食活动，步骤包括手的抓握、上肢运动、口腔咀嚼吞咽，所有动作连贯完成。如有必要可使用带套圈的筷子或者是粗柄勺子。

2. 修饰训练 在病情稳定后督促患者运用单手完成各种修饰动作，包括洗脸、刷牙、刮脸、梳头等。

3. 穿衣训练 患者取坐位，患侧肢体搭在健肢上，利用健侧肢体穿袜子或者是鞋，也可以根据实际情况选用穿袜器或穿鞋器辅助。

4. 上下楼梯训练 上楼梯时健手扶住扶手，将重心转移至健肢，重心转移完成后患侧肢体迈至第二个台阶。下楼梯时健手扶住扶手，先用患肢下台阶，重心转移后下肢迈下台阶，在适应后提高上下楼梯速度。所有日常生活活动能力训练均需要在患者家属或护理人员监护下进行。

（五）心理护理

1. 心理护理是康复护理的重要内容之一，是全面康复的枢纽。

2. 由于突发的伤、残，甚至造成残障的事实，会给患者以极大的心理打击和心理创伤，由此带来患者的心理问题或心理障碍，成为其实现康复目标的最大阻碍。

3. 心理护理成为康复护理所特有的护理内容。

（六）指导使用辅助器具及训练

康复治疗中利用矫形器、步行器、自助器或安装假肢是康复治疗的需要，康复护士要熟悉和掌握辅助器具性能、使用方法以及注意事项等，正确指导患者使用辅助器具，利用辅助器具进行功能训练和日常生活活动能力的训练。

（七）营养护理

1. 营养护理指及时对伤、残、病、老年慢性病患者的营养状况进行评估，确认患者营养方面的健康问题，判断造成营养缺乏的不同原因、类型，结合康复功能训练中的营养需求，制定适合的营养护理计划。

2. 合理有效的营养成分补充，指导与协助患者进食，恢复或维持患者良好的营养状态，以保障康复患者的营养，不因营养方面的问题而影响康复功能的训练与恢复。

目标检测

答案解析

一、选择题

【A 型题】（最佳选择题）

1. 康复护理特有的护理内容是（　）。
   A. 基础护理　　B. 心理护理　　C. 健康教育
   D. 临床护理　　E. 康复护理

2. 社会康复是使（　　）能在家庭和社会过有意义的生活。

A. 亚健康人　　B. 慢性患者　　C. 残疾人

D. 心理疾病患者　　E. 癌症患者

【X 型题】（多项选择题）

3. 康复医学是具有（　　）的独特医学学科。

A. 基础理论　　B. 诊疗方法　　C. 评定方法

D. 治疗技术　　E. 诊断技术

4. 康复护理主要针对（　　）为对象，最大限度地减轻或恢复其功能障碍。

A. 伤　　B. 病　　C. 残

D. 健康　　E. 亚健康

5. 健康可概括为（　　）。

A. 生理健康　　B. 心理健康　　C. 社会适应能力良好

D. 身体健康　　E. 道德健康

二、综合问答题

1. 什么是康复？康复护理与临床护理有哪些不同？

2. 什么是康复护理？康复护理的特性有哪些？

书网融合……

重点回顾　　微课　　习题

第二章　康复护理评定

学习目标

知识目标：

1. 掌握　肌力、肌张力、关节活动度、平衡、协调、步态、心电运动试验、日常生活活动、构音障碍、失语症、心理评定的概念；关节活动度、日常生活活动的分类与目的；心电运动试验的适应证与禁忌证以及心理评定的原则。

2. 熟悉　康复护理评定、感觉、知觉、语言、言语的概念、作用、方法和过程；肌力、肌张力评定、关节活动度测量、心电运动试验、日常生活活动、认知功能评定的注意事项；步态周期；心肺运动试验的主要测定指标；肺功能测定适应证和禁忌证；言语功能评定的目的和注意事项；心理评定的目的、类型和注意事项。

3. 了解　康复护理评定的内容；常见病理性步态；心电运动试验的应用范畴；心肺运动试验的生理基础；肺功能测定应用范围。

技能目标：

能叙述并实施手法肌力测定、器械肌力测定；肌张力分级与痉挛评定；关节活动度的测量工具与测量方法；平衡功能和协调功能的评定；步态评定方法；心电运动试验的检查方法；心肺运动试验的测定方法；主观用力计分；代谢当量指导康复；肺功能测定检查方法；体力活动能力、心功能及相应活动水平的评定；有氧运动能力测定的方法；日常生活活动能力的评定；感觉功能评定；知觉功能评定；构音障碍、失语症的评定；心理评定的方法。

素质目标：

树立良好的职业道德，具有敬业精神，热爱本职工作；具有耐心细致的康复护理评定观念和心理疏导意识；尊重患者权益，保护患者隐私，赢得患者认同；利用康复护理评定知识与技能，进行临床康复护理指导。

导学情景

情景描述：患者，男，61 岁，退休 1 年，平时抽烟喝酒，1 周前因晚上睡觉前突然出现左侧肢体活动受限，言语不清，嘴角歪斜、流涎急诊入院。CT 所示“左侧基底节脑出血”，经治疗后病情稳定，后转入康复中心进行系统康复治疗。

情景分析：结合患者症状，左侧肢体活动受限，肌力、肌张力下降，关节活动受限，行走障碍。正对足跟不能着地、足内翻、髋膝关节屈曲不充分，患侧负重能力差，需要进行协调与平衡训练、日常生活活动训练。同时因患者刚退休就发生脑卒中，心里难以接受，日常康复训练配合度不高。

讨论：进行康复训练前，如何评定患者的肌力、肌张力、协调与平衡功能及心理状态？根据评定结果，如何对患者实施协调与平衡训练、日常生活活动训练？根据心理评定结果，如何帮患者度过抑郁期，接纳并积极面对病情？

学前导语：患者属于刚退休老年人，肌力、肌张力不足，ADL 不完善，划圈步态。应指导患者熟悉病房环境、指导协调与平衡能力训练、ADL功能训练，督促并指导病房中站立、行走训练，并多提示、鼓励，提高患者主动性和积极性。

PPT

第一节 概 述 微课

康复工作的开展必须以对患者进行全面、细致而恰当的评定作为基础，各种治疗和护理措施的介入也必须建立在对患者功能全面而正确评定的基础上。

一、康复护理评定的概念

康复评定（rehabilitation evaluation and assessment）是通过收集、分析患者的各种资料，从而准确地判断障碍的情况并形成障碍学诊断的过程。根据《国际功能、残疾与健康分类》（International Classification of Functioning, Disability and Health, ICF）评定包括功能障碍评定、能力障碍评定和社会性障碍评定。

康复护理评定（rehabilitation nursing evaluation and assessment）是指护理人员有目的地、系统地收集患者的相关资料，准确、有效地评定患者功能障碍的种类、性质、部位、范围、残存及潜在能力，并对其结果进行比较、分析，进行诊断的过程。

二、康复护理评定的作用

康复护理评定是对患者功能障碍的种类、性质、部位、范围和严重程度等作出正确评定，以制定正确的康复护理计划，使患者得到理想的功能恢复。康复护理评定是制定康复护理计划的前提和基础，也是评价康复护理效果的客观依据，其目的有以下几方面。

（一）明确功能障碍的性质

通过评定、分析，判断出患者不能适应家庭、社会生活是由运动功能障碍引起还是由言语认知功能障碍引起；不能站立的患者是由下肢肌无力引起还是由平衡功能障碍引起。引起这些功能障碍的原因是先天缺陷还是后天伤病，是直接病损导致还是并发症或继发性损伤所致。

（二）确定功能障碍的范围

明确躯体、言语、心理、社会功能等是否受限及受限程度；如为躯体运动功能受限，明确所涉及的关节和肌肉等。

（三）确定功能障碍的程度

任何功能障碍都有程度上的差别，如肌力评定可分为0～5级；关节活动度障碍，应明确哪个关节、何种活动方向、具体的活动范围；日常生活能力的评定结果可分为生活完全依赖、生活部分依赖、生活基本自理、生活完全自理等。功能障碍的程度不同，对患者及家庭近期、远期的影响不同。

（四）确定康复目标与治疗方案

经康复护理评定，了解患者存在的问题及康复需求，制定适宜的个体化康复护理计划，明确近期应达到的康复目标和护理措施以及远期应达到的康复目标。

（五）疗效评定及预后判断

通过多次康复护理评定，可了解患者功能改善情况，及时修正前期康复护理计划，还可对患者的功能结局作出客观、合理的预测。

三、康复护理评定的方法

（一）评定方式

1. 直接观察　护理人员凭感觉器官或其他辅助工具，对患者的功能进行有目的、有计划的考察，并进行记录和描述的一种方法。也可将观察内容用视频的形式摄录下来，以便反复观察和进行再次评定时比较。

2. 间接调查　可分为问卷法和谈话法。其优点是能够在短期内获得大量有关被调查者的第一手资料。

（二）评定工具

1. 评定量表　可分为计量资料量表和等级资料量表。评定时，应优先选用简洁、信效度较高的量表，以获得患者相对稳定的功能状况。

2. 评定仪器　包括皮尺、量角器、体重秤、步态分析仪、心肺运动负荷测试仪等。通过仪器设备对患者某些功能性变量进行实际、客观地直接测量，可获得绝对的量化记录。

四、康复护理评定的过程

（一）初期评定

在制定康复护理计划或开始康复护理前的评定。其目的是了解患者存在的问题和功能状态及障碍程度，了解康复潜在及可能的影响因素，并作为制定康复护理计划及短期、长期目标的依据。

（二）中期评定

在康复护理期间某个阶段的评定。其目的是了解功能有无改善及其恢复程度，并讨论决定是否对原有目标和计划进行适当调整。恢复较快的患者1～2周评定一次；恢复较慢、病程较长的患者3～4周评定一次。

（三）末期评定

在康复护理结束前或住院患者出院前进行的护理评定。判定康复护理的效果是否达到预期目标、对遗留问题提出进一步解决方法和建议、讨论社区康复护理目标等。

五、康复护理评定的内容

康复护理评定内容广泛，主要包括以下四个方面。

1. 躯体功能评定　包括肌力评定、肌张力评定、关节活动度评定、平衡与协调功能评定、步态评定、心肺功能评定、日常生活活动能力评定、神经电生理评定等。

2. 语言功能评定　包括构音障碍评定、失语症评定、语言发育迟缓评定、言语失用评定、实际语言交流能力评定等。

3. 认知心理评定　包括认知评定、心理评定等。

4. 社会功能评定　包括社会生活能力评定、职业能力评定、生活质量评定等。

看一看

ICF的失能概念模型

2001年5月22日，WHO正式通过了“国际功能、残疾和健康分类”（ICF）（图2－1），目的是要提供一种国际上统一和标准的语言和框架来描述健康状况和与健康有关的状况。它定义了健康的成分

（如功能、残疾）和一些与健康状况有关的成分（如背景因素）。

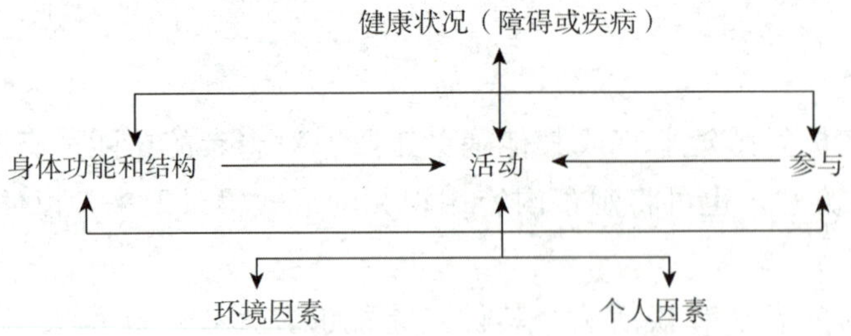

图 2－1　ICF 的失能概念模型

PPT

第二节　运动功能评定

运动障碍是临床上最常见的残疾，主要的评定包括肌力、肌张力、关节活动度、平衡与协调功能及步态评定。

一、肌力评定

肌力（muscle strength）是指肌肉收缩时产生的最大力量。肌力评定是测定受试者在主动运动时肌肉或肌群的力量，以此来评定肌肉的功能状态。肌力评定是肢体运动功能检查的最基本内容之一，可用以评价肌肉功能损害的范围及程度，同时也用以间接判断神经功能损害的情况。常用的肌力测定有手法肌力测定和器械肌力测定两种方法。

（一）手法肌力测定

手法肌力测定（manual muscle testing，MMT）是指检查者用自己的双手，通过感觉受检者肌肉收缩的力量或观察肌力，测定肢体运动能力来判断肌力的一种方法。

目前临床上通用的 MMT 肌力分级标准将肌力分为 6 级（0 ~ 5 级），该种方法的特点是操作简便，不需要特殊检查器械，且不受场地限制，以受检肢体的重量为肌力评价的基准，可表达与个人体格相对应的力量（表 2－1）。

表 2－1　徒手肌力评定（MMT）

标准分级	级别
能抗重力及最大阻力，完成全关节活动范围的运动	5 级
能抗重力及轻度阻力，完成全关节活动范围的运动	4 级
不施加阻力，能抗肢体重力，完成全关节活动范围的运动	3 级
解除重力的影响，完成全关节活动范围的运动	2 级
可触及肌肉的收缩，但不能引起关节的活动	1 级
不能触及肌肉的收缩	0 级

（二）器械肌力测定

当肌力超过 3 级时，为了进一步做准确细致的定量评估可用专门器械做肌力测试。根据肌肉收缩方式的不同分别进行等长肌力、等张肌力和等速肌力检查。

1. 等长肌力测试　即在标准姿势下用特制测力器测定一块或一组肌肉的等长收缩所能产生的最大张力。常用器械肌力检查有以下几种。

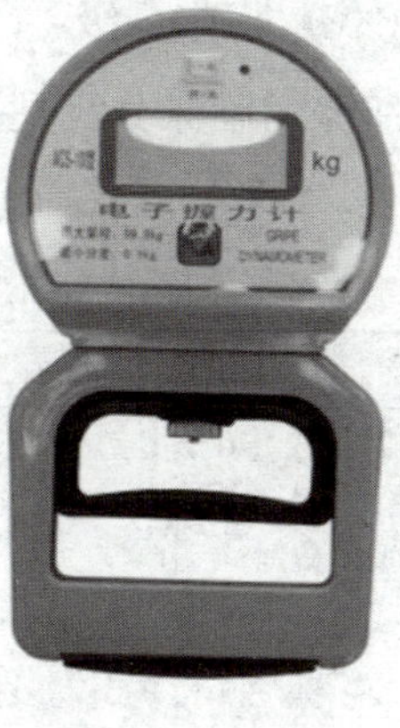

图 2－2　握力计

（1）握力测试　用握力计测定，测试时上肢在体侧下垂，握力计（图 2－2）表面向外，将把手握至适当宽度，测 2～3 次，取最大值，正常值一般为体重的 50%。

（2）捏力测试　用拇指与其他手指相对，捏压捏力计的指板，其值约为握力的 30%。

（3）拉力测试　用拉力计测定，测试时两膝伸直，将拉力计把手调节到膝盖高度，然后做伸腰动作上提把手。正常男性为体重的 1.5～2 倍，女性为体重的 1～1.5 倍。进行背拉力测试时，腰椎应力大幅度增加，易使腰部疾患患者症状加重或引起腰痛发作，故不适用于有腰部病变的患者或老年人。

（4）四肢各组肌力测定　在标准姿势下通过钢丝绳及滑轮拉动固定的测力计，可对四肢各组肌肉的等长肌力进行个别测定。

2. 等张肌力测试　肌肉等张收缩时关节活动，肌肉缩短，但张力保持相对恒定，如手握哑铃做屈肘的活动。等张肌力测试，即测定肌肉进行等张收缩使关节做全幅度运动时所能克服的最大阻力。运动负荷可用哑铃、沙袋、砝码等可定量的负重训练器进行，测出完成 1 次关节全幅运动所能对抗的最大阻力值（repeatic maxmium，RM）称为 1RM 量，测出完成 10 次规范的全幅运动所能对抗的最大阻力值称为 10RM 量。

3. 等速肌力测试　用特殊的等速测试系统对肌肉运动功能进行动态的评定。由于此方法引用了微机，可记录和描图并打印，加上自动控制，有效避免了测试与计算中的偏移，故具有较好的可重复性。等速肌力测试的缺点是不能进行 3 级或 3 级以下的肌力测定及手部肌肉的测定，而且等速测力器结构复杂、价格昂贵、检查费时，故不是目前首选的评定方法。

（三）肌力评定的注意事项

1. 检查前说明检查目的和方法，以避免受试者主观上努力程度有变化，影响结果的可靠性。
2. 充分固定近端肢体，确保测试姿势正确，以免引起替代动作。
3. 肌力测试不宜在患者疼痛、疲劳、运动或饱餐后进行。
4. 因正常肢体的肌力也有生理性改变，一般认为两侧肢体差异大于 10% 有临床意义。
5. 因持续用力可加重心脏负担或引起血压升高，因此明显高血压和心脏病患者禁用等长肌力评定；严重疼痛、关节活动极度受限、骨关节不稳定、关节急性损伤或病变等均为肌力检查的禁忌证。

看一看

跳绳好处多

跳绳动用四肢与躯干，是训练协调、平衡、跳跃与肌肉爆发力的好方法，自由调配速度和跳跃高度，快时可跳一次转两圈绳子，慢时可边跑边跳，注意膝盖要保持弹性，不可僵直，避免过多压力加诸于髋部、膝盖和脚踝三个容易受伤的部位。

二、肌张力评定

肌张力（muscle tone，MT）是指肌肉放松状态下的紧张度，它是维持人体各种姿势及活动的基础。肌张力的产生可以来自组织的物理特性，肌肉或结缔组织内部的弹性，反射性肌肉收缩（等张性牵张反射）。临床上常以触摸肌肉的硬度或伸屈肢体时感知的阻力来作为判断的依据。

（一）临床分级

肌张力临床分级是一种定量评估方法，检查者根据被动活动时肢体所感觉到反应或阻力将其分为0～4级（表2－2）。

表2－2 肌张力分级

等级	肌张力	标准
0级	软瘫	被动活动肢体无反应
1级	低肌张力	被动活动肢体反应减弱
2级	正常	被动活动肢体反应正常
3级	轻、中度增高	被动活动肢体有阻力反应
4级	重度增高	被动活动肢体有持续性阻力反应

（二）痉挛评定

改良Ashworth评定法是评定痉挛最常用、最广泛的方法，且该方法简单易行，无需其他附加的设备和技术处理。检查时，检查者徒手牵拉痉挛肌肉进行全关节活动范围内的被动运动，通过感觉到阻力及变化情况，把痉挛分成0～4级6个级别（表2－3）。

表2－3 改良Ashworth评定法

级别	痉挛程度
0级	肌张力不增加
1级	肌张力轻度增加：受累部分被动屈伸时，在持续被动运动之末时呈现最小的阻力或出现突然卡住和释放感
1′级	肌张力轻度增加：在关节活动度（ROM）<50%范围内出现突然卡住或呈现最小的阻力
2级	肌张力明显增加：在关节活动度（ROM）>50%范围内肌张力较明显增加，但受累部分仍能较轻易地被移动
3级	肌张力严重增高：全关节活动度（ROM）被动运动困难
4级	僵硬：受累部分被动屈伸时呈现僵硬状态，不能活动

（三）肌张力评定注意事项

除了神经肌肉反射弧上的病变可能导致肌张力的变化外，肌腱的挛缩、关节的强硬都会影响肌张力的检查。因此，检查时必须注意环境温暖、体位舒适，嘱咐受试者尽量放松。

想一想2-1

护士小王工作于脑外科，在对脑外伤患者进行康复护理的过程中，发现有些患者肌张力高，有些患者肌张力低。

请问：1. 如何对患者进行肌张力的评定？

2. 肌张力障碍的类型有哪些？

答案解析

三、关节活动度评定

关节活动度（range of motion，ROM）是指关节活动时可达到的最大范围，即关节活动范围，常以度数表示。关节活动度检查是肢体运动功能检查中最常用的项目之一。造成关节活动度受限的常见原因有中枢神经系统损伤、周围神经系统损伤、关节附近骨的疾患、关节囊或关节损伤、软组织病变或损伤、关节周围组织瘢痕化或皮肤挛缩、长期制动或卧床者等。

（一）分类

包括主动关节活动度和被动关节活动度。

1. 主动关节活动度（active range of motion，AROM）　是指作用于关节的肌肉随意收缩使关节运动时所通过的运动弧。

2. 被动关节活动度（passive range of motion，PROM）　是指由外力使关节运动时所通过的运动弧。

（二）评定目的

1. 了解有无关节活动障碍，分析可能的原因。
2. 判断关节活动障碍的程度和预后。
3. 为选择康复治疗的方法提供依据。
4. 作为治疗和训练中评估效果的手段。

（三）测量工具和测量方法

1. 测量工具　常用的方法有通用量角器法测量和方盘量角器测量法。

（1）通用量角器测量法　是由一把半圆规或全圆规加一条固定臂及一条移动臂构成（图2－3），此种量角器主要用于四肢各大关节活动度的测量。使用时要在标准体位下，把量角器圆规的中心点准确地放置到代表关节旋转中心的骨性标识点上并加以固定，把固定臂和移动臂分别放在该近端骨和远端骨肢体长轴上，使关节沿轴心向另一个方向运动达到最大限度，然后测出关节所处角度。手指关节活动度的测量可以用小型半圆量角器、直尺或两脚规测量。

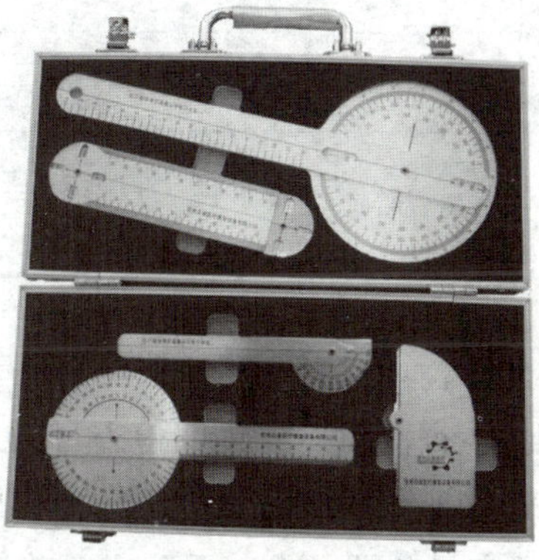

图2－3　量角器

（2）方盘量角器测量法　是正方形木盘，正面有圆形刻度盘，上面有0°～180°的刻度及可旋转的指针，背面是垂直的把手。在方盘刻度面处于垂直位时，由于重力的作用，方盘中心的指针自动指向正上方，使用方盘量角器时采取合适的体位使关节两端肢体处于同一垂直面上，并使一端肢体处于水平位或垂直位，以方盘的一边紧贴运动端肢体，同时使其刻度面与肢体处于同一垂直面上，在肢体运动到最大幅度时，即可读出关节所处角度。与通用量角器相比，方盘量角器不用确定骨性标志、操作方便迅速、精度高、测量结果比较合理。

2. 测量方法　进行关节测量时，大多数关节都以解剖位为0°肢体。在使用通用量角器测量关节活动时，关节运动的轴心必须与量角器中心一致。固定臂和移动臂分别放到或指向关节两端肢体上的骨性标志或与肢体纵轴相平行，然后开始测量。人体常见的各关节活动度见表2－4。

表2－4　正常的关节活动度

关节	运动	测量姿势	量角器			正常值
			中心	固定臂	移动臂	
肩	屈、伸	解剖位站立	肩峰	与腋中线平行	与肱骨纵轴平行	屈180°、伸50°
	外展	解剖位站立	肩峰	与身体中线平行	与肱骨纵轴平行	180°
	内旋、外旋	仰卧位、肩外展肘屈90°	鹰嘴	与腋中线平行	与前臂纵轴平行	各90°
肘	屈、伸	坐、立、仰卧位，臂取解剖位	肱骨外上髁	与肱骨纵轴平行	与桡骨纵轴平行	屈150°、伸0°

续表

关节	运动	测量姿势	量角器			正常值
			中心	固定臂	移动臂	
前臂	旋前、旋后	坐位、上臂置于体侧，肘屈 90°	中指尖	与地面垂直	平行于掌心横纹	各 90°
腕	掌屈、背屈	坐或立位，肘屈 90°，前臂中立位	茎突	前臂纵轴	与第二掌骨纵轴平行	掌屈 80°、背屈 70°
	桡屈、尺屈	坐或立位，肘屈 90°，前臂旋前	腕关节	前臂背侧中线	与第三掌骨纵轴平行	桡偏 25°、尺偏 55°
髋	屈、伸	仰卧、侧卧	股骨大转子	躯干纵轴	与股骨纵轴平行	屈 125°、伸 15°
	内收、外展	仰卧	髂前上棘	左右髂前上棘连线的垂直线	髂前上棘至髌骨中心的连线	各 45°
	内旋、外旋	坐位，膝屈 90°	髌骨下端	与地面垂直	与胫骨纵轴平行	各 45°
膝	屈、伸	俯卧	股骨外髁	与股骨纵轴平行	与胫骨纵轴平行	屈 150°、伸 0°
踝	背屈、跖屈	坐位、仰卧位、踝中立位	外踝	与腓骨纵轴平行	与第五跖骨纵轴平行	背屈 20°、跖屈 45°

（四）关节活动度测量的注意事项

1. 检查前对患者说明检查目的及方法，使患者能够充分合作。避免在运动或按摩后立即进行检查。

2. 采取正确的测试姿势体位，防止邻近关节的替代动作。轴心应对准被测关节中心或规定的标志点，固定量角器，尤其要防止关节活动时固定臂的移位。

3. 关节活动度存在一定的个体差异，因此，应与对侧相应的关节进行比较，以提高检查的准确性和可重复性。

4. 通常先测量关节主动活动范围，后测量被动活动范围，记录一般以被动运动幅度为准。如关节被动与主动活动不一致时，未作说明的书写表示是被动关节活动度，主动关节活动度写在括号内以示区别，如右肘屈 60°（40°）。

5. 影响关节活动度的因素很多，如运动关节的肌肉无力或张力过高，骨关节病变或结构异常，患者或检查者的不良体位、测量工具放置不当，患者缺乏理解与合作、手术伤口、限制性支具等。

6. 当关节被动活动正常而主动活动受限时应考虑神经麻痹、肌肉无力或肌肉、肌腱断裂；当关节被动活动与主动活动同时部分受限时，称为关节僵硬，常由关节内粘连，肌肉、肌腱、韧带挛缩，长时间制动所致；当关节被动活动与主动活动均不能进行时，称为关节强直，常提示关节内存在牢固的骨性连接。

练一练2-1

限制关节活动的因素有肌肉、关节囊和（ ）。

A. 关节腔　　B. 滑膜　　C. 关节软骨

D. 韧带　　E. 关节窝

答案解析

四、平衡与协调功能评定

平衡与协调能力的维持需要人体多块肌肉以平稳的形式协同收缩才能完成。多块肌肉的协调活动是锥体外系统内中间神经元或印迹功能网络的结果。平衡和协调能力紧密联系、互相影响、共同维持着身体的各种活动。

（一）平衡功能评定

平衡（balance）功能是指人体在不同环境和不同情况下保持身体姿势稳定的一种能力。正常的平衡功能需要有健全的骨骼系统、协调的肌力以及正常的姿势反射系统，包括小脑、前庭系统、本体感受能力、肌张力、视觉和大脑皮质综合能力参与。人体平衡通常可分为静态平衡和动态平衡两大类。静态平衡是指人体或人体某一部分处于某种特定的姿势，如坐或站等姿势时保持稳定状态。动态平衡包括自动动态平衡和他动动态平衡，前者指人体在进行各种自主运动，如由坐到站等姿势转换时，能重新获得稳定状态的能力；后者是指人体对外界推、拉等干扰作出反应及恢复状态的能力。

常用平衡功能评定的方法有观察法、量表法和平衡测定仪三种。观察法和量表法属于主观评定，简单、方便但准确性较差；平衡测定仪属于客观评定，较准确但设备较为复杂。

1. 观察法　即观察评定对象在静态或动态下是否能保持平衡。

（1）静态平衡　分别让评定对象睁眼坐、站；闭眼坐、站；并足站立、扶墙站立、双腿站立和单腿站立，观察其能否保持平衡。

（2）动态平衡　通过评定对象坐、站时移动身体，足跟行走、足尖行走、走直线、侧方行走、倒退走、绕过障碍物行走等观察其能否保持平衡。

2. 量表法　按照量表的内容进行主观评定，然后记录并评分，较观察法更为客观，且评分简单、应用方便，被临床广泛使用。

Berg 平衡量表（BBS）为综合性功能检查量表，通过观察多种功能活动来评价受试者重心主动转移的能力，对受试者坐、站位下的动、静态平衡进行全面检查，是目前临床上应用较多的平衡表，常用于评定脑血管及脑损伤患者的平衡功能。Berg 平衡量表（BBS）将平衡功能从易到难分为 14 项内容进行检查，每一评定项目分为 0～4 分五个功能等级，0 分表示不能完成或需要大量帮助才能完成，4 分表示能够正常完成所检查的动作，分数越高平衡能力越好。检查工具包括秒表、尺子、椅子（高度适当）、小板凳和台阶（表 2－5）。

表 2－5　Berg 平衡量表（BBS）

检查项目	评分标准	分值
从坐到站	不用手扶能够独立站起并保持稳定	4
	用手扶着能够独立站起	3
	几次尝试后自己用手扶着站起	2
	需要他人小量帮忙才能站起来或保持稳定	1
	需要他人中等或大量帮忙才能站起来或保持稳定	0
无支撑站立	能够安全站立 2min	4
	在监视下能够站立 2min	3
	在无支持条件下能够站立 30s	2
	需要若干次尝试才能无支持站立 30s	1
	无帮助时不能站立 30s	0

续表

检查项目	评分标准	分值
无支撑坐位	能够安全保持坐位 2min	4
	在监视下能够保持坐位 2min	3
	能坐 30s	2
	能坐 10s	1
	没有靠背支持，不能坐 10s	0
从站到坐	最小量用手帮助安全地坐下	4
	借助双手能够控制身体的下降	3
	用小腿后部顶住椅子来控制身体的下降	2
	独立地坐，但不能控制身体下降	1
	需要他人帮助坐下	0
转移	稍用手扶着就能安全地转移	4
	绝对需要用手扶着才能安全地转移	3
	需要口头提醒或监视能够转移	2
	需要一个人的帮助	1
	为了安全，需要两个人的帮助或监视	0
无支持闭目站立	能够安全站立 10s	4
	监视下能够安全站立 10s	3
	能站立 3s	2
	闭目不能达 3s，但站立稳定	1
	为了不摔倒而需要两个人的帮助	0
双脚并拢无支持站立	能够独立将双脚并拢并安全站立 1min	4
	能够独立将双脚并拢并在监视下站立 1min	3
	能够独立将双脚并拢但不能保持 30s	2
	需要别人帮助将双脚并拢但能够站 15s	1
	需要别人帮助将双脚并拢站立不能保持 15s	0
站立情况下双上肢前伸并向前移动	能够向前伸出 >25cm	4
	能够安全地向前伸出 >12cm	3
	能够安全地向前伸出 >5cm	2
	上肢可以向前伸出，但需要监视	1
	在向前伸展时失去平衡或需要外部支持	0
站立位下从地面捡物（鞋）	能够轻易且安全地将鞋捡起	4
	能够将鞋捡起，但需要监视	3
	伸手向下距鞋 2 ~ 5cm 且独立保持平衡，但不能将鞋捡起	2
	试着做伸手向下捡鞋动作时需要监视，但仍不能将鞋捡起	1
	不能试着做伸手向下捡鞋的动作，或需要帮助免于失去平衡或摔倒	0
转身向后看	从左右侧向后看，身体转移良好	4
	仅从一侧向后看，另一侧身体转移较差	3
	仅能转向侧面，但身体平衡可以维持	2
	转身时需要监视	1
	需要帮助以防失去平衡或摔倒	0

续表

检查项目	评分标准	分值
原地旋转360°	在≤4s的时间内，安全转身360°	4
	在≤4s的时间内，仅能从一个方向安全转身360°	3
	能安全转身360°，但动作缓慢	2
	需要密切监视或口头提示	1
	转身时需要帮助	0
将一只脚放在凳子上	能够安全且独立站立，在20s时间内完成8次	4
	能够独立站立，完成8次时间>20s	3
	无需辅助具在监视下能够完成4次	2
	需要少量帮助能够完成>2次	1
	需要帮助以防止摔倒或完全不能做	0
无支撑情况下两脚前后站立	能够独立将双脚前后排列（无距离）并保持30s	4
	能够独立将一只脚放在另一只脚的前方（有距离）并保持30s	3
	能够独立地迈一小步并保持30s	2
	向前迈步需要帮助，但能够保持15s	1
	迈步或站立时失去平衡	0
单腿站立	能够独立抬腿并保持>10s	4
	能够独立抬腿并保持5~10s	3
	能够独立抬腿并保持≥3s	2
	试图抬腿，不能保持3s，但可维持独立站立	1
	不能抬腿或需要帮助以防摔倒	0

临床上常用简易平衡评定法分别在受试者坐位、站位、行走时根据其表现来判断其平衡功能（表2-6）。

表2-6　简易平衡评定法

分级	表现
Ⅰ级	静态维持自身平衡10s以上
Ⅱ级	自身动态维持平衡10s以上（伴随上肢运动可以维持平衡）
Ⅲ级	轻外力作用下维持平衡10s以上（被轻推时，患者可以维持平衡）

练一练2-2

平衡评定主要是评定个体能否做到以下几点，除下列（　）外。

A. 静止状态下不同体位均能保持平衡

B. 对外界的变化能迅速作出反应

C. 运动状态下能精准地完成运动并能保持新的平衡

D. 姿势反射

答案解析

（二）协调功能评定

协调（coordination）功能是人体自我调节，平滑、准确完成的具有控制随意动作的一种能力。协调功能主要是协调各组肌群的收缩与放松。协调功能的异常称为共济失调，共济失调有三种：前庭性、感觉性及小脑性共济失调。急性的迷路功能障碍使机体对环境空间的调节暂时地紊乱，产生前庭性共济失调，同时伴发眩晕。深感觉障碍则破坏运动的反馈机制，使患者不能意识到动作中的肢体的空间位置，也丧失重要的反射冲动，产生感觉性的共济失调，该类患者常在睁眼时减轻、闭目时加剧。小脑性共济失调的特点是有共济失调的体征，但与视觉无关，不受睁眼与闭眼的影响，不伴有感觉障碍、位置与震动觉障碍。此外，不自主动作、肌张力增高和轻度瘫痪都影响动作的正常进行，检查前需先排除。临床上常用的检查方法如下。

1. 指鼻试验 被检查者取坐位或仰卧位，用自己的示指接触自己的鼻尖，并反复伸直、屈曲肘关节，以碰触自己鼻尖。注意观察其活动，有否动作迟缓、手指震颤。正常者指对准确，而共济失调时，指对不准且左右摇摆。感觉性共济失调者睁眼可完成，闭眼时出现障碍。

2. 指指试验 检查者与被检查者相对而坐，嘱其用示指碰触检查者的示指，先后在睁眼和闭眼时完成。

3. 拇指对指试验 让被查者的拇指依次与其他四指接触，速度逐渐增快。

4. 鼻－指－鼻试验 患者睁眼，先将示指指尖碰触自己的鼻尖，然后再碰触检查者伸出的指尖，如此反复进行。检查者不断改变其手指的位置，要求患者跟踪指准。

5. 跟－膝－胫试验 被查者取仰卧位，抬起一侧下肢，将足跟摆在另一侧的膝关节上，再沿着胫骨前缘向下推移。小脑损害时足跟不易放到膝关节或在举腿和下移时摇晃不稳，感觉性共济失调患者闭目时足跟难以放到膝盖，下移时也不能和膝盖保持接触。

6. 快速反复动作试验 被查者快速、反复完成下列动作，在小脑病损时表现为速度缓慢和节律不匀，再持续片刻后尤为明显。

（1）旋转试验 要求被查者肘屈曲90°，双手前臂同时或交替做旋前或旋后，例如用手的掌侧和背侧交替接触床面或桌面。

（2）拍地试验 要求被查者足跟触地，足趾抬起叩击地板做拍地动作，双足可同时或分别进行。

想一想2-2

协调评定着重检测哪几方面的能力？

答案解析

五、步态评定

步态（gait）是一个人行走时的表现形式，即步行的模式。步行是人体转移的重要方式，也是一个复杂的生理过程，它是上肢、躯干、骨盆、下肢的关节及肌群在中枢神经的指挥下共同完成的协调运动。正常的步态是由中枢神经系统和运动系统正常协调的工作完成，当任何部位出现病变或损害时都会使步态出现异常。步态分析的目的是通过生物力学和运动学的手段来了解患者是否存在行走功能异常，并分析步态异常的原因，从而协助康复医护人员制定有效的步态校正方案，此外，还有助于临床诊断、疗效评估、机制研究等。

（一）步行周期

步行周期（gait cycle，GC）是指人在正常步行时，从一侧的足跟着地起至同侧足跟的再次着地为止。在一个步行周期中，每一足都经历了支撑相及摆动相。

1. 支撑相 指足与地面接触并承受重力的时间，及一侧足跟着地到同侧足尖离地的阶段，占步行周期的60%，其包括足跟着地－全足底着地－重心转移到同侧－足跟离地－膝关节屈曲－足尖离地。支撑相大部分时间属于单足支撑，而人体步行的最大特点还在于有双足支撑的时间，即双支撑相（相当于支撑足首次触地及负重或侧足的减重反应及足离地的时间），双支撑相的时间与步行速度成反比，当由行走变为跑步时，双支撑相即变为零。因此，它是区别步行与跑步的重要标志。

2. 摆动相　指足离地向前迈步到再次落地的时间，即从一侧下肢的足尖离地到同侧足跟着地的阶段，占步行周期的40%，其包括足上提－膝关节最大屈曲－髋关节最大屈曲－足跟着地。

（二）评定方法

病史是判断步态障碍的前提，在步态分析前必须仔细询问现病史、既往史、手术史、康复治疗措施等基本情况，同时要了解诱发步态异常和改善步态的相关因素。

1. 目测分析法　一般采用自然步态，即最省力的步行姿态。要求受检者以自然步态沿直线来回步行数次，检查者可以从前面、侧面和后面反复观察，注意全身姿势和步态，包括步行节律、稳定性、流畅性、对称性、重心偏移、手臂摆动、各关节姿态与角度、患者神态与表情、辅助装置（矫形器、助行器）的作用等。在此基础上可要求患者加快步速、立、停、越过障碍物等，以便发现异常。目测观察法较粗略，只能定性不能定量，且需要检查者有丰富的临床经验。粗略的目测分析可采用Holden步行功能分类量表（表2－7）。

表2－7　Holden步行功能分类量表

级别	特征	表现
0	无功能	患者不能行走，需要轮椅或2人协助才能行走
Ⅰ	需大量持续性帮助	需使用双拐或需要1个人连续不断地搀扶才能行走及保持平衡
Ⅱ	需少量帮助	能行走，但平衡不佳，需1人在旁给予持续或间断地接触身体的帮助或需使用矫形器、单拐、手杖等以保持平衡和保证安全
Ⅲ	需监护或言语指导	能行走，但不正常或不够安全，需1人监护或用语言指导，但不接触身体
Ⅳ	平地上独立	在平地上能独立行走，但在上下斜坡、不平的地面上行走或上下楼梯时仍有困难，需他人帮助或监护
Ⅴ	完全独立	在任何地方都能独立行走

2. 定量分析法　是借助专门的仪器设备来观察行走过程的步态，从而得出可记录和量化的资料来分析步态的方法。

（1）足印法　在受试者的足底涂上墨汁，于步行通道铺上白纸，通过走过白纸留下的足迹测量各种步行参数，此法是步态分析中最早应用和最简单的方法。

（2）电化分析法　步态同步摄像分析、三维数字化分析、测力平台等电化分析可获得更准确、更可靠的步态资料。此外，动态肌电图的应用也有助于步态分析，并为肌肉活动与步态关系的肌电生理研究打下基础。

（三）常见病理性步态

1. 肌无力步态

（1）臀大肌步态　臀大肌是主要的伸髋肌及脊柱稳定肌。由于伸髋肌无力，行走时表现出躯干用力后仰，形成挺胸凸腹状，类似鹅行走的姿态，故又称鹅步。

（2）臀中肌步态　如先天性髋脱位患者，由于髋外展肌无力，患者不能控制维持髋的侧向稳定，步行时上身左右摇摆如鸭步。

（3）股四头肌步态　由于股四头肌无力，患腿在支撑期不能维持稳定伸膝而导致身体前倾，同时患者常需俯身用手按压大腿使膝伸直，以进行代偿。如长期处于此状态将极大地增加膝关节韧带和关节囊负荷，可导致损伤和疼痛。

（4）胫前肌步态　胫前肌无力时出现足下垂，导致下肢功能性过长，往往以过分屈髋屈膝代偿（跨槛步态）。

2. 肌痉挛步态　因肌张力过高所致，常见于中枢神经系统疾病。

（1）偏瘫步态　指患侧下肢因伸肌肌张力高而显得较长、屈曲困难，患者行走时偏瘫侧上肢的协同摆动动作消失，呈内收旋前屈曲姿势，下肢伸直并外旋举步时将骨盆抬高，为避免足尖拖地而向外旋转后移向前方，故又称划圈样步态。

（2）截瘫步态　又称交叉步和剪刀步态，多见于高位截瘫或脑瘫患者。因患者下肢内收肌痉挛，步行时双髋内收，双膝互相摩擦，步态不稳，严重时可使双下肢交叉难以分开，无法行走。截瘫患者损伤平面在 L_3 以下，可独立步行，但因足下垂而表现为跨槛步态；痉挛型脑瘫表现为足下垂、足外翻或足内翻、踮足的剪刀步态。

（3）蹒跚步态　小脑共济失调者行走时不能走直线，而呈曲线或呈“Z”形前进，因步行摇晃不稳，状如醉汉，故称酩酊或醉汉步态。

（4）慌张步态　帕金森病或基底核病变时以普遍性肌肉张力异常增高为特征，表现为步行启动困难、重心前移、步态短而快，不能随意停止或转向，呈前冲步态或慌张步态。

? 想一想2-3

目测法步态分析的内容包括哪些？

答案解析

第三节　心肺功能评定

PPT

心肺功能是人体新陈代谢的基础，也是人体运动耐力的基础。心血管和呼吸系统虽然分属于两个生理系统，但功能上却密切相关，功能障碍的临床表现互相影响，康复治疗上互相关联。

一、心电运动试验

心电运动试验是指以心电图为主要检测手段，通过逐步增加运动负荷，并观察试验前、中、后心电记录和症状以及体征的反应来判断心肺功能状况的一种试验方法。

（一）应用范畴

1. 辅助临床诊断

（1）辅助诊断冠心病　试验中发生心肌缺血的运动负荷越低，ST 段下移程度越大，患冠心病的危险性就越高、诊断冠心病的可靠程度越大。

（2）诊断心律失常　运动中出现诱发或加剧的心律失常，多提示器质性心脏病的存在。康复治疗时应注意暂时停止运动或调整运动量，而心律失常在运动中减轻甚至消失多属于“良性”，平时不一定要限制或停止运动。

（3）鉴别呼吸困难或胸闷性质器质性疾病　常在运动试验中诱发呼吸困难，并与相应的心血管异常一致。

2. 评定功能状态

（1）判定冠状动脉病变严重程度及预后　运动中发生心肌缺血的运动负荷越低，心肌耗氧水平越低，ST 段下移的程度越大，冠状动脉病变就越严重，预后也越差。运动试验阳性的无症状患者发生冠心病的危险性增大。

（2）判定心功能、体力活动能力和残疾程度　运动能力过低可作为残疾评判依据。

（3）评定康复治疗效果　运动试验时的心率、血压、运动时间、运动量、吸氧量、心肌耗氧量、心肌缺血时的心电图变化和症状均可作为康复治疗效果定量评判的依据。

3. 指导康复治疗

（1）确定患者运动的安全性　运动试验中诱发的各种异常均提示患者运动危险性增大，例如低水平运动（低运动负荷或低心肌耗氧量）时出现心肌缺血、运动诱发严重心律失常、循环不良症状或心力衰竭症状、运动能力过低等。

（2）为制定运动处方提供定量依据　运动试验可以确定患者心肌缺血阈或最大运动能力、运动安全系数或靶运动强度，有助于提高运动训练效果和安全性。

（3）使患者感受实际活动能力　去除患者顾虑，增强其参加日常活动的信心。

（二）适应证和禁忌证

1. 适应证　凡是有上述应用需求，同时病情稳定，无明显步态和骨关节异常，主观上愿意接受检查，并能主动配合者均为适应证。如果有下肢关节或肌肉异常，可以采用上肢运动来进行试验。

2. 禁忌证　一般把禁忌证分为绝对禁忌证和相对禁忌证。

（1）绝对禁忌证　控制的心力衰竭或急性心力衰竭、严重的左心功能障碍、血流动力学不稳的严重心律失常、不稳定型心绞痛、确诊或怀疑主动脉瘤、严重主动脉瓣狭窄、血栓性脉管炎或心脏血栓、精神疾病发作期间或严重神经症等。

（2）相对禁忌证　严重高血压（≥200/120mmHg）、肺动脉高压、明显心动过速或过缓、中至重度主动脉瓣狭窄或严重阻塞型心肌病、心脏明显扩大、高度房室传导阻滞及高度窦房阻滞、严重冠状动脉左主干狭窄或类似病变、严重肝肾疾病、严重贫血及未能控制的糖尿病、甲状腺功能亢进症、骨关节病等。

（三）检查方法

1. 运动方式

（1）活动平板　是指装有电动传送带的运动装置，患者在其上进行步行或跑步，速度和坡度可以调节。优点为接近日常活动生理，可以逐步增加负荷量。各种坡度、速度时的心血管反应可以直接用于指导患者的步行锻炼。

（2）踏车运动　采用固定式功率自行车，可以采用电磁刹车或机械刹车的方式以调整运动负荷。运动中心电图记录较好，血压测量比较容易，受试者心理负担较轻，还可以选择卧位进行。但一些老年人或不会骑车者比较难以适应（表 2－8）。

表 2－8　踏车运动试验分级表

分级	运动负荷（男）（kg·m）/min	运动负荷（女）（kg·m）/min	时间（min）
1	300	200	3
2	600	200	3
3	800	600	3
4	1200	800	3
5	1500	1000	3
6	1800	1200	3
7	2100	1400	3

（3）手摇车运动　试验原理与踏车运动相似，只是将下肢踏车改为上肢摇车。

（4）等长收缩运动　常用的方法有握力运动和自由重量运动。诊断敏感性和特异性不够理想，但可用于运动生理或功能评定研究。

2. 试验分类　根据试验终点可分为以下三类。

（1）极量运动试验　指运动到客观或主观最大运动强度的试验。一般用于正常人和运动员最大运动能力的研究。

（2）症状限制性运动试验　是主观和客观指标结合的最大运动试验，以运动诱发呼吸或循环不良的症状和体征、心电图异常及心血管运动反应异常作为运动终点，用于诊断冠心病、评估心功能和体力活动能力、制定运动处方等。

（3）低水平运动试验　以预定的较低水平运动负荷、心率、血压和症状为终止指标的试验方法，适用于急性心肌梗死后或病情较重者出院前评估，通常以患者可耐受的速度连续步行 200 米作为试验方法。

3. 常用试验方案

（1）活动平板运动方案　Bruce 方案（表 2－9）应用最广泛，通过同时增加速度和坡度来增加运动强度。Naughton 方案运动起始负荷低，每级负荷增量均为静息时代谢量的 1 倍。Balke 方案依靠增加坡度来增加运动负荷，速度固定。STEEP 方案通过增加速度或坡度来实现。

表 2－9　Bruce 方案

分级	速度（km/h）	坡度（%）	时间（min）	代谢当量（MET）
1	2.7	10	3	5
2	4.0	12	3	7
3	5.5	14	3	10
4	6.8	16	3	13
5	8.0	18	3	16
6	8.9	20	3	19
7	9.7	22	3	22

（2）功率自行车运动方案　进行踏车试验运动负荷，男性自 300kg · m/min 起始，每 3 分钟增加 300kg · m/min；女性自 200kg · m/min 起始，每 3 分钟增加 200kg · m/min。

（3）手摇车试验　用于下肢功能障碍者。运动起始负荷为 150～200kg · m/min，每级负荷增量 100～150kg · m/min，时间 3～6 分钟。

（4）等长收缩试验　一般采用握力试验。常用最大收缩力的 30%～50% 作为运动强度，持续收缩 2～3 分钟。还可采用定滑轮车重量法，即通过一个滑轮将重力（重锤）引向受试者的手或腿，受试者进行抗阻屈肘或伸膝，并始终保持关节角度不变。受试的重力可以从 2.5kg 开始，每级持续 2～3 分钟，负荷增加 2.5kg，直至受试者不能继续保持关节角度为止。

（5）简易运动试验　定时运动法用于体能无法进行活动平板或踏车的患者，患者尽力行走 6 分钟，计算所走的距离。行走的距离越长，说明体力活动能力越好。12 分钟走和 12 分钟跑具有类似的目的。心力衰竭患者还可采用 2 分钟步行。这类试验的目的只是为了判断体力活动能力的变化，对诊断没有帮助。定距离运动法即确定固定的步行距离，计算完成该距离步行的时间。200 米步行一般是心肌梗死患者出院前的标准试验，以判断患者回家后日常生活的安全性。脑卒中患者可以采用 10 米或 20 米步行试验，以判断患者的步态和步行能力。

（四）注意事项

1. 试验开始前

（1）测定患者安静时的心率，并按公式计算出预测最大心率。

$$HR_{max} = （220 - 年龄）\pm 10 - 12（次/分）$$

（2）测量血压。

（3）在试验体位下做心电图，一般采用检测导联。

2. 试验中　按运动试验方案逐渐增加运动负荷，观察和记录心率、血压、心电图和患者的主观感觉。

3. 试验终止后　达到运动终点或出现终止试验指征时应立即终止试验，并测量在卧位或作为描记即刻、2分钟、4分钟、6分钟的心电图，同时测量血压。之后每5分钟测量1次，直到患者各项指标接近试验前水平或患者的症状消失为止。

4. 试验终止的标准

（1）出现胸痛、疲乏、呼吸困难、心悸、头晕等症状。

（2）有冷汗、苍白、步态不稳、低血压等体征。

（3）有室性心律失常，有意义的ST段偏移，房室或室性传导阻滞等心电图改变。

（4）收缩压达225mmHg或以上，舒张压较休息时升高20mmHg以上。

（5）血压不升或下降10mmHg以上。

（6）被检人不愿继续进行试验。

看一看

美国心脏协会心功能分级

Ⅰ级：患有心脏疾病，其体力活动不受限，一般体力活动不引起心悸、疲劳、呼吸困难或心绞痛。

Ⅱ级：患有心脏疾病，其体力活动稍受限，休息时感到舒服，一般体力活动可引起心悸、疲劳、呼吸困难或心绞痛。

Ⅲ级：患有心脏疾病，其体力活动大受限制，较一般体力活动轻的活动可引起心悸、疲劳、呼吸困难或心绞痛。

Ⅳ级：患有心脏疾病，不能从事任何体力活动，在休息时也有心功能不全或心绞痛症状，任何体力活动都会加重其症状。

二、心肺运动试验

心肺运动试验是在运动过程中同时测定气体交换情况的一种运动试验。在一定运动负荷下，通过监测代谢与生理指标，反映心肺储备能力及两者的协调性，对受试者心肺功能进行联合测定和综合评估。是目前评价疾病进展情况和治疗效果的一种广泛应用的临床疾病诊断手段。

（一）心肺运动试验的生理基础

人体运动是由神经系统调控的，氧气和二氧化碳介导不同的功能系统提供能量，而人体器官大部分都有很大的功能储备。在静息状态下，由于有功能代偿，即使有轻度功能障碍和调节异常，也不容易表现出来。在剧烈运动时，机体内气体运动加快，氧代谢能力增强，运动肌肉的血流分布可占到心输出量的80%～90%。心肺运动试验基于这一生理特性，在特定运动负荷下对受试者的气体代谢和心脏功能作出整体的评价分析，结果更科学、准确、客观。

（二）心肺运动试验的主要测定指标

心肺运动试验的检测指标十分丰富，可对机体的运动耐力、心脏功能、肺通气、气体交换功能等方面的功能进行测定。其中最大摄氧量、无氧阈和二氧化碳当量斜率是最常用的评价心功能的指标。

1. 最大摄氧量 是指细胞的最大摄氧能力，即人体在进行有大肌肉群参与的力竭性运动中，循环和呼吸发挥最大作用时，每分钟摄取的氧量。它的意义在于可反映人体最大有氧代谢能力、心肺转运氧气和二氧化碳的能力、肌肉对氧气的吸收和利用能力。

2. 无氧阈 是指运动中，由有氧代谢供能转换成无氧代谢供能的交界点，即尚未发生乳酸过量生产时的最高耗氧量，可反映机体耐受的潜能。无氧阈不受运动时努力程度的影响，可以客观地反映机体的有氧代谢能力，能用于运动耐力下降的诊断，还可以评价心肺功能、运动耐力和康复训练的效果。

（三）二氧化碳通气当量

二氧化碳通气当量是指每分钟通气量与二氧化碳排出量的比值，表示每排出 1L 二氧化碳与所需要的通气量之间的关系，反映肺通气血流比值状况。正常情况下，二氧化碳通气当量随着运动量的增加而增加，呈线性关系，主要关注的是其最低值和斜率，其斜率功能更敏感地反映心功能状态。处于无氧阈时应小于 34，最大运动量时应小于 36。

（四）测定方法

心肺运动试验的运动方式有两种，平板运动或踏车运动。平板运动由于其平均峰值摄氧量更高一些，则应用更广泛，多采用在踏板上跑步或在功率自行车上进行踏车运动。基本的测量装备有生理参数测量腰带、头戴式血氧计、呼吸面罩及血压计等，可检测、记录并显示各项生理参数，通过蓝牙将这些参数上传计算机，进行数据处理。

心肺运动试验以测定氧气代谢为核心，可以全面整体地检查从静态到动态心肺代谢功能，具有相对无创、客观定量和敏感等优点，是国际上评价心肺储备能力和心肺协调性水平的普遍且重要的临床检测手段，被越来越广泛地应用于临床医学的诊断、评价、治疗、预后及慢性病的预防和健康管理中。

三、主观用力计分

是根据运动者自我感觉用力程度来衡量相对运动水平的半定量指标。一般症状限制性运动试验要求达到 15～17 分。所得分值乘以 10 约相当于运动时正常的心率（表 2－10）。

表 2－10　主观用力程度计分

表现	分值	表现	分值
轻微用力	7	稍用力	9
轻度用力	11	中度用力	13
明显用力	15	非常用力	17
极度用力	19		

四、利用代谢当量指导康复

1 个代谢当量（METs）是指机体在坐位休息时，携氧 3.5ml/（kg · min）。代谢当量（METs）常用来表达各种不同活动的相对能量代谢水平。将各种不同运动形式的运动强度加以比较，可以指导患者康复活动。代谢当量的测定可以通过直接测定活动时的吸氧量推算，也可以根据已经研究的各类活动的代谢当量，间接判断活动强度。由于设备和条件的限制一般很少应用直接测定法，而是应用有关活动的平均代谢当量（METs）值来评定特定活动强度或代谢水平。国外研究的代谢当量（METs）值见表2-11。

表2-11　日常生活、娱乐和工作的代谢当量（METs）值

活动	METs	活动	METs
生活活动			
刮脸	1.0	步行1.6km/h	1.5~2.0
进食	1.4	步行2.4km/h	2.0~2.5
床上用便盆	4.0	步行4.0km/h	3.0
坐厕	3.6	步行5.0km/h	3.4
穿衣	2.0	步行6.5km/h	5.6
站立	1.0	步行8.0km/h	6.7
洗手	2.0	下楼	5.2
淋浴	3.5	上楼	9.0
坐床	1.2	慢速骑车	3.5
坐床边	2.0	中速骑车	5.7
座椅	1.2	慢跑1.6km/h	10.2
自我护理			
坐位自助餐	1.5	备饭	3.0
上下床	1.65	铺床	3.9
穿脱衣服	2.5~3.5	扫地	4.5
站立热水浴	3.5	擦地（跪姿）	5.3
挂衣服	2.4	擦窗	3.4
园艺工作	5.6	擦地	7.7
譬木	6.7		
职业活动			
秘书（坐）	1.6	焊接工	3.4
机器组装	3.4	轻木工活	4.5
砖瓦工	3.4	油漆	4.5
挖坑	7.8	开车	2.8
娱乐活动			
织毛活	1.5~2.0	桌球	2.3
打牌	1.5~2.0	弹钢琴	2.5
缝纫（坐）	1.6	长笛	2.0
写作（坐）	2.0	击鼓	3.8
慢交谊舞	2.9	手风琴	2.3
快交谊舞	5.5	小提琴	2.6
有氧舞蹈	6.0	写作	1.7
跳绳	12.0	排球	2.9
高尔夫球	3.4	羽毛球	5.5
乒乓球	4.5	网球	6.0
游泳（慢）	4.5	游泳（快）	7.0

练一练2-3

两个代谢当量的耗氧量数值为（　　）。

A. 3.5ml/（kg·min）　B. 7.0ml/（kg·min）　C. 10.5ml/（kg·min）

D. 14.0ml/（kg·min）　E. 17.5ml/（kg·min）

答案解析

五、肺功能评定

肺功能和心脏功能一起组成人体的呼吸功能，其主要包括通气和换气两个基本部分。通常临床上肺功能的评估主要是指通气功能评估，而换气功能评估则主要指有氧代谢能力评估。

（一）应用范围

1. 辅助临床诊断　通过肺功能评定确定阻塞性和限制性肺功能障碍，确定小气道功能障碍，从而有助于临床诊断的确立。

2. 协助制定康复方案　根据肺功能评定的结果，明确呼吸康复的训练重点，从而指导康复方案的制定。

3. 评估疗效　治疗前后肺功能的比较是呼吸康复疗效评估的基本指标。

（二）适应证和禁忌证

1. 适应证　有上述应用的需求，神志清楚，可以理解并配合完成检查者。

2. 禁忌证　病情不稳定，严重呼吸系统感染，神志不清，不能理解和配合者。

（三）检查方法

1. 主观呼吸功能障碍程度评定　通常采用6级制（表2-12）。

表2-12　主观呼吸功能障碍程度评定

分级	内容
0级	有不同程度肺气肿，但日常生活无影响，无气短
1级	较剧烈劳动或运动时出现气短
2级	速度较快或登楼、上坡时出现气短
3级	慢走即有气短
4级	讲话或穿衣等轻微动作时气短
5级	静息时气短，无法平卧

2. 肺容量测定　肺容量包括潮气量、补吸气量、深吸气量、肺活量、残气量、功能残气量和肺总量等，其中以肺活量最为常用。

测定方法为患者站立位，用鼻夹封住鼻腔，口衔消毒锅的接口，先反复练习用口呼吸，再将三通阀门接通肺量计进行测量，测定项目如下。

（1）肺活量（vital capacity，VC）　指最大吸气后从肺内所能呼出的最大气量，正常男性约为3750ml，女性约为2440ml。肺活量表示肺脏最大扩张和最大收缩幅度，大小受到肺、胸廓弹性、呼吸肌力和呼吸道阻力等因素影响。常用预计值百分比作为考核指标，其数值随限制性呼吸系统疾病严重程度而下降，所以是常用的测定方法之一。肺活量预计值的计算公式如下：

肺活量（男）（ml）＝［27.63－(0.112×年龄)］×身高（cm）

肺活量（女）（ml）=［21.78 -（0.101 ×年龄）］×身高（cm）

正常值：100% ±20%，低于80%为减少，明显减少为限制障碍的特点。临床上能影响肺组织的扩张和回缩都会导致肺活量的下降。

（2）肺总量（total lung capacity，TLC） 指深吸气末肺所容纳的最大气量，即肺活量加残气量之和。正常男性约为5020ml，女性约为3460ml，健康人肺总量的实测值与预计值相比差异为±15% ~ ±20%。由于肺活量和残气量可相互弥补，肺总量正常并不一定表示肺功能正常。肺总量减少见于肺纤维化和肺叶切除。

（3）用力肺活量（forced vital capacity，FVC） 指先深吸气，然后用最快速度、最大力量呼出的气量。与VC不同之处是FVC要求速度，有时间限制，是动态肺功能指标。对呼吸道阻塞患者（如慢阻肺）VC会明显高于FVC。因为在强力呼气期间，终末呼吸道可能在达到真正残气量之前即过早闭合，导致终末部位气体受阻而未能呼出。

（4）功能残气量（functional residual capacity，FRC） 指平静呼气末肺内残留的气量，是补呼气容积加残气容积。足够功能残气量使肺泡保持一定的肺泡气体分压，能在呼气期继续进行正常气体交换。正常男性约为2330ml，女性约为1580ml。功能残气量增加见于肺气肿，减少见于肺纤维化。

（5）残气容积（residual volume，RV） 指用力呼气末留在肺内不能呼出的气量。正常男性约为1530ml，女性约为1020ml。与肺总量的百分比（RV/TLC%）作为判断肺气肿指标，正常为20% ~ 30%，高于35%见于肺气肿疾病。

3. 呼吸气体测定 呼吸气体分析是测定呼气中的氧含量（O_2）和二氧化碳（CO_2）排出量。这一方法无创伤，可以反复或长时间动态观察，在康复评定中有较大的实用价值。

（1）摄氧量（VO_2） 利用化学或物理法分析呼出气样中的O_2含量并与大气中的O_2含量相比较，求其差值，即人体在该时所摄取的O_2量，再乘以当时1分钟呼吸气量，得出吸O_2量，单位为L/min，如按每分钟体重计则为L/（min·kg）。上述指标除受肺功能影响外，与心肺功能和做功肌摄取氧能力密切相关，当肺功能在正常范围内时，心脏功能常成为主要的制约因素。

（2）二氧化碳（CO_2）排出量 CO_2排出量和运动负荷的关系同每分通气量一样，与运动负荷或耗氧量成线性关系。在出现无氧代谢时曲线出现拐点并呈非线性增加，运动负荷的增加，需要能量消耗增加来配合，运动器官细胞代谢增快使需氧量也增加，同时CO_2生成量也相应增加。当出现血液供氧跟不上需要时，运动器官的细胞出现无氧代谢而产生代谢性酸中毒，乳酸被血液中碳酸盐系统缓冲，产生CO_2排出体外，引起反射性过度通气。

（3）呼吸交换率（respiratory exchange rate，RER） 每分钟经肺呼出的CO_2和摄入氧气的比值。

六、有氧运动能力测定

有氧运动能力是指机体进行有氧代谢为主要能量来源的运动能力。国际上普遍采用最大吸氧量（maximal oxygen uptake，VO_{2max}）和代谢当量（metabolic equivalent，METs）作为判定的指标。METs是以静息、坐位时的能量消耗为基础，表达各种活动时相对能量代谢水平的常用指标，是评估心肺功能的重要尺度，在康复医学中应用极为广泛。

（一）代谢当量（METs）值的作用

1. 判断体力活动能力和预后 具体见表2-13。

表 2-13 关键的最高 METs 值

METs 值	体力活动能力和预后
<5METs	65 岁以下的患者预后不良，可以作为残疾的指标
5METs	日常生活受限，相当于急性心肌梗死恢复期的功能储备
10METs	正常健康水平，药物治疗预后与其他手术或介入治疗效果相当
13METs	即使运动试验异常，预后依然良好
18METs	有氧运动员水平
22METs	高水平运动员

2. 判断心功能及相应的活动水平 具体见表 2-14。

表 2-14 代谢当量与体力活动能力分级的关系

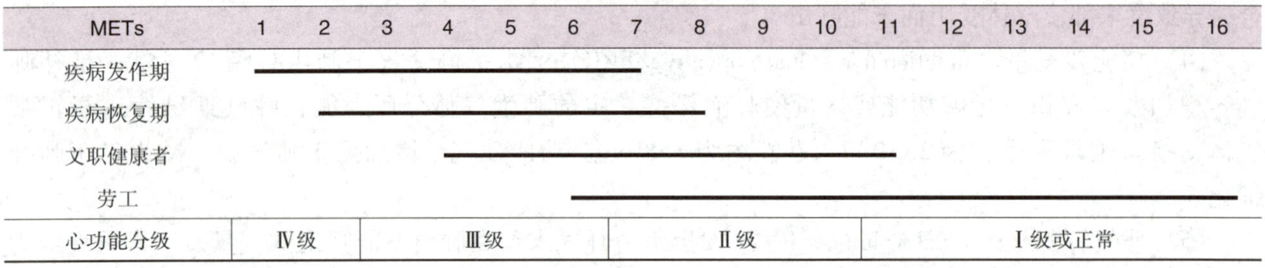

3. 制定运动处方 运动强度过去较多采用靶心率的方法，但由于运动时测定有一定的困难，以及心血管活性药物广泛使用，心率反应已经难以直接反映运动的情况，因此常用 METs 表示运动强度。此外，METs 与能量消耗直接相关，所以在需要控制能量摄取与消耗比例的情况下（如糖尿病和肥胖症的康复），采用 METs 是最佳选择。热卡是指能量消耗的绝对值，METs 是指能量消耗水平的相对值，两者之间有明确的线性关系。在计算上可以先确定每周的消耗总量（运动总量）以及运动训练次数或天数，将每周总量分解为每天总量，然后确定运动强度，查表选择适当的活动方式，将全天的 METs 总量分解到各项活动中，形成运动处方。

4. 指导日常生活活动与职业活动 心血管疾病患者可以在确定安全运动强度之后，根据 METs 表选择合适的运动。职业活动（每天 8 小时）的平均能量消耗水平不应该超过患者峰值 METs 的 40%，峰值强度不可超过峰值 METs 的 70% ~80%（表 2-15）。

表 2-15 代谢当量与工作能力

最高运动能力	工作强度	平均 METs	峰值 METs
≥7METs	重体力劳动	2.8 ~3.2	5.6 ~6.4
≥5METs	中度体力劳动	<2.0	<4.0
3 ~4METs	轻体力劳动	1.2 ~1.6	2.4 ~3.2
2 ~3METs	坐位工作，不能跑、跪、爬、站立或走动时间不能超过 10% 工作时间		

（二）检查方法

1. 血气分析 是测定动脉血液的气体分压和含量，以此推算全身气体代谢和酸碱平衡状况，但只反映采血时瞬间情况，有创伤性，不能做运动试验及长时间观察，因此在康复功能评估中受到限制。

2. 呼吸气体分析 测定通气量和呼出气中氧气和二氧化碳含量，以此推算吸氧量、二氧化碳排出量等各项气体代谢的参数，无创伤、无痛苦，可以在各种活动中进行反复或长时间动态观察，在康复功能评估中具有较大的实用价值。

（三）运动方案

运动方式多采用平板运动，也有采用功率车、手臂摇轮运动、台阶试验等。由于活动肌数量和机械效率的差异，不同的运动方式所测得的 VO_{2max} 有所不同。参与运动的肌群越多，所测得的 VO_{2max} 越高。运动方式与心电运动试验类似，通常以平板运动测定结果为基准（表 2－16）。

表 2－16　不同运动方式获 VO_{2max} 的差异

运动方式	VO_{2max}	运动方式	VO_{2max}
活动平板（坡度≥3%）	100%	手臂摇轮运动	65% ~70%
活动平板（坡度<3%）	95% ~98%	手臂与腿联合运动	100%
直立踏车	93% ~96%	游泳	85%
卧位踏车	82% ~85%	台阶试验	97%
单腿直立运动	65% ~70%		

VO_{2max} 是指机体在运动时所能摄取的最大氧量，是综合反映心肺功能状态和体力活动能力的最好生理指标。其数值大小主要取决于心排出量、动静脉氧差、氧弥散能力和肺通气量。最大吸氧量、最大耗氧量、最大摄氧量在临床角度是同义词。测定 VO_{2max} 可以通过极量运动试验直接测定，也可以用亚极量负荷时获得的心率、负荷量等参数间接推测。后者可有 20% ~30% 的误差。严重心肺疾病的患者如果不能进行极量运动，则可测定其运动终点时的吸氧量，称为峰值吸氧量。本指标在康复医学和康复护理学中多作为运动处方中运动强度的依据，通常取其值 40% ~85% 作为运动强度的范围，再根据个体情况选择采用。

PPT

第四节　日常生活活动能力评定

日常生活活动（activities of daily living，ADL）是指人们为了维持生存及适应环境而每天必须反复进行的、最基本的、最具有共性的活动。狭义的日常生活活动（ADL）是指衣、食、住、行和个人卫生等一系列最基本的活动。随着人们生活质量的提高，狭义的日常生活活动（ADL）逐渐被广义的日常生活活动（ADL）概念所取代，即除上述外，还包括与他人交往的能力等。因此，日常生活活动（ADL）范围应包括自理、运动、交流和家务活动等方面。

一、日常生活活动评定的分类

（一）基础性日常生活活动

基础性日常生活活动（basic activities of daily living，BADL）又称躯体日常性生活活动（physical activities of daily living，PADL），是指人们为了维持基本的生存、生活需要而每天必须反复进行的基本活动，包括进食、更衣、个人卫生等自理活动和转移、行走、上下楼梯等身体活动。

（二）工具性日常生活活动

工具性日常生活活动（instrumental activities of daily living，IADL）是指人们为了维持独立的社会生活所需的较高级的活动，完成这些活动需借助工具进行，包括购物、炊事、洗衣、交通工具的使用、处理个人事务、休闲活动等。

IADL 是在 BADL 的基础上发展起来的体现人的社会属性的一系列活动，它的实现是以 BADL 为基础的。BADL 评定反映较粗大的运动功能，适用于较重的残疾，常用于住院患者。IADL 评定反映较精细的功能，适用于较轻的残疾，常用于社区残疾患者和老年人。

二、日常生活活动评定的目的

ADL 的各项活动对于健康人来说易如反掌，但对于病、残者来说其中的任何一项都可能成为一个复杂和艰巨的任务，需要反复的努力和训练才能获得。科学的评估是进行有效康复训练的基础，ADL 评定的目的是综合、准确地评价患者进行各项日常生活活动的实际能力，为全面的康复治疗提供客观依据。其评定的目的如下。

（一）确定日常生活独立情况

通过评定，全面准确地了解患者日常生活各项基本活动的完成情况，判断其能够独立生活和独立的程度，并分析引起日常生活活动能力受限的来自躯体、心理、社会等各方面的原因。

（二）指导康复治疗

根据 ADL 评定结果，针对患者存在的问题、日常生活活动能力的状况，结合患者的个人需要，制定适合患者实际情况的治疗目的，进行有针对性的 ADL 训练。在训练过程中要进行动态评估，总结阶段疗效，根据患者日常生活活动能力恢复的情况调整下一阶段训练方案。

（三）评估治疗效果

日常生活活动能力是一种综合能力，反映了患者的整体功能状态，是康复疗效判定的重要指标。临床康复告一段落后，根据治疗后情况作出疗效评价，并对预后作出初步的判断。通过观察不同治疗方案对患者 ADL 恢复的影响情况，还可以进行治疗方案之间的疗效比较。

（四）安排患者返家或就业

根据评定结果，对患者回归社会后的继续康复和家庭、工作环境的改造即自助具的应用等作出指导和建议。

三、常用的日常生活活动评定量表

（一）Barthel 指数评定

Barthel 指数评定（barthel index，BI）是由美国 Florence Mahoney 和 Dorothy Barthel 制定的，是康复医疗机构应用最广、研究最多的 BADL 评估方法。该方法简单，可信度、灵敏度高，不仅可以用来评定患者治疗前后的功能状态，还可以用于预测治疗效果、住院时间和预后。

Barthel 指数评定包括日常生活活动的十项内容，根据患者能够独立及需要帮助的程度分为自理、稍依赖、较大依赖、完全依赖四个功能等级，总分 100 分。

（二）改良 Barthel 指数

Barthel 指数虽然具有较高的信效度，评定简单易行，临床应用广泛，但也有一定的缺陷，如评定等级比较小，相邻等级之间的分数值差距较大，评定不够精准细致。后有学者在 Barthel 指数的基础上进行了改良，称为改良 Barthel 指数（modified barthel index，MBI），评定项目与设想的满分值不变，而将每一项的评定等级进一步细化（表 2－17）。

表 2－17　MBI 评定内容与评分标准

ADL 项目	完全依赖	较大帮助	中等帮助	最小帮助	完全独立
进食	0	2	5	8	10
洗澡	0	1	3	4	5

续表

ADL 项目	完全依赖	较大帮助	中等帮助	最小帮助	完全独立
修饰	0	1	3	4	5
穿衣	0	2	5	8	10
控制大便	0	2	5	8	10
控制小便	0	2	5	8	10
用厕	0	2	5	8	10
床椅转移	0	3	8	12	15
平地行走 45m	0	3	8	12	15
使用轮椅 *	0	1	3	4	5
上楼梯	0	2	5	8	10

注：* 只有在行走评定为完全依赖时，才评定轮椅使用。

MBI 指数评定标准如下。

1. 完全依赖　完全依赖别人完成整项活动。

2. 较大帮助　某种程度上能参与，但在整个活动中（一半以上）需要别人提供协助才能完成。

3. 中等帮助　能参与大部分的活动，但在某些过程中（一半以下）需要别人协助。

4. 最小帮助　除了在准备和收拾时需要协助，患者可以独立完成整项活动，或进行活动时需要别人从旁监督或提示，以保证安全。

5. 完全独立　可以独立完成整项活动，而不需要别人的监督、提示或协助。

（三）独立生活能力评定

独立生活能力是指在家庭中能够自我照护和在社区中能够生存的能力，其不仅需要评定躯体功能，还要评定认知和社会交流能力。

1. 评定内容及量表　目前较常用的是用功能评定量表（functional independence measure，FIM）来评定独立生活能力。功能独立性评定量表是 20 世纪 80 年代中期美国康复医学会和物理医学与康复学会制定的一项评定功能障碍严重程度的方法，内容包括躯体运动功能和认知功能两大类，6 个方面。其中运动功能包括自我照顾、括约肌控制、移动能力、行走能力四个方面，13 个项目；认知功能包括交流、社会认知两个方面，5 个项目，共 18 个项目（表 2－18、表 2－19）。

表 2－18　FIM 评定内容

自理能力	进食、梳洗、修饰、穿上身衣、穿下身衣、如厕
括约肌控制	排尿管理、排便管理
转移	床椅间转移、转移至厕所、转移至浴盆或浴室
行进	步行/轮椅、上下楼梯
交流	理解、表达
社会认知	社会交往、解决问题、记忆

表 2-19　FIM 评定记录表

评定项目		入院	出院	随访
自我照顾	进食			
	梳洗			
	洗澡			
	穿脱上衣			
	穿脱裤子			
	如厕			
括约肌控制	排尿			
	排便			
转移	床-椅（轮椅）			
	进出厕所			
	进出浴室			
行走	步行/轮椅			
	上下楼梯			
交流	理解			
	表达			
社会认知	社会交往			
	解决问题			
	记忆力			
总计得分				

2. 评定标准　FIM 采用 7 分制，每项根据完成的实际情况分为 7 个功能等级（1~7 分），最高得分为 7 分，最低得分为 1 分（表 2-20）。总分最高为 126 分，最低为 18 分，得分越高表明独立能力越强，根据得分情况分为完全独立（126 分）、基本独立（108~125 分）、极轻度依赖或有条件的独立（90~107 分）、轻度依赖（72~89 分）、中度依赖（54~71 分）、重度依赖（36~53 分）、极重度依赖（19~35 分）、完全依赖（18 分）。

表 2-20　FIM 评分标准

能力		得分	评分标准
独立	完全独立	7	能在合理时间内独立完成所有活动，并且规范、安全，无需矫正，不用辅助设备和帮助
有条件的依赖	有条件的独立	6	活动能独立完成，但活动中需要辅助设备，或者需要比正常的时间长，或存在安全方面的顾虑
	监护或示范	5	活动时需要帮助，但需要他人监护、提示或规劝；或需要他人准备或传递必要用品。帮助者与患者无身体接触
	最小量身体接触的帮助	4	活动中给患者的帮助限于辅助，或患者在活动中用力程度大于等于 75%
	中等量帮助	3	需要在他人接触身体帮助下的活动。需稍多的辅助，患者在活动中的用力程度为 50%~75%
完全依赖	最大量帮助	2	需要在他人接触身体大量帮助下完成活动，患者在活动中的用力程度为 25%~50%
	完全帮助	1	只有在他人接触身体帮助下才能完成活动。患者在活动中的用力程度仅为 0%~25%

（四）生存质量评定

生存质量评定（quality of life，QOL）是评定患者社会生活能力，了解患者与社会生活相关的身体功能及残存功能，并进行量化分析；掌握患者社会生活障碍的具体内容，以及正常标准个体的差别，制定相应的康复计划，判断康复治疗效果，帮助患者最大限度地获得所需的社会生活能力，从而回归社会。

根据世界卫生组织的标准，生存质量的评定至少包括六大方面：身体功能、心理状况、独立能力、社会关系、生活环境、宗教信仰与精神寄托，每方面又包含一些小方面，共 24 个。常用的有代表性的生活质量评定量表如世界卫生组织生存质量评定量表（WHO/QOL－100 量表）、健康状况 SF36 调查问卷（36－item short－form，SF－36）、健康生存质量表（quality of well－being scale，QWB）、疾病影响程度量表（sickness impact profile，SIP）、生活满意度量表（satisfaction with life scale，SWLS）等。

1. 世界卫生组织生存质量评定量表　是世界卫生组织在近 15 个不同文化背景下经多年协作研制而成，内容涉及 6 大方面（身体功能、心理状态、独立能力、社会关系、生活环境、宗教信仰与精神寄托）的 24 个小方面，每个方面由 4 个条目构成，分别从强度、频度、能力和评价 4 个方面反映了同一特征，共计 100 个问题。得分越高，生存质量越好。与此同时，还研制了只有 26 个条目的简表，中文版已经通过国内专家鉴定，被确定为我国医药卫生行业的标准（表 2－21）。

表 2－21　世界卫生组织生存质量评定表（WHO/QOL－BREF）

请您一定回答所有问题，如果某个问题不能肯定回答，就选择最接近您自己真实感觉的那个答案。所有问题都请您按照自己的标准、愿望或者自己的感觉来回答。注意所有问题都只是您最近两个星期内的情况。

1. 您怎样评价您的生活质量？				
①很差	②差	③不好也不差	④好	⑤很好
2. 您对自己的健康状况满意吗？				
①很不满意	②不满意	③既满意也不满意	④满意	⑤很满意
下面的问题是关于两周来您经历某些事情的感觉。				
3. 您觉得疼痛妨碍您去做自己需要做的事情吗？				
①根本不妨碍	②很少妨碍	③有妨碍（一般）	④比较妨碍	⑤极妨碍
4. 您需要医疗的帮助进行日常生活吗？				
①根本不需要	②很少需要	③有需要（一般）	④比较需要	⑤极需要
5. 您觉得生活有乐趣吗？				
①根本没乐趣	②很少有乐趣	③有乐趣（一般）	④比较有乐趣	⑤极有乐趣
6. 您觉得自己的生活有意义吗？				
①根本没意义	②很少有意义	③有意义（一般）	④比较有意义	⑤极有意义
7. 您能集中注意力吗？				
①根本不能	②很少能	③能（一般）	④比较能	⑤极能
8. 日常生活中您感觉安全吗？				
①根本不安全	②很少安全	③安全（一般）	④比较安全	⑤极安全
9. 您的生活环境对健康好吗？				
①根本不好	②很少好	③好（一般）	④比较好	⑤极好
下面的问题是关于两周来您做某些事情的能力。				
10. 您有充沛的精力去应付日常生活吗？				
①根本没精力	②很少有精力	③有精力（一般）	④多数有精力	⑤完全有精力
11. 您认为自己的外形过得去吗？				
①根本过不去	②很少过得去	③过得去（一般）	④多数过得去	⑤完全过得去
12. 您的钱够用吗？				
①根本不够用	②很少够用	③够用（一般）	④多数够用	⑤完全够用
13. 在日常生活中您需要的信息都齐备吗？				
①根本不齐备	②很少齐备	③齐备（一般）	④多数齐备	⑤完全齐备
14. 您有机会进行休闲活动吗？				
①根本没机会	②很少有机会	③有机会（一般）	④多数有机会	⑤完全有机会

续表

下面的问题是关于两周来您对自己日常生活各个方面的满意度。

15. 您行动的能力如何？

①很差	②差	③不好也不差	④好	⑤很好

16. 您对自己的睡眠情况满意吗？

①很不满意	②不满意	③既非满意也非不满意	④满意	⑤很满意

17. 您对自己日常生活的能力满意吗？

①很不满意	②不满意	③既非满意也非不满意	④满意	⑤很满意

18. 您对自己的工作能力满意吗？

①很不满意	②不满意	③既非满意也非不满意	④满意	⑤很满意

19. 您对自己满意吗？

①很不满意	②不满意	③既非满意也非不满意	④满意	⑤很满意

20. 您对自己的人际关系满意吗？

①很不满意	②不满意	③既非满意也非不满意	④满意	⑤很满意

21. 您对自己的性生活满意吗？

①很不满意	②不满意	③既非满意也非不满意	④满意	⑤很满意

22. 您对自己从朋友那里得到的支持满意吗？

①很不满意	②不满意	③既非满意也非不满意	④满意	⑤很满意

23. 您对自己居住的条件满意吗？

①很不满意	②不满意	③既非满意也非不满意	④满意	⑤很满意

24. 您对得到的卫生保健服务的方便程度满意吗？

①很不满意	②不满意	③既非满意也非不满意	④满意	⑤很满意

25. 您对自己的交通情况满意吗？

①很不满意	②不满意	③既非满意也非不满意	④满意	⑤很满意

下面的问题是关于两周来您经历某些事情的频繁程度。

26. 您有消极感吗？（如情绪低落、绝望、焦虑、忧郁）

①没有消极感	②偶尔有消极感	③时有时无	④经常有消极感	⑤总是有消极感

此外，还有三个问题，序号被列在 WHO/QOL 101－103。

101. 家庭摩擦影响您的生活吗？

①根本不影响	②很少影响	③影响（一般）	④有比较大的影响	⑤有极大影响

102. 您的食欲怎么样？

①很差	②差	③不好也不差	④好	⑤很好

103. 如果让您综合以上各方面（生理健康、心理健康、社会关系、周围环境等方面）给自己的生活质量打分，应该打多少分（满分为 100 分）（　）分

您是在别人的帮助下填完这份调查表的吗？是□　否□

您花了多长时间来填完这份调查表？（　）分钟

您对本问卷有何建议：

2. 健康状况 SF36 调查问卷　是美国医学结局研究（medical outcomes study，MOS）组开发的一个普适性测定量表。由 36 个条目组成，内容包括躯体功能、躯体角色、躯体疼痛、总的健康状况、活力、社会功能、情绪角色和心理卫生 8 个领域。目前已有中国版本出版（表 2－22）。

表 2－22　健康状况 SF36 调查问卷

患者姓名：　　　　编号：　　　　日期：　　　　调查者：

1. 总体来讲，您的健康状况是：①极好　②很好　③好　④一般　⑤差

2. 跟 1 年以前比，您觉得自己的健康状况怎么样？（权重或得分依次是 1、2、3、4、5）

①比 1 年前好多了	②比 1 年前好一些	③跟 1 年前差不多
④比 1 年前差一些	⑤比 1 年前差多了	

健康和日常活动

3. 以下这些问题都和日常活动有关。请您想一想，您的健康状况是否限制了这些活动？如果有限制，程度如何？（权重或得分依次为 1、2、3）

（1）重体力活动，如跑步、居中、参加剧烈运动等

①限制很大	②有些限制	③没有限制

（2）适度的活动，如移动一张桌子、扫地、打太极拳、做简单的体操等

①限制很大	②有些限制	③没有限制

（3）手提日用品，如买菜、购物等

①限制很大	②有些限制	③没有限制

（4）上几层楼梯

①限制很大	②有些限制	③没有限制

续表

(5) 上一层楼梯 ①限制很大　②有些限制　③没有限制 (6) 弯腰、屈膝、下蹲 ①限制很大　②有些限制　③没有限制 (7) 步行1500米以上的路程 ①限制很大　②有些限制　③没有限制 (8) 步行1000米的路程 ①限制很大　②有些限制　③没有限制 (9) 步行100米的路程 ①限制很大　②有些限制　③没有限制 (10) 自己洗澡、穿衣 ①限制很大　②有些限制　③没有限制
4. 在过去4个星期里，您的工作和日常活动有无因为身体健康的原因而出现以下这些问题？(权重或得分依次为1、2) (1) 减少了工作或其他活动时间　①是　②不是 (2) 本来想要做的事情只能完成一部分　①是　②不是 (3) 想要干的工作或活动种类受到限制　①是　②不是 (4) 完成工作或其他活动困难增多（比如需要额外的努力）　①是　②不是
5. 在过去4个星期里，您的工作和日常活动有无因为情绪的原因（如压抑或忧虑）而出现以下这些问题？(权重或得分依次为1、2) (1) 减少了工作或活动时间　①是　②不是 (2) 本来想要做的事情只能完成一部分　①是　②不是 (3) 干事情不如平时仔细　①是　②不是
6. 在过去4个星期里，您的健康或情绪不好在多大程度上影响了您与家人、朋友、邻居或集体的正常社会交往？(权重或得分依次为5、4、3、2、1) ①完全没有影响　②有一点影响　③中等影响　④影响很大　⑤影响非常大
7. 在过去4个星期里，您的身体有疼痛吗？(权重或得分依次为6、5、4、3.1、2.2、1) ①完全没有疼痛　②稍微有一点疼痛　③有一点疼痛　④中等疼痛　⑤严重疼痛　⑥很严重疼痛
8. 在过去4个星期，您身体疼痛影响了您的工作和家务吗？(如果7无8无，权重或得分依次为6、4.75、3.5、2.25、1；如果为7有8无，则为5、4、3、2、1) ①完全没有影响　②有一点影响　③中等影响　④影响很大　⑤影响非常大
9. 以下这些问题是关于过去1个月里您自己的感觉，对每一条问题所说的事情，您的情况是什么样的？ (1) 您觉得生活充实（权重或得分依次为6、5、4、3、2、1) ①所有的时间　②大部分时间　③比较多时间　④一部分时间　⑤小部分时间　⑥没有这种感觉 (2) 您是一个敏感的人（权重或得分依次为1、2、3、4、5、6) ①所有的时间　②大部分时间　③比较多时间　④一部分时间　⑤小部分时间　⑥没有这种感觉 (3) 您的情绪非常不好，什么事都不能使您高兴起来（权重或得分依次为1、2、3、4、5、6) ①所有的时间　②大部分时间　③比较多时间　④一部分时间　⑤小部分时间　⑥没有这种感觉 (4) 您的心情很平静（权重或得分依次为6、5、4、3、2、1) ①所有的时间　②大部分时间　③比较多时间　④一部分时间　⑤小部分时间　⑥没有这种感觉 (5) 您做事精力充沛（权重或得分依次为6、5、4、3、2、1) ①所有的时间　②大部分时间　③比较多时间　④一部分时间　⑤小部分时间　⑥没有这种感觉 (6) 您的情绪低落（权重或得分依次为1、2、3、4、5、6) ①所有的时间　②大部分时间　③比较多时间　④一部分时间　⑤小部分时间　⑥没有这种感觉 (7) 您觉得筋疲力尽（权重或得分依次为1、2、3、4、5、6) ①所有的时间　②大部分时间　③比较多时间　④一部分时间　⑤小部分时间　⑥没有这种感觉 (8) 您是个快乐的人（权重或得分依次为6、5、4、3、2、1) ①所有的时间　②大部分时间　③比较多时间　④一部分时间　⑤小部分时间　⑥没有这种感觉 (9) 您感觉厌恶（权重或得分依次为1、2、3、4、5、6) ①所有的时间　②大部分时间　③比较多时间　④一部分时间　⑤小部分时间　⑥没有这种感觉 10. 不健康影响了您社会活动（如走亲访友）的多少时间？(权重或得分依次为1、2、3、4、5、6) ①所有的时间　②大部分时间　③比较多时间　④一部分时间　⑤小部分时间　⑥没有这种感觉
11. 请看下列每一条问题，哪一种答案最符合您的情况？ (1) 我好像比别人容易生病（权重或得分依次为1、2、3、4、5) ①绝对正确　②大部分正确　③不能肯定　④大部分错误　⑤绝对错误 (2) 我跟周围人一样健康（权重或得分依次为5、4、3、2、1) ①绝对正确　②大部分正确　③不能肯定　④大部分错误　⑤绝对错误 (3) 我认为我的健康状况在变坏（权重或得分依次为1、2、3、4、5) ①绝对正确　②大部分正确　③不能肯定　④大部分错误　⑤绝对错误 (4) 我的健康状况非常好（权重或得分依次为5、4、3、2、1) ①绝对正确　②大部分正确　③不能肯定　④大部分错误　⑤绝对错误

四、日常生活活动能力评定的注意事项

（一）加强医患合作

评定前与患者交流，使其明确评定目的，取得患者的理解与合作。

（二）了解相关功能情况

评定前应了解患者的一般病情和肌力、肌张力、关节活动范围、平衡能力、感觉、知觉及认知状况等整体情况。

（三）选择恰当的评定环境和时间

评定应在患者实际生活环境中或 ADL 评定训练室中进行，若为再次评定而判断疗效应在同一环境中进行，以避免环境因素的影响。评定的内容若是日常生活中的实际活动项目，应尽量在患者实际实施时进行，避免重复操作带来的不便。

（四）正确选择评定方式和内容

由于直接观察法能更可靠、准确地了解患者的每一项日常生活活动的完成细节，故评定时应以直接观察为主，但对于一些不便直接观察的隐私项目应结合间接询问进行评定。评定应从简单的项目开始，逐渐过渡到复杂的项目，并略去患者不可能完成的项目。

（五）注意安全，避免疲劳

评定中注意加强对患者的保护，避免发生意外。不能强求在一次评定中完成所有的项目，以免患者疲劳。

（六）注意评定实际能力

ADL 评定的是患者现有的实际能力，而不是潜在能力或可能达到的程度，故评定时应注意观察患者的实际活动，而不是依赖其口述或主观判断。对动作不理解时可以由评定者进行示范。

（七）正确分析评定结果

在对结果进行分析判断时，应综合考虑患者的生活习惯、文化素质、工作性质、所处的社会和家庭环境、所承担的社会角色以及患者残疾前的功能状况、评定时的心理状态和合作程度等有关因素，以免影响评定结果的准确性。

看一看

认识卒中后认知障碍（PSCI）

2020 年发布的《中国卒中报告》显示：我国卒中患病率为 1114. 8/10 万，年发病率为 246. 8/10 万，死亡率为 149. 49/10 万。在全球范围内，我国已经成为卒中终身风险最高和疾病负担最重的国家。其中，约 1/3 的卒中患者会经历卒中后认知障碍（post – stroke cognitive impairment，PSCI），生活质量及生存时间受到严重影响，是目前卒中疾病负担的重要原因，并成为当下国际卒中研究的热点和临床干预的重点。

卒中后认知障碍（post – stroke cognitive impairment，PSCI）是指在卒中时间后出现并持续到 6 个月时仍存在的以认知损害为特征的临床综合征。由于卒中后谵妄和一过性认知损伤等可早期恢复，PSCI 诊断常常要在卒中后 3 ~ 6 个月进行认知评估来最终确定。纵观国内外指南以及目前的临床时间，PSCI 诊断的确立应当具备三个要素。

1. 明确的卒中诊断　临床或影像学证据支持的卒中诊断，包括短暂性脑缺血发作、出血性卒中和

缺血性卒中。

2. 存在认知损害　患者主诉或知情者报告或有经验临床医师判断卒中事件后出现认知损害，且神经心理学证据证实存在一个以上认知领域功能损害或较以往认知减退的证据。

3. 卒中和认知损害的时序关系　在卒中事件后出现，并持续到3~6个月。

——摘自《卒中后认知障碍管理专家共识2021》

PPT

第五节　感知与认知功能评定

人们对客观世界的认识包括了感知和认知两个过程。感知是客观事物的个别属性和整体属性在人脑中的反映，其包括感觉和知觉两方面。感觉是人脑对直接作用于感受器的客观事物个别属性的直接反应。知觉是人脑对直接作用于感官的客观事物的整体反映，是将多种感觉互相联系起来综合分析、理解，从而得到对外部客观事物和内部机体状态的整体的反映。认知是人们从周围世界获得知识和使用知识的过程，主要涉及注意、学习、记忆、信息加工和整理、抽象思维和判断、目标行为的制定与执行等，即知识的获得、组织及应用过程，其体现功能与行为的智力过程。

一、感知功能评定

（一）感觉功能评定

感觉是对直接作用于感受器的客观事物的个别属性在人脑中的反映。个别属性包括大小、形状、颜色、湿度、味道、声音等。可以分为浅感觉检查、深感觉检查、复合感觉检查，通过对感觉检查，能够判断引起感觉变化的原因，减少感觉障碍对日常生活、功能活动和使用辅助用具的影响。

1. 浅感觉检查

（1）触觉　用棉花等轻刷患者皮肤，询问患者感觉。检查顺序：面部—颈部—上肢—躯干—下肢。

（2）痛觉　用大头针尖轻轻刺激患者皮肤，询问患者有无疼痛感觉，两侧对比并记录感觉障碍的类型（过敏、减退或消失）与范围。

看一看

认识疼痛

根据1980年国际疼痛研究会的定义，疼痛（pain）是一种与组织损伤或潜在损伤相关的、不愉快的主观感觉和情感体验。

疼痛的反应可分为3个方面。①躯体-运动性反应：包括集体受到伤害性刺激时出现的肢体屈曲反射、握拳、呻吟、叫喊、挣扎、逃脱以及疼痛局部的肌肉反射性痉挛；②自主-内脏性反射：是指疼痛时出现的交感神经-肾上腺髓质系统和下丘脑-垂体-肾上腺皮质系统功能增强的表现，如心率加快、血压升高、呼吸频率加快、瞳孔散大、汗多、多糖升高等；③神经-精神性反应：是指伤害性刺激后脑电图的改变，以及临床上疼痛时伴有的痛苦、焦虑、烦躁不安的表情。

有关疼痛的机制有很多学说，目前普遍认为有效合理的是1965年Melzack和Wall提出的闸门学说。该学说的核心是脊髓的阶段性调制，抑制性中间神经元起着关键的闸门作用。阶段性调制的神经网络是由初级传入神经A和C纤维、背角投射神经元（T细胞）和脊髓胶质区抑制性中间神经元（SG细胞）组成。SG细胞是痛觉调制的关键部位，起到闸门作用。A和C纤维传入冲动均能激活T细胞活动，但对SG细胞则作用相反。A纤维传入可兴奋SG细胞，C纤维传入能抑制SG细胞的活动。因此，当伤害性刺激经过C纤维传入时，SG细胞被抑制，闸门打开，T细胞兴奋，痛觉信息就会上传。当非伤害性刺激（如轻柔皮肤等）经A纤维传入时，SG细胞兴奋，闸门关闭，T细胞活动被抑制，就阻碍了伤害性刺激的上传。

（3）温度觉　用两支试管分别装有冷水（5～10℃）、热水（40～45℃）。交替刺激患者皮肤，让其辨出冷热感觉。

2. 深感觉检查

（1）位置觉　患者闭目，将患者的某部位肢体移到一个固定位置，让患者说出所放位置或用另一个部位模仿出来。

（2）运动觉　患者闭目，轻轻抓住患者的手指或足趾两侧，上下移动5°左右，让患者说出“向上”或“向下”。

（3）振动觉　患者闭目，将振动着的音叉置于骨突起处（如内踝、外踝、膝盖、胫骨等），询问患者有无振动感觉和持续时间，判断两侧有无差别。

3. 复合感觉检查

（1）实体觉　患者闭目，让其用单手触摸熟悉的物体，如钢笔、硬币、纽扣、钥匙等，并说出物体的大小、形状、硬度、轻重及名称。

（2）触觉定位觉　患者闭目，用手压挤一处皮肤区域，让患者说出被压部位。正常误差手部＜3.5mm，躯干部＜1cm。

（3）两点辨别觉　患者闭目，用物体的钝角分别刺激皮肤上的两点，检测患者有无能力辨别，再逐渐缩小双脚间距，直到患者感觉为一点为止，测其实际距离，与健侧对比。正常身体各部位辨别两点的能力不尽一致：指尖掌侧2～8mm，手背为2～3cm，躯干为6～7cm。

（4）体表图形觉　患者闭目，用笔或竹签在其皮肤上画图形（圆、方、三角形等）或写简单数字（1、2、3等），让患者分辨，要双侧对照。

4. 感觉检查注意事项

（1）检查前应告知患者检查的目的和方法，以取得患者的合作。

（2）检查时按照左右、近远端对比的原则，从感觉缺失区向正常部位逐渐移行。

（3）为防止视觉干扰，检查时应让患者闭目，且避免暗示性提问。

（4）必要时多次重复检查。

护爱生命

张海迪五岁时，得了硬脊膜外血管病变。此后的十六年间，她先后动过四次大手术，摘除了六块脊椎板，使她从第二胸椎以下，即占三分之二的躯体失去了知觉。张海迪的命运是很不幸的，可是在党和人民的抚育、关怀和帮助下，她没有沮丧，而是以顽强的毅力向命运挑战。她克服种种困难，自学了小学和中学的基本课程，阅读了一千多册书籍；自学英语达到大学程度；翻译了十六万多字的英文作品和资料；她还不顾自身的病痛，用自学的医学知识和中医针灸技术，为群众治病一万人次以上。

这是一个奇迹吗？那到底是什么力量使这样一个不会走路的姑娘生活得如此坚强呢？是她对人民、对共产主义的道德信念的驱使。她说过：“只要我活着，就要为人民服务。我愿意把自己的一切献给党，愿意把自己的青春献给壮丽的共产主义事业。”张海迪现任中国残联主席兼全国政协常委。

（二）知觉功能评定

知觉是直接作用于感官的客观事物在人脑中的整体反应，是将多种感觉整合起来综合分析、理解，从而得到对外部客观事物和内部集体状态的整体反应。知觉包括对距离、时间、运动的知觉，以及错觉和幻觉等内容。知觉检查一般与感觉检查同时进行，所以也常称为感知觉功能评定。感知障碍在康复医学中常常表现为失认症和失用症，这也属于后天获得的认知障碍。

1. 失认症　不能通过知觉认识熟悉的事物称为失认症，即由于大脑半球中某些部位的损害，使患者对来自感觉通路中的一些信息丧失正确的分析和鉴别的一种症状。发病率最高的三种为半侧空间失认、疾病失认和 Gerstmann 综合征。

（1）物体失认　让患者看一些日常生活中常用的物品或图片，并且说出其名称和用途时，不能完成；但患者触摸后，能说出物品的名称和用途。如让患者看一只茶杯或其图片，说不出名字，但触摸后可说出它的名称。

（2）颜色失认　给患者各种颜色让其辨认，或一些图片，让其给图片涂上颜色，不能完成，提示有颜色失认。

（3）相貌失认　让患者辨认熟人或知名人士的照片，或拿一组照片让其把同一个人的照片找出来，如不能完成称为相貌失认。

（4）形状失认　给患者各种形状的图片让其辨认，或各种形状的卡片，让其将卡片放在相应形状的卡片模板槽内，不能完成为形状失认。

（5）半侧空间失认　又称单侧忽略，即患者大脑一侧损害后对对侧一半空间内的物体不能辨别，不能意识到对患侧身体及其环境的刺激，不会自觉地转动头部观察患侧事物。常表现为不洗该侧的脸、不刮该侧的胡子、不穿该侧的衣服等。除在日常生活中观察上述忽略现象外，可进行下列检查。

1）平分直线法　在一张白纸上画一垂线，让被检查者将横线平分为左右两段，若偏向一侧为阳性。

2）画人试验　让被检查者模仿画一个人，若有偏歪或缺少部分时为阳性。

3）删字试验　随机一组阿拉伯数字，让被检查者删去指定的数字，若一侧未被删去时为阳性。

4）绘钟试验　让被检查者绘一有阿拉伯数字的钟面，若数字集中在一侧时为阳性。

5）阅读试验　让患者阅读一段文章，若遗漏一侧的字为阳性。

（6）听觉失认　让患者听一些过去熟悉的声音，如钟表声、雷声、鼓掌声，有听觉失认者对这些声音不能辨别。

（7）听觉忽略　让患者听一些声音，单让患耳听时，能听到声音；再让健耳听此声音也能听到；同时让两侧耳朵听此声音，患耳听不到声音。

（8）触觉失认　让患者闭上双目，用手触摸物品，说出物品的名称。触觉失认者不能说出物品的名称，但睁眼后看见物品即可说出名称。

（9）触觉忽略　让患者用患侧手触摸物品时，能说出其名称；在用健侧手触摸物品，能说出物品名称；用双手同时触摸物品，患者说患侧手未触摸物品。

（10）身体失认　不认识身体的结构以及身体各部分之间的关系，可采用以下检查方法。

1）让被检查者按指令指出相应的身体部位，若不能者为阳性。

2）让被检查者模仿医护人员“摸左手”“触右肘”“摸左膝”等，若不能者为阳性。

3）询问被检查者有关身体部位相互关系的问题，如牙齿在口内还是口外，口在眼上还是眼下，背部在前面还是后面等，若回答有错误为阳性。

（11）疾病失认　患者意识不到自己所患疾病及其程度，因而拒绝对疾病承担责任，对自己不关心、淡漠、反应迟钝。

（12）左右分辨困难　不能理解和应用左右概念，分不清自己身上、他人身上和环境中的左或右。

评估时可直接给出相应指令，如“伸出您的右手”，若不能执行和分辨为阳性。

（13）空间关系及位置障碍　不能察觉两件物品之间或物品与自己之间的空间关系，如上、下、里、外、前、后等。评估时可给出与空间位置有关的指令，若不能做或回答不正确为阳性。

看一看

半侧空间失认患者的康复护理

针对半侧空间失认患者的康复护理应尽早从急性期开始。在房间环境布置时要使忽略的一侧朝向床头柜、电视和房门等。在日常生活中注意尽量从失认侧给予视觉、听觉等刺激。例如对于患“左侧失认”、头转向右侧的患者，如果站在其左侧与其交替仍向右看时，应先从右侧给予刺激然后逐渐转移到左侧，即对重症患者的刺激使“右向左”。

为提高患者的自理能力，进行练习行走时在地面的左侧贴红色胶带纸，进餐时与周围人使用颜色不同的餐具；把失认侧的轮椅手闸的手柄加长并罩颜色鲜艳的布、失认侧脚踏板涂上颜色等。在健康宣教方面，让患者及家属充分了解在安全方面存在的行为问题，强调在各种活动中视觉扫描的重要性，训练患者自我发现并克服失认，并尽可能帮助患者在实际生活环境中进行练习。

2. 失用症　是在运动、感觉、反射均无障碍的情况下，由于脑部损伤而不能按指令完成原先学会的动作，即通过后天学习获得生活技能的运动障碍。

（1）结构性失用　患者表现为不能描绘或拼接简单的图形，评定方法如下。

1）画空心十字　要求患者在纸上画一个空心十字图案，若不能完成为阳性。

2）火柴棒拼图试验　要求患者用火柴棒看图拼接各种几何图形，若不能完成为阳性。

3）积木拼图试验　看图将4或6块积木拼成指定的图案，若不能完成为阳性。

（2）运动性失用　是最简单的失用，常见于上肢或舌。表现为不能洗脸、刷牙、梳头、划火柴等。检查方法是让患者做洗脸、刷牙、系鞋带等动作，若不能完成为阳性。

（3）意念性失用　是指意念或概念形成障碍，此时即使肌力、肌张力、感觉、协调能力正常也不能产生运动。患者对做成一件事需要做什么、如何做、用什么做都缺乏正确的认识和理解，患者不能自动或按指令完成有目的的一系列动作。其特点是对复杂精细动作失去应有的正确观念，以致于各种基本动作的逻辑顺序紊乱，患者能完成一套动作中的一些分解动作，但不能将各个组成部分合乎逻辑地连贯结合为一套完整的动作。可采用的检查方法是把牙膏、牙刷放在桌上，让患者打开牙膏盖，将牙膏挤在牙刷上，然后去刷牙。若患者动作的顺序错乱为阳性。

（4）意念运动性失用　由于意念中枢与运动中枢之间的联系受阻，运动的意念不能传到运动中枢，因此，患者不能执行运动的口头指令，也不能模仿他人的动作，但由于运动中枢对过去学过的运动仍有记忆，有时能下意识地、自觉地进行常规的运动。如给他刷牙时，他能自动地去刷牙，但告诉他去刷牙时他却又不能刷牙，即表现为有意识的运动不能进行，无意识运动却能进行。常用的检查方法如下。

1）动作模仿　检查者做出举手、伸示指和中指、刷牙等动作，让患者模仿，若不能完成者为阳性。

2）执行口令　检查者发出口头命令，让患者执行，若不能完成者为阳性。

（5）穿衣失用　是由于体像失认和空间关系障碍所致，患者不能认识衣服的各个部位及相互关系。穿衣时将衣服上下倒置或内外反穿，前后反穿或将双腿穿进一只裤筒内，将纽扣扣错位等。评定时可以让患者给玩具娃娃穿衣或给自己穿衣，若不能完成为阳性。

? 想一想2-4

感觉检查的方法有哪些？

答案解析

二、认知功能评定

认知（cognition）是认识和知晓事物过程的总称，是为适应环境的需要而获得和应用信息的能力，包括记忆、注意、思维、推理、智力等过程。认知是人类大脑所特有的高级功能，任何引起大脑皮质功能和结构异常的因素均可导致认知障碍。认知功能是指人脑加工、储存和提取信息的能力，即人们对事物的构成、性能与他物的关系、发展动力、发展方向即基本规律的把握能力，包括语言信息、智慧技能、认知策略等方面，是人们完成活动最重要的心理条件。认知功能不仅影响患者对外界环境的感知和适应，还影响其正常的生活、工作、社交活动即身心健康和生存。认知障碍（cognitive deficit）是脑损伤导致大脑为解决问题而使摄取、储存、重整和处理信息的基本功能出现异常，具体表现为注意力障碍、记忆力障碍、推理/判断问题障碍、执行功能障碍及交流障碍等。

（一）认知障碍

认知障碍常见于影响脑功能的任何过程，不同脑区的损害导致不同的认知障碍表现。

1. 大脑不同区域与认知障碍的关系　额叶病变引起记忆、注意和智能方面的障碍；顶叶病变引起空间辨别障碍、失用症、躯体失认、忽略症和体象障碍；枕叶病变引起视觉失认和皮质盲；颞叶病变引起听觉理解和短期记忆障碍；广泛的大脑皮质损伤可导致出现全面的智能减退甚至痴呆。

2. 认知障碍的表现

（1）注意力障碍　当进行一项工作时，不能持续注意，常是脑损伤的后遗症。比较基本的问题是不能充分地注意，但对简单刺激有反应，如声音或物体；比较严重的注意问题包括不能把注意力从一件事上转到另一件事上，或分别注意同时发生的两件事。注意力改变了基本的思维水平，这个过程的破坏对其他认知领域有负面影响。

（2）记忆力障碍　这是脑损伤后最常见的主诉，表现为不能回忆或记住受伤后所发生的事情，但对久远的事情回忆影响不大。虽然记忆力随时间推移可逐步改善，但大多数人仍有严重问题。

（3）推理/判断问题障碍　大面积脑损伤后，将出现高水平的思维障碍，表现为分析和综合信息困难，抽象思维能力降低，判断差，解决问题能力差。

（4）执行功能障碍　许多脑损伤患者难以选择并执行与活动有关的目标，不能组织解决问题的办法。

（5）其他　包括精神活动过程整体降低。与脑损伤前相比，患者要花较长时间思考才能反应；情感淡漠，不与他人交往；视觉处理障碍；洞察力、手眼协调、空间与距离判断有困难。

（二）认知功能评定的目的

1. 确定是否存在认知功能异常，异常的类型、程度、性质和范围，为制定康复计划、判定疗效提供依据。

2. 认清认知功能障碍可能对肢体功能训练产生的不利影响，并将其降到最低程度。

3. 发现认知功能障碍，正确判断患者的功能状况，提高其日常生活的独立性。

（三）认知功能评定的方法

1. 意识障碍评定　意识是指人对周围环境及身体状态的识别和觉察能力。格拉斯哥昏迷量表

（glasgow coma scale，GCS）是颅脑外伤最常用的一个国际性评定量表，该表内容简单，评分标准具体，是反映急性期患者损伤严重程度的一个可靠指标。最高计分 15 分为正常，最低计分 3 分，7 分以下属于昏迷，大于或等于 9 分不属于昏迷（表 2－23）。

表 2－23　格拉斯哥昏迷量表（GCS）

内容	标准	评分
睁眼反应	自动睁眼	4
	听到言语、命令时睁眼	3
	刺痛时睁眼	2
	对任何刺激无睁眼	1
运动反应	能执行简单命令	6
	刺痛时能指出部位	5
	刺痛时肢体能正常回答	4
	刺痛时躯体出现异常屈曲（去皮质状态）	3
	刺痛时躯体异常伸展（去大脑强直）	2
	对刺激无任何运动反应	1
言语反应	回答正确	5
	回答错误	4
	用词不恰当但尚能理解含义	3
	言语难以理解	2
	无任何言语反应	1

2. 认知功能筛查量表　认知能力筛查量表（cognitive capacity screening examination，CCSE）可全面了解患者的认知状态，为认知功能诊断提供依据。该量表答对 1 题计 1 分，满分 30 分，总分≤20 分为异常（表 2－24）。

表 2－24　认知能力筛查量表（CCSE）

序号	测试内容	记录	评分
1	今天是星期几	0	1
2	现在是哪个月	0	1
3	今天是几号	0	1
4	今年是哪一年	0	1
5	这是什么地方	0	1
6	请说出 872 这 3 个数字	0	1
7	请倒过来说刚才这 3 个数字	0	1
8	请说出 6371 这 4 个数字	0	1
9	请听清 694 这 3 个数字，然后数 1～10，再重复说出 694	0	1
10	请听清 8143 这 4 个数字，然后数 1～10，再重复说出 8143	0	1
11	从星期日倒数到星期一	0	1
12	9 加 3 等于几	0	1
13	再加 6 等于几（在 9 加 3 的基础上）	0	1
14	18 减 5 等于几？请记住这几个词，等一会我会问你：帽子、汽车、树、26	0	1

续表

序号	测试内容	记录	评分
15	快的反义词是慢，上的反义词是什么	0	1
16	大的反义词是小，硬的反义词是什么	0	1
17	橘子和香蕉是水果类，红和蓝属于哪一类	0	1
18	这是多少钱（角/分）	0	1
19	我刚才让你记住的第一个词是什么（帽子）	0	1
20	第二个词呢（汽车）	0	1
21	第三个词呢（树）	0	1
22	第四个词呢（26）	0	1
23	110 减 7 等于几（103）	0	1
24	再减 7 等于几（96）	0	1
25	再减 7 等于几（89）	0	1
26	再减 7 等于几（82）	0	1
27	再减 7 等于几（75）	0	1
28	再减 7 等于几（69）	0	1
29	再减 7 等于几（62）	0	1
30	再减 7 等于几（55）	0	1

3. 认知功能评定　神经行为认知状态测试（the neurobehavioral cognitive status examination，NCSE）是一个全面的标准认知评估量表，评估内容包括意识能力、定向能力、专注能力、语言能力（含理解、复述、命名，但阅读及写作能力不测试）、结构组织能力、记忆能力、计算能力、推理能力（侧重于类似性、判断）等八个方面。

4. 记忆功能评定　记忆是人们对过去所经历的事物的一种反应，使过去感知过和经历过的事物在大脑中留下的痕迹。分为瞬时记忆、短时记忆和长时记忆，包括识记、保存和回忆三个基本过程。

（1）记忆功能障碍的筛选　用于初步评定患者有无记忆方面的障碍。让患者大声地念出所给的 12 个词（如鸡蛋、运动等），并尽可能记住。然后让患者复述，可重复，直到患者能一次就复述出所有的词为止。正常人 6 次就可以完全记住。

（2）韦克斯勒记忆量表　是目前应用较广的成套记忆测试，包括经历、定向、数字顺序关系、再认、图片回忆、视觉再生、联想学习、触觉记忆、逻辑记忆和背诵数目共 10 项内容。记忆总水平由记忆商来表示。如果记忆商值低于标准分，说明记忆力有损害，需做进一步检查。

5. 注意评定　注意是对事物的一种选择性反应。注意障碍导致耐力下降、注意分散、易受干扰以及反应迟钝，还不可避免地影响定向力，主要是时间定向，有时可累及地点定向。

（1）时间、地点的定向测试　询问患者关于目前时间和地点的问题。

（2）视觉注意测试　包括视觉跟踪、形态辨认和划削试验。

（3）听觉注意测试　包括位置测试、听认字母测试、词辨认、声辨认、背诵数字、在杂音背景中辨认词等。

6. 执行功能评定　执行能力是人类推理、解决和处理问题的能力，是人类智力功能的最高水平。常用的评定方法包括画钟试验和蒙特利尔认知评估量表（the montreal cognitive assessment，MOCA）。

（1）画钟试验　是一个简单的试验方法，能够初步反映受试者的执行功能和视觉结构能力。要求受试者在白纸上画出一个钟表的表盘，把数字放在正确位置，并用表针标出 8∶20 位置。常用 4 分法评定：画出闭锁的圆得 1 分，将数字安放在正确位置得 1 分。该测试方法能快速筛查轻度认知功能障碍患者的执行功能。

（2）蒙特利尔认知评估量表（MOCA） 是高效快速筛查老年轻度认知损害的工具。老年轻度认知损害患者最早出现的症状常常是执行功能障碍，该量表对执行功能障碍的测评比较敏感。量表包括视空间执行能力、命名、记忆、注意、语言流畅、抽象思维、延迟记忆、定向力等 8 个方面的评估，共计 30 分。26 分及以上为正常，如果受试者受教育年限小于 12 年，在测试结果上加 1 分，矫正受教育程度的偏倚，测试时间约 10 分钟，得分越高认知功能越好。

（四）认知功能评定的注意事项

1. 选择安静的场所，避免干扰。

2. 评定前向患者及家属说明评定目的、要求和主要内容，取得其合作。

3. 检查应在融洽的气氛中进行，检查中注意观察患者的状态、是否合作、是否疲劳。

4. 检查中勿随意纠正患者的错误反应，不得暗示或提示患者，记录患者反应的正误及其原始反应（如替代语、手势、体态语、书写表达等）。

5. 如患者身体情况不佳或情绪明显不稳定，不应勉强继续检查。根据患者恢复情况，在适当的时候完成标准化的系统测查。

看一看

阿尔茨海默病

阿尔茨海默病（AD）是一种起病隐匿的进行性发展的神经系统退行性疾病。临床上以记忆障碍、失语、失用、失认、视空间技能损害、执行功能障碍以及人格和行为改变等全面性痴呆表现为特征，病因迄今未明。65 岁以前发病者称为早老性痴呆，65 岁以后发病者称为阿尔茨海默病。

2019 年世界卫生组织的调查报告显示，阿尔茨海默病和其他形式的痴呆症在主要死亡原因中位列第 7，妇女受到的影响更大。从全球来看，死于阿尔茨海默病和其他形式痴呆症的人 65% 是女性。

第六节 言语评定

PPT

语言（language）是人类独有的复杂认知和心理活动。人类大脑每天加工处理大量信息，其中最重要和最大量的就是语言符号，包括听觉和视觉符号。这些信息在脑内的加工过程如对语言符号的感知辨识、理解分析和言语表达都与其心理过程如思维、学习和记忆有着不可分割的联系，人的一切高级心理活动都离不开语言。语言包括口语、书面语和姿势语（如手势、表情、手语等）。

言语（speech）是指口语的能力，也就是说话的能力，需要口颜面构音器官的协调运动。言语过程是在神经系统的统合和调控作用下，呼吸器官和发音器官协同作用完成。人在说话时，一方面，言语中枢经周围神经通过调控呼吸运动、发音器官和言语肌，完成精细的语言活动；另一方面，言语活动经周围神经反馈到中枢，对言语的精确程度进行矫正，说话者可以根据听到的自己的语音，调节话音的强弱。

一、言语功能评定的目的

1. 确定患者言语障碍的诊断和类型。

2. 根据患者言语障碍的程度，评定患者残存的交流能力，了解影响患者交流能力的因素。

3. 预测患者可能的康复进程及评估语言训练的效果。

4. 确定治疗目标，设计治疗步骤和方案，发现合适的交流代偿手段，最大程度恢复患者的交流水平。

二、言语功能评定的方法

言语障碍（communicative disorders）是指通过口语、书面语或手势语传达个人的思想、感情、意见和需要能力等方面出现缺陷，包括构音障碍和失语症等。

（一）构音障碍

1. 概念　构音障碍（dysarthria）指因发音器官神经肌肉的器质性病变造成发音器官的肌肉无力、肌张力异常和运动不协调等而出现的发声、发音、共鸣、韵律等异常。临床上分为运动性构音障碍、器质性构音障碍和功能性构音障碍三类。

2. 构音障碍的评定

（1）中国康复研究中心构音障碍评定法　因构音障碍常涉及运动障碍和所有的言语水平（呼吸、发声、发音、共鸣、韵律等），故构音障碍的评定包括构音器官评定和构音评定，具体为呼吸、喉功能、面部、口部肌肉、硬腭、腭咽机制、舌、下颌（咀嚼肌）及反射活动的检查。通过构音器官检查，除可发现构音障碍的发病基础，还可以发现先天性的构音异常（如腭裂等），可作为功能性构音障碍的必要检查。构音检查以普通话语音为标准音，进行音节复述、单词、文章水平检查及构音类似运动检查，检查时需使用国际音标。

（2）Frenchay 构音障碍评定法　我国张清丽、汪洁等依据汉语特点，对此评定法在内容上进行了修改。其评定项目分为反射、呼吸、唇、颌、软腭、喉、舌、言语共 8 项和 28 细项。每一细项按损伤严重程度分为 a 至 e 五级，a 为正常，e 为严重损伤。速度项不用 a 至 e 评分，故 28 项中不包括此项。根据结果对构音障碍患者进行级别评定（表 2－25）。

表 2－25　构音障碍评定

<table>
<tr><th rowspan="2">评定指标</th><th colspan="5">评定级别</th></tr>
<tr><th>正常</th><th>轻度障碍</th><th>中度障碍</th><th>重度障碍</th><th>极重度障碍</th></tr>
<tr><td>a 项数/总项数</td><td>27 ~ 28/28</td><td>18 ~ 26/28</td><td>14 ~ 17/28</td><td>7 ~ 13/28</td><td>0 ~ 6/28</td></tr>
</table>

（二）失语症的评定

1. 概念　失语症（aphasia）是指因大脑功能受损引起的言语功能受损或丧失，常表现为听、说、读、写、计算等方面的障碍。患者意识清醒、无感觉缺失和发音肌肉瘫痪，却丧失对语言信号的理解或表达能力。临床上典型的类型有 Broca 失语、Wernicke 失语、传导性失语、经皮质运动性失语、经皮质感觉性失语、经皮质混合性失语、命名性失语、完全性失语。

2. 失语症检查的内容　具体见表 2－26。

表 2－26　失语症检查内容

<table>
<tr><th colspan="7">口语表达</th><th colspan="3">听理解</th><th colspan="6">阅读</th><th colspan="6">书写</th><th rowspan="3">%</th></tr>
<tr><th rowspan="2">信息量</th><th rowspan="2">流利度</th><th rowspan="2">系列语言</th><th rowspan="2">复述</th><th colspan="3">命名</th><th rowspan="2">是/否题</th><th rowspan="2">听辨认</th><th rowspan="2">口头指令</th><th rowspan="2">视读</th><th rowspan="2">听字辨认</th><th colspan="2">字画组配</th><th colspan="2">读指令执行</th><th rowspan="2">姓名地址</th><th rowspan="2">抄写</th><th rowspan="2">听写</th><th rowspan="2">系列书写</th><th rowspan="2">看图书写</th><th rowspan="2">自发书写</th></tr>
<tr><th>词反应</th><th>反应命名</th><th>颜色命名</th><th>朗读</th><th>理解</th><th>朗读</th><th>理解</th></tr>
<tr><td></td><td></td><td></td><td></td><td></td><td></td><td></td><td></td><td></td><td></td><td></td><td></td><td></td><td></td><td></td><td></td><td></td><td></td><td></td><td></td><td></td><td></td><td>100</td></tr>
</table>

续表

口语表达							听理解			阅读						书写						%
信息量	流利度	系列语言	复述	命名			是/否题	听辨认	口头指令	视读	听字辨认	字画组配		读指令执行		姓名地址	抄写	听写	系列书写	看图书写	自发书写	
				词反应	反应命名	颜色命名						朗读	理解	朗读	理解							
																						90
																						80
																						70
																						60
																						50
																						40
																						30
																						20
																						10

3. 失语症的评定

（1）国际常用的失语症评定法

1）波士顿诊断性失语检查法（boston diagnostic aphasia examination，BDAE） 是目前英语国家普遍应用的标准失语症检查方法，由27个分测验组成，分为会话和自发性言语、听觉理解、口语表达、书面语言理解、书写共5项。此检查能详细、全面测出语言各种模式的能力，但检查所需时间较长，具体见表2－27。

表 2-27　失语症严重程度分级标准

级别	标准
0 级	无有意义的言语或听觉理解能力
1 级	言语交流中有不连续的言语表达，但大部分需要听者去推测、询问或猜测；可交流的信息范围有限，听者在言语交流中有困难
2 级	在听者的帮助下，可能进行熟悉话题的交谈，但对陌生话题常常不能表达出自己的思想，使患者与检查者都感到进行言语交流有困难
3 级	在仅需要少量帮助下或无帮助下，患者可以讨论几乎所有的日常问题，但有明显限制。语言和（或）理解能力减弱，使某些谈话出现困难或不大可能
4 级	言语流利，但可观察到有理解障碍，但思想和言语表达尚无明显限制
5 级	有极少可分辨得出的言语障碍，患者主观上可能有点困难，但听者不一定能明显察觉到

2）日本标准失语症检查法（standard language test of aphasia，SLTA）　由日本失语症研究会设计完成，检查包括听、说、读、写、计算五项，共 26 个分测验，按 6 阶段评分。在图册检查设计上采用多图选一的形式，避免患者对检查内容熟悉的情况，使检查更加客观。该方法易于操作，且对训练有明显的指导作用。

3）西方失语成套测验（western aphasia battery，WAB）　是较短的波士顿失语症检查版本，检查时间约 60 分钟。该测验提供一个总分，称为失语商（AQ），可分辨出是否为正常语言；还对完全性失语、感觉性失语、传导性失语等提供解释标准误差和图形描记。

（2）国内常用的失语症评定法

1）中国康复研究中心汉语标准失语症检查（China rehabilitation research center aphasia examination，CRRCAE）　是中国康复研究中心听力语言科以日本的标准失语症检查为基础，同时借鉴国外有影响的失语症评价量表的优点，按照汉语的语言特点和中国人的文化习惯所编制。该检查由 30 个分测验组成，分为 10 个大项目，包括听、理解、复述、说、朗读、阅读、抄写、描写、听写和计算。此检查只适合成人失语症患者。

2）汉语失语成套测验（aphasia battery of Chinese，ABC）　由北京大学医学部神经心理研究室参考西方失语症成套测验并结合我国国情编制而成，由会话、理解、复述、命名、阅读、书写、结构和视空间、运用和计算、失语症总结组成，于 1998 年开始用于临床。

三、言语功能评定的注意事项

1. 根据患者恢复情况，在适当时完成标准化的系统检查。如患者处于急性期、病情不稳或体力不支时，勿勉强进行详细的系统检查。

2. 检查前，根据掌握的患者背景资料，进行检查内容（包括用具）和顺序的准备，并向患者及家属说明检查目的、要求和主要内容，以取得同意及充分合作。需佩戴眼镜、助听器、义齿者，检查前应先佩戴好。

3. 检查环境应安静、避免干扰，并在融洽的气氛中进行。

4. 检查中应记录患者反应的正误，以及患者的原始反应（包括替代语、手势、体态语、书写表达等），不应随意纠正患者的错误反应。

5. 如患者不能作出答案，检查者可做一个示范，但不能记分，只有在无帮助下的回答才能得分；与患者言语一致的发音笨拙不扣分，但不能有言语错乱，对每一项目 3 次失败后方可中断测验。

练一练2-4

运动性失语的病灶部位在（　）。

A. 优势半球的中央前回
B. 优势半球的额下回后部
C. 优势半球的额上回
D. 优势半球的中央后回
E. 优势半球的额下回前部

答案解析

PPT

第七节　心理评定

心理评定（psychological assessment）是指运用心理学的理论和方法，测试和评估患者的心理行为变化和心理特征。对观察、调查、描述和评定等取得的信息作出综合判断，对人的各种心理特征进行量化概括和推断，为康复治疗提供依据。

一、心理评定的目的

（一）康复治疗初期

了解伤病引起的心理损害的范围、性质、程度及对其他功能的影响，为制定康复计划提供依据。

（二）康复治疗中期

康复过程中可根据心理评定的结果，及时调整康复治疗方案，有针对性地采取相应措施，提高康复效果。同时，心理评定也是客观评价康复效果及预后的重要指标。

（三）康复治疗终期

通过心理评定了解患者的潜在能力，为全面康复提供建议，帮助患者回归家庭、重返社会。

二、心理评定的原则

（一）综合评定原则

临床心理评定的方法各有其长处和不足，可酌情同时或交替使用2～3种评定方法，综合多渠道所获得的信息，才能比较准确地评估患者的心理状态，识别患者的心理危机及影响因素。

（二）动态实时原则

患者的心理活动除随疾病变化而波动外，还可受诊疗手段、医院环境、自身人格特征等影响。任何阶段都有发生心理失衡或危机的可能，故临床心理评定必须贯彻“动态、实时”的原则。

（三）循序渐进原则

一般可先确定患者是否存在威胁身心健康的负性情绪，若某患者的心理评定结果提示其伴有严重的抑郁或焦虑，则要进一步评定该患者发生不良心理反应的原因。若某患者经初步心理评定显示其可有效应对疾病而无明显负性情绪反应，便无需再进一步评定。此外，遵循循序渐进的原则，还可减少心理评定的盲目性，不给评定者和患者增加过多的负担。

三、心理评定的类型

心理评定方法有多种，包括个案史法、观察法、调查法及心理测验等。为达到更好的效果，常采用多种方法结合的形式。

（一）个案史法

个案史法又称资料收集，通过收集患者的家族史、疾病史、损伤史、个人史及现在的心理状态等信息，对患者的心理特征作出系统而全面的判断。信息多来源于患者及家属的回忆或由评定者查阅有关记录而获得。

（二）观察法

观察法包括自然观察和特定情境中观察。观察的内容包括仪表、体型、人际交往风格、言谈举止、注意力、应对方式等。对残疾适应心理过程阶段进行临床观察，不仅要求评定者掌握系统的观察知识和技能，还应对被观察者的情境具有充分的认识。

（三）调查法

调查法是指通过晤谈、访问、座谈或问卷等方式获得资料，并加以分析研究。

（四）心理测验

心理测验是运用标准化工具，由专门训练的人员严格按照测试规范，对被评定者进行客观分析和描述的一类方法，是心理评定中的主要方法。

四、心理评定的方法

（一）智力评定

1. 概念　智力（intelligence）又称智能，是指人认识、理解客观事物并运用知识、经验等解决问题的能力，包括学习能力、推理能力、记忆力、观察力、注意力、想象力、思维能力、语言表达能力和社会适应能力等。智力测验（intelligence test）是通过客观的方式来衡量个体智力水平高低的一种方法，是康复医学心理评定中常见的方法之一。医护人员可根据评定结果指导患者进行康复训练。

2. 评定工具

（1）韦克斯勒（Wechsler）智力量表　简称韦氏量表，是目前使用最广泛的智力测验量表。根据需求，我国先后研制出3种适合不同年龄段的系列量表，即中国韦氏成人智力量表（WAIS－RC）、中国韦氏儿童智力量表（WISC－CR）和中国韦氏幼儿智力量表（C－WYCSI）。除评价一般智能外，韦氏量表还可评价言语智商和行为智商，为临床诊断提供依据（表2－28）。

评定者可根据相应百分等级常模表，将量表得分换算成言语智商（verbal intelligence quotient，VIQ）、操作智商（performance intelligence quotient，PIQ）和全量表智商（full intelligence quotient，FIQ）。FIQ代表患者的总智商水平，VIQ代表言语智商水平，PIQ代表操作智商水平。

表2－28　中国修订的韦氏三套量表

分测验名称（简称）	WAIS－RC	WISC－CR	C－WYCSI
言语量表			
常识（I）	I	I	I
理解（C）	C	C	C
数字广度（D）	D	D	语句背诵
类同（S）	S	So*	图片概括
算术（A）	A	A	A
词汇（V）	V	V	图片词汇
操作量表			
图片排列（PA）	PA	PA	（－）
填图（PC）	PC	PC	PC

续表

分测验名称（简称）	WAIS - RC	WISC - CR	C - WYCSI
拼图（OA）	OA	OA	（-）
木块图案（BD）	BD	BD	BD
数字符号（DS）	DS	Cd*	动物下蛋
迷津（Ma）		Ma	Ma
几何图形（GD）			视觉分析或 GD

注：So 为分类，Cd 为数字编码。

（2）其他智力测验量表　斯坦福 - 比内量表（stanford - binet intelligence scale）测试对象为 2 ~ 18 岁的儿童和青少年，可明确受试者在同龄儿童或青少年中的相对智力水平，学龄儿童最为适用。贝利婴儿量表（Bayley scaleof infant development）适用于 1 ~ 30 个月的孩子，包括运动量表、心智量表、社会行为量表。此外，还有丹佛发展筛选测验（DDST）、格赛尔发展量表、绘人测验、图片词汇测验、新生儿行为量表等。

（二）情绪评定

1. 概念　情绪是人对客观事物所持态度在内心产生的反应，有快乐、悲伤、恐惧、焦虑、忧郁等。临床常见的不良情绪体验有焦虑和抑郁。焦虑时对刺激产生不恰当的、严重的、较持久的恐惧、紧张和忧虑反应；抑郁时对不良外界刺激发生长时间的沮丧感受和情绪。评价焦虑和抑郁的量表根据测评方式分为自评量表和他评量表。

2. 焦虑评定量表　常用的他评量表为汉密尔顿焦虑评定量表，自评量表为 Zung 焦虑自评量表。

（1）汉密尔顿焦虑评定量表（Hamilton anxiety scale，HAMA）　是英国学者汉密尔顿于 1959 年编制的一种医生常用的焦虑测验量表，能很好地衡量治疗效果，一致性好，简单易行，用于测量焦虑症及患者的焦虑程度，是目前使用较为广泛的焦虑量表之一。该量表共有 14 个项目，分为躯体性焦虑和精神性焦虑两个因子。总分 <7 分，没有焦虑；7 ~ 13 分，可能有焦虑；14 ~ 20 分，肯定有焦虑；21 ~ 28 分，有明显焦虑；>29 分，可能是严重焦虑（表 2 - 29）。

表 2 - 29　汉密尔顿焦虑评定量表（HAMA）

项目	分数					说明
焦虑心境	0	1	2	3	4	担心、担忧，感到有最坏的事情要发生，易激惹
紧张	0	1	2	3	4	紧张感、易疲劳，不能放松，易哭，颤抖，感到不安
害怕	0	1	2	3	4	害怕黑暗、陌生人、独处、动物、乘车或旅行及人多的场合
失眠	0	1	2	3	4	难以入睡，易醒，睡眠不深，多梦，梦魇，夜惊，醒后感疲倦
认知功能	0	1	2	3	4	注意障碍，注意力不能集中，记忆力差
抑郁心境	0	1	2	3	4	丧失兴趣，对以往爱好缺乏快感，忧郁、早醒、昼重夜轻
肌肉系统症状	0	1	2	3	4	肌肉酸痛，活动不灵活，肌肉抽动，肢体抽动，牙齿打颤，声音发抖
感觉系统症状	0	1	2	3	4	视物模糊，发冷发热，软弱无力，浑身刺痛
心血管系统症状	0	1	2	3	4	心动过速，心悸，胸痛，血管跳动感，晕倒感，期前收缩
呼吸系统症状	0	1	2	3	4	胸闷，窒息感，叹息，呼吸困难
胃肠道症状	0	1	2	3	4	吞咽困难，嗳气，消化不良，肠动感，肠鸣，腹泻，体重减轻，便秘
生殖泌尿系统症状	0	1	2	3	4	尿频，尿急，停经，性冷淡，过早射精，勃起不能，阳痿
自主神经系统症状	0	1	2	3	4	口干，潮红，苍白，易出汗，起“鸡皮疙瘩”，紧张性头痛，毛发竖立
会谈时行为表现	0	1	2	3	4	紧张，不能松弛，忐忑不安，咬手指，紧握拳，摸弄手帕，面肌抽动，不停顿足，手发抖，皱眉，表情僵硬，肌张力高，叹息样呼吸，面色苍白，吞咽，呃逆，安静时心率快，呼吸过快（>20 次/分），腱反射亢进，震颤，瞳孔放大，眼睑跳动，易出汗，眼球突出

（2）Zung 焦虑自评量表（Zung self - rating anxiety scale，SAS） 由美国医生 Zung WK 于1965 年编制，用于评估焦虑状态的严重程度。SAS 的各项得分相加得粗分，用粗分乘以 1.25 的积取整数部分即得标准分。1 分表示没有或很少有；2 分表示小部分时间有；3 分表示相当多的时间有；4 分表示绝大部分或全部时间有。标准分的分界值为 50 分，<50 分为正常；50 ~ 59 分为轻度焦虑；60 ~ 69 分为中度焦虑；>69 分为重度焦虑，标准分越高，焦虑症状越重（表 2 - 30）。

表 2 - 30 Zung 焦虑自评量表（SAS）

项目	评分			
我觉得比平时容易紧张和着急（焦虑）	1	2	3	4
我无缘无故地感到害怕（害怕）	1	2	3	4
我容易心里烦乱或觉得惊恐（惊恐）	1	2	3	4
我觉得我可能要发疯（发疯感）	1	2	3	4
我觉得一切都很好，也不会发生什么不幸（不幸预感）	1	2	3	4
我手脚发抖打颤（手足颤抖）	1	2	3	4
我因为头痛、颈痛和背痛而苦恼（躯体疼痛）	1	2	3	4
我感觉容易衰弱和疲乏（乏力）	1	2	3	4
我觉得心平气和，并且容易安静坐着（静坐不能）	1	2	3	4
我觉得心跳得快（心悸）	1	2	3	4
我因为一阵阵头晕而苦恼（头昏）	1	2	3	4
我有过晕倒发作，或觉得要晕倒似的（晕厥感）	1	2	3	4
我呼气吸气都感到很容易（呼吸困难）	1	2	3	4
我手脚麻木和刺痛（手足刺痛）	1	2	3	4
我因胃痛和消化不良而苦恼（胃痛或消化不良）	1	2	3	4
我常常要小便（尿意频数）	1	2	3	4
我的手常常是干燥温暖的（多汗的）	1	2	3	4
我脸红发热（面部潮红）	1	2	3	4
我容易入睡并且一夜睡得很好（睡眠障碍）	1	2	3	4
我做噩梦（噩梦）	1	2	3	4

3. 抑郁评定量表 常用的他评量表为汉密尔顿抑郁评定量表，自评量表为 Zung 抑郁自评量表。

（1）汉密尔顿抑郁评定量表（Hamilton depression scale，HAMD） 由汉密尔顿于 1960 年首次发表，是常用的标准抑郁量表之一。其内容包括抑郁心境、罪恶感、自杀、睡眠障碍、疑病、体重减轻、自制力等24 个项目。多数项目采用0 ~4 分5 级计分，少数采用0 ~2 分3 级计分。总分 <8 分为无抑郁状态；8 ~20 分为可能抑郁；20 ~35 分为肯定有抑郁；>35 分可能为重度抑郁。

（2）Zung 抑郁自评量表（Zung self - rating depression scale，SDS） 用于评定患者抑郁状态的严重程度。SDS 的各项得分相加得粗分，用粗分乘以 1.25 的积取整数部分即得标准分。1 分表示没有或很少有；2 分表示小部分时间有；3 分表示相当多的时间有；4 分表示绝大部分或全部时间有。标准分的分界值为 50 分，<50 分为正常；50 ~ 59 分为轻度抑郁；60 ~ 69 分为中度抑郁；>69 分为重度抑郁，标准分越高，抑郁症状越重（表 2 - 31）。

表 2-31 Zung 抑郁自评量表（SDS）

项目	评分			
我觉得闷闷不乐，情绪低沉（忧郁）	1	2	3	4
我觉得一天中早晨最好（晨重夜轻）	4	3	2	1
一阵阵哭出来或觉得想哭（易哭）	1	2	3	4
我晚上睡眠不好（睡眠障碍）	1	2	3	4
我吃得跟平常一样多（食欲减退）	4	3	2	1
我与异性密切接触时和以往一样感到愉快（性兴趣减退）	4	3	2	1
我发觉我的体重在下降（体重减轻）	1	2	3	4
我有便秘的苦恼（便秘）	1	2	3	4
心跳比平常快（心悸）	1	2	3	4
我无缘无故地感到疲乏（易倦）	1	2	3	4
我的头脑和平常一样清楚（思考困难）	4	3	2	1
我觉得经常做的事情并没有困难（能力减退）	4	3	2	1
我觉得不安而平静不下来（不安）	1	2	3	4
我对未来抱有希望（绝望）	4	3	2	1
我比平常容易生气激动（易激惹）	1	2	3	4
我觉得作出决定是容易的（决断困难）	4	3	2	1
我觉得自己是个有用的人，有人需要我（无用感）	4	3	2	1
我的生活过得很有意思（生活空虚感）	4	3	2	1
我认为如果我死了，别人会生活得更好（无价值感）	1	2	3	4
平常感兴趣的事我仍然感兴趣（兴趣丧失）	4	3	2	1

（三）人格评定

1. 概念 人格（personality）又称个性，是指个体在适应社会成长过程中，经遗传和环境交互作用形成的稳定而独特的心理特质，包括气质、性格和能力等。人格测试是对人格特点的揭示和描述，即测量个体在一定情境下经常表现出来的典型行为和情感反应。

用于评定人格的方法有问卷法和投射法。问卷法常用艾森克人格问卷、明尼苏达多项人格问卷和卡特尔人格问卷；投射法有罗夏墨迹测验和文字联想测验等。

2. 评定工具 艾森克人格问卷（Eysenck personality questionnaire，EPQ）是国际公认、临床上常用的人格测验工具，分为儿童版和成人版。该问卷包括内外向（E）、神经质或情绪稳定性（N）、精神质（P）及测谎分值（L）共 4 个维度（表 2-32）。我国修订的 EPQ 共 88 个问题，被测回答“是”或“否”，由评定者对其评分。

表 2-32 EPQ 的 4 个分量表

量表名称	说明
E 量表 - 内外向（21 条） Introversion - extroversion	高分：外向性格，爱交际，易兴奋 低分：内向性格，安静离群，不喜欢冒险
N 量表 - 神经质（24 条） Neuroticism	高分：焦虑、紧张、常抑郁、情绪反应强烈 低分：情绪反应慢、弱、平静、不紧张
P 量表 - 精神质（23 条） Psychotic	高分：倾向于独身，不关心他人，难以适应环境 低分：友善、合作，适应环境
L 量表 - 测谎分值（20 条） Lie	高分：有掩饰或较老练成熟 低分：掩饰倾向低，有淳朴性

（四）心理应激评定

1. 概念　是个体面临或察觉（认知、评价）到环境变化（应激源）对集体有威胁或挑战时做出的适应和应对过程。患者因各种应激原所致的生物、心理、社会、行为方面的变化，即应激反应（stress reaction），包括应激心理反应和应激生理反应。

伤病状态下，患者的心理应激反应多为消极，促使其诱发过度焦虑、紧张的情绪，出现认知能力下降、自我概念不清等问题，不同程度地影响康复治疗的进程和效果。因此，心理应激评定是康复护理心理评定的重要环节。

2. 心理变化分期　患者因各自的文化背景、心理特征、认知程度不同，对伤病应激产生不同的心理反应。根据患者不同阶段形成的心理应激反应，应当有针对性地进行心理疏导，从而消除负性情绪影响。康复患者心理变化可以分为 5 期，即否认期、愤怒期、磋商期、抑郁期和接受期。以上心理变化可同时或反复发生，且不同心理特征者在心理变化分期方面存在很大差异，故护理人员应随时注意观察，给予适当的心理干预。

3. 评定工具　生活事件量表（life event scale，LES）由张明园于 1987 年编制，是评估心理应激常用量表之一。该量表共 48 个条目，涵盖我国较常见的生活应激事件，包括家庭生活方面（28 条）、工作学习方面（13 条）、社交及其他方面（7 条）共三个维度。被测者通过对量表中应激事件的回忆，做出相应的选择，包括事件发生的时间（一过性的事件如流产、失窃记录发生次数；长期性事件如住房拥挤、夫妻分居等不到半年记为 1 次，超过半年记为 2 次）、性质（好事、坏事，依次计 0 ~ 1 分）、精神影响程度（无影响、轻度、中度、重度、极重度，依次计 0 ~ 4 分）、影响持续时间（3 个月、6 个月、1 年、1 年以上，依次计 1 ~ 4 分）。总分越大反映个体承受的精神压力越大，心理应激反应越强烈（表 2 - 33）。

表 2 - 33　生活事件量表（LES）

生活事件名称	事件发生时间				性质		精神影响程度					影响持续时间				备注
	未发生	一年前	一年内	长期性	好事	坏事	无影响	轻度	中度	重度	极重度	三个月	六个月	一年内	一年以上	
家庭有关问题																
恋爱或订婚																
恋爱失败、破裂																
结婚																
自己（爱人）怀孕																
自己（爱人）流产																
家庭增添新成员																
与父母、爱人不和																
夫妻感情不好																
夫妻分居（因不和）																
性生活不满意或独身																
夫妻两地分居（工作需要）																

续表

生活事件名称	事件发生时间				性质		精神影响程度					影响持续时间				备注
	未发生	一年前	一年内	长期性	好事	坏事	无影响	轻度	中度	重度	极重度	三个月	六个月	一年内	一年以上	
配偶一方有外遇																
夫妻重归于好																
超指标生育																
本人（爱人）做绝育手术																
配偶死亡																
离婚																
子女升学（就业）失败																
子女管教困难																
子女长期离家																
父母不和																
家庭经济困难																
欠债500元以上																
经济情况显著改善																
家庭成员重病或重伤																
家庭成员死亡																
本人重病或重伤																
住房紧张																
工作学习中的问题																
待业、无业																
开始就业																
高考失败																
扣发奖金或罚款																
突出的个人成就																
晋升、提拔																
对现职工作不满意																
工作学习中压力大（如成绩不好）																
与上级关系紧张																
与同事邻居不和																
第一次远走他乡																
生活规律重大变动（饮食、睡眠规律改变）																

续表

生活事件名称	事件发生时间				性质		精神影响程度					影响持续时间				备注
	未发生	一年前	一年内	长期性	好事	坏事	无影响	轻度	中度	重度	极重度	三个月	六个月	一年内	一年以上	
本人退休、离休或未安排具体工作																
社交与其他问题																
好友病重或重伤																
好友死亡																
被人误会、错怪、诬告、议论																
介入民事法律纠纷																
被拘留、受审																
失窃、财产损失																
意外惊吓、发生事故、自然灾害																
如果你还经历过其他生活事件，请依次填写																
正性事件值：																
负性事件值：																
总值：																
家庭有关问题值：																
工作学习中的问题值：																
社交及其他问题值：																

五、心理评定的注意事项

（一）赢得患者认同

心理评定若得不到患者的充分认同，其结果便会大打折扣。评定人员应尽其所能让患者了解评定的积极意义，避免患者对评定产生误解，这样才能保证评定结果真实、可靠。

（二）保护患者隐私

无论以哪种方法实施评定，都可能涉及患者的个人隐私，评定人员必须严格遵守心理评定的职业道德，妥善保管患者的个人资料。

（三）尊重患者权益

临床心理评定同样需要患者的知情同意并出于自愿，决不能违背患者的意愿。如患者不予合作，可先用观察法观察患者的表情动作，分析其情绪状态，发现异常及时予以干预。

看一看

关爱抑郁症患者

根据中国心理健康调查（China mental health survey）表明：中国抑郁症患病率为4.2%，保守估计目前患病人群已超过5800万。陕西、甘肃、福建等地区的重度抑郁患者占比最高。而山东、江苏和黑龙江等地患有抑郁症状的人群占比相对较低。需要注意的是，中国60岁以上老年人抑郁症患病率高达22.7%，其中90%以上的患者没有得到及时、正规的治疗。抑郁症已经成为威胁老年人健康的“隐形杀手”。

目标检测

答案解析

一、选择题

【A型题】（最佳选择题）

1. 下列哪项不是影响肌力的因素（　）。
   A. 智力因素　B. 肌肉生理横断面　C. 肌肉初长度
   D. 肌肉收缩的形式　E. 以上均不是
2. 肌张力明显增高，被动活动困难，按Ashworth分级为（　）。
   A. 1级　B. 2级　C. 3级　D. 4级　E. 无法确定
3. 进行关节活动度测量时，关节的运动均为（　）。
   A. 由0°开始向180°方向增加　B. 由45°开始向180°方向增加
   C. 由180°开始向0°方向减少　D. 由180°开始向45°方向减少
   E. 由0°开始向360°方向增加
4. 下列哪项不是步态观察的内容（　）。
   A. 行进是否稳定和流畅　B. 是否足下垂、足内翻
   C. 躯干摆动过度或不足　D. 是否有双支撑期
   E. 以上均不是
5. 不属于协调评定检查的是（　）。
   A. 钟摆试验　B. 反弹试验　C. 握拳试验
   D. 指鼻试验　E. 以上均不是
6. 关于肺功能检查的说明，错误的是（　）。
   A. 全肺气量是肺活量与残气量之和　B. 残气量不受年龄增长的影响
   C. 功能性残气量是呼气预备量与残气量之和　D. 功能性残气量占全肺气量的40%
   E. 残气量受疾病的影响

【X型题】（多项选择题）

7. 偏瘫步态的特点有（　）。
   A. 踝关节跖屈内翻　B. 剪刀步态　C. 划圈步态
   D. 醉汉步态　E. 蹒跚步态
8. ADL评定的目的是（　）。
   A. 确定患者ADL障碍　B. 确定障碍程度　C. 判断治疗效果

D. 预测预后　　　　E. 治疗原发疾病

二、综合问答题

1. 请列出改良 Ashworth 分级评定法标准。
2. Berg 平衡量表的评定内容有哪些？
3. 心理评定的原则是什么？

书网融合……

重点回顾　　微课　　习题

第三章　康复护理治疗技术

学习目标

知识目标：

1. 掌握　运动疗法技术的分类；重要运动疗法技术的基本理论和常用的各种治疗技术。

2. 熟悉　运动疗法的目的、适应证、禁忌证、实施原则、常用运动方法和各项运动功能评定。

技能目标：

通过观察、功能评定与治疗以及亲身临床体验启发学生综合分析患者的病情、功能状况，提出治疗计划和方案。

素质目标：

通过本课程的学习，引导学生加强政治理论学习和实践锻炼，传承中华优秀传统文化，讲仁爱、守诚信。

导学情景

情景描述：患者右膝肿痛，活动严重受限，浮髌试验阳性。右膝关节主动伸0°屈20°，右踝关节僵硬于屈5°位，右股四头肌肌力Ⅱ级，腘绳肌肌力Ⅰ级。

情景分析：结合患者症状，右膝关节活动严重受限，诊断右踝关节挫伤。合理采取康复治疗技术训练，改善关节活动范围。

讨论：如何缓解患者症状？做什么运动能够更好地康复？

学前导语：通过关节松动技术、牵伸技术、关节活动技术及一些辅助治疗后，目前患者在拄双拐保护下行走无障碍，膝关节主动伸屈。牵伸技术训练增加了患者的膝关节活动度，提高了右股四头肌、腘绳肌肌力；关节活动技术改善了关节活动度。关节松动技术牵伸关节韧带、肌肉和皮下组织，松解关节内粘连，促进关节液流动，缓解了关节疼痛，增加本体感觉反馈，从而改善了关节活动范围。

第一节　康复护理专业技术

PPT

一、正确体位的摆放

（一）概述

1. 定义　体位是指人的身体所保持的姿势或某种位置。在临床上通常是指患者根据治疗、护理以及康复的需要所采取并能保持的身体姿势和位置。在康复护理中，护士应根据疾病的特点，协助并指导患者摆放正确、舒适的体位。康复护理中常用的体位摆放技术有良肢位、功能位、烧伤患者抗挛缩体位的摆放等。

（1）良肢位 指躯体、四肢的良好体位，具有防畸形，减轻症状，使躯干和肢体保持在功能状态的作用。在脑损伤患者的康复护理中，良肢位摆放的目的是为了防止或对抗痉挛姿势的出现、保护肩关节及早期诱发分离运动。

（2）功能位 指当肌肉、关节功能尚未恢复时，必须使肢体处于发挥最佳功能活动的体位。

（3）烧伤患者的抗挛缩体位 指烧伤患者应保持的正确体位，即应与烧伤部位软组织收缩方向相反的体位，这种体位有助于预防挛缩。

2. 目的 正确的体位摆放具有预防或减轻痉挛或畸形的出现、使躯干和肢体保持在功能状态的作用，定时地更换体位有助于预防并发症的发生。体位的摆放是康复护理工作中的重要部分，护士应根据疾病的种类以及疾病的发展阶段协助并指导患者采取正确的体位。

（二）常用体位摆放

1. 踝关节的功能位摆放 踝关节功能位的姿势就是双腿伸直平放床上，脚尖可以正直指向正上方的姿势。此位置对于站立、行走等具有重要意义。

（1）脊髓或腓总神经损伤的患者，或因其他原因造成胫骨前肌无力或小腿三头肌及跟腱的痉挛时，都会产生所谓“垂足”的现象，也就是脚尖不能勾起来，在重力的作用下长期处于下垂的姿势，最后僵直在这一位置。

（2）如果踝关节长期处于错误姿势，就会造成小腿三头肌及跟腱的挛缩（也称短缩，就是通常所说的变短了）。使脚尖不能勾起，站立时只能用前脚掌着地，足跟不能落地，严重影响功能并使患者感觉非常痛苦。严重的跟腱挛缩经常需要手术解决以延长跟腱长度。

（3）最重要的是在伤病发生的早期采取正确的体位摆放，使踝关节处于功能位，避免跟腱挛缩的发生。此类患者正确的踝关节摆放为下肢伸直，脚尖正直指向正上方，在足底垫枕头或衣物等，使踝关节保持此姿势不变。

（4）如果条件允许，应该定制专门的支具随时佩戴，可以更好地保持正确体位，同时能方便日后行走时使用，以利于尽快恢复功能。

2. 下肢的正确体位摆放 下肢伤病或术后的体位摆放同样至关重要。除特殊要求以外，一般应该以患肢垫高的伸直位为宜。

（1）因疼痛等原因，患者一般会不自觉地将下肢放在外旋屈曲位，即膝关节稍微弯曲一点，脚在外八字的姿势。这样长期保持稍屈曲位，会造成膝关节后侧关节囊的挛缩及人腿后侧肌群的短缩，使下肢不能伸直。

（2）在站立和行走的时候下肢不等长，患侧由于挛缩不能伸直而变短，严重影响下肢各项功能。正确的体位应该是，用枕头等将整个下肢垫高，使下肢在平卧的时候稍高于心脏，以利于肢体远端淋巴和血液的回流。但膝关节下面应该空出来，使膝关节在肢体自重的作用下自然下垂伸直，尽可能长时间地保持伸直位。

（3）某些伤病或手术对体位的摆放有特殊要求，必须使用支持物等尽量保持其特殊的固定姿势。如跟腱断裂缝合术后，一般需佩戴踝关节跖屈及膝关节屈曲30°位长腿石膏后托4周左右。此时就应注意在体位摆放时在膝关节下面垫枕头，使下肢保持稍屈曲的位置，避免石膏后托断裂，下肢伸直，跟腱受到牵拉，再次损伤或影响愈合。

3. 上肢的正确体位摆放 上肢伤病或手术后，通常需要三角巾或悬吊带将手臂悬吊于颈部，以使上肢不受重量，减少或不活动，以保护组织的安全。

（1）注意保护姿势不随便移动即可。仰卧时小臂搭在腹部以支撑上肢的重量，侧卧时注意不能向患侧翻身，以避免压迫局部。

（2）位置比较高的截瘫患者，因上肢功能也受到影响，为避免关节、肌肉、肌腱、韧带的挛缩造成关节的僵直，应摆放为功能位，即双上肢像举手投降的姿势一样摆在头的两侧。

（3）同时在手里放置一塑料饮料瓶粗细的柔软弹性物品，以确保手处于功能位，避免挛缩的发生。

想一想3-1

不正确体位摆放会造成什么后果？为什么？

答案解析

4. 髋关节术后（以全髋关节置换手术术后为例）的体位摆放 髋关节术后，尤其是全髋关节置换手术术后的体位摆放是确保手术效果，避免危险发生所必需的。

（1）髋关节置换术后，如果下肢内收外旋，假体将有可能脱位，需要重新手术，是非常危险的情况。

（2）全髋关节置换手术后，患侧下肢应该保持外展位同时避免外旋。仰卧时下肢伸直，双腿分开，患侧的小腿下及足部内外侧均垫枕头等，保持下肢在外展及脚尖正直指向正上方的中立位置。侧卧（侧躺着）时，注意不能患侧卧。

（3）如果右侧下肢手术，则只能左侧卧，左侧下肢手术，则只能右侧卧。同时也必须保证患侧下肢的外展中立位。

（4）正确的体位摆放是健侧卧时在两腿中间垫足够高度的枕头，将患侧下肢稍屈曲垫高在枕头上。

（5）其他髋部的手术术后，如无特殊要求，也可以借鉴这种体位的摆放，以减少局部刺激减轻疼痛。微课1、2

练一练3-1

下肢截肢患者的体位摆放正确的是（　）。

A. 仰卧位残肢下垫枕头　B. 将残肢搁置在拐杖上　C. 侧卧位时患肢在上方
D. 仰卧位残肢保持外展　E. 经常练习膝关节屈曲活动

答案解析

二、体位转移技术

所谓体位转移，即身体位置的变化。体位转移可以分为主动转移和被动转移。患者在接受康复教育，掌握正确方法后，在保护下，自己完成体位的转移称为主动转移。尚不能主动完成而需要家人帮助或完全依靠他人完成则是被动转移。

（一）体位转移的顺序和方法

1. 先练习和完成床上的体位转移

（1）先从床上的仰卧位和完成左右翻身至卧开始练习，熟练后练习从仰卧至俯卧。

（2）之后开始尝试从仰卧或侧卧到坐起再到半卧位，随着肌力增强，可稳定控制上身时多练习在床上或床边的坐位。

（3）正确的翻身动作中，避免再次受伤是至关重要的。下肢有伤病或手术后的患者在翻身时可以用健侧下钩住患侧的脚，帮助完成翻身动作，或先弯腰坐起，用手帮下肢摆放好适当姿势，再完成翻身动作。

（4）如果是颈椎腰椎伤病或手术后的患者，应采用整体翻身的动作，即翻身前（以向右为例）先伸直右腿，尽量屈起左腿，左脚蹬住床面，左手伸到身体右侧抓住床边等。左手和左腿同时向右侧发力，翻身时脊柱必须保持呈一条直线，不得弯曲和旋转，完成整体翻身动作。

（5）早期可由家属帮助，在患者身后托住其腰背部协助完成翻身动作，熟练后自行完成正确的坐起动作。应根据不同手术情况由专业人员决定何时开始坐起的时间，绝对不能自行尝试。

（6）方法是在正确翻身后，从侧卧位开始，用一侧手臂的力量将身体撑起直至坐起坐稳，整个过程中脊柱必须保持呈一条直线，不得弯曲和旋转。早期可由家属帮助，在患者身后托住其腰背部协助完成翻身动作，熟练后自行完成。

2. 逐渐离床站立 应根据不同手术情况由专业人员决定何时开始站立的时间，绝对不能自行尝试。下肢有伤病或手术后患者在站立时下肢能否负重，负重多少也应严格遵循医生规定。在可适应床边坐位后，逐渐尝试在床边保护下的站立，逐渐增加时间，通过相关练习强化身体的控制能力及下肢的负重等功能。

3. 恢复步行功能 在保护下使用适当支具或拐逐渐恢复步行功能。 微课3

（二）被动转移的原则

所谓被动转移，也就是家属等将患者抬起进行的各种转移。在这样的被动转移中不但需要家属的协调配合，还需要患者自己主动参与。

1. 应建立良好的相互信任，患者对帮助转移的帮助者具有足够的信任，才能充分放松自己，配合转移搬运。

2. 在转移的过程中患者应该看要移动的方向，不要看向地面或帮助者。

3. 在转移过程中患者应始终保持应有的便于搬运的姿势，不能中途变换姿势或突然活动等，以避免发生危险。

4. 转移前先应仔细检查与转移有关的床、椅子、垫子、轮椅等是否安全稳定，以及搬运过程需要经过的空间是否通畅无障碍物。

如果多人同时完成转移过程，必须事先商量好转移搬运的过程中如何配合，并由一个人发出口令以便于大家配合，避免失误。

三、排泄训练

1. 充分评估患者，确定患者的情况，适宜进行排便功能的训练活动。

2. 环境准备，确保环境安全私密，避开进餐时间、查房时间以及治疗护理时间。

3. 指导患者养成定时排便习惯，在病情允许的情况下协助患者上洗手间排便，注意防跌倒和避免受凉。对于卧床的患者可根据情况给予适当便器。

4. 床上排便姿势训练，患者取坐卧或半卧位，嘱咐患者深呼吸后屏气，往下腹部用力，做排便动作。

5. 指导患者进行盆底部肌肉运动：患者平卧，双下肢并拢，双膝屈曲稍分开，轻抬臀部，缩肛、提肛 10～20 次，每天训练 4～6 次。

6. 腹部按摩，训练患者排便时，操作者用手掌的大小沿肚脐周围顺时针方向做环形按摩。

7. 指导患者多饮水，多食富含膳食纤维的食物。

8. 观察患者排便训练效果并做好相关记录。

9. 操作速度，完成时间 8 分钟以内。

四、关节活动度的练习

关节活动度练习是一种恢复或增大关节活动范围、提高肢体运动能力的康复性训练，关节活动范围则是指关节活动所通过的运动弧。关节自身损伤、关节周围组织损伤、神经麻痹以及老年退行性病变等，均可引起关节活动范围受限。

（一）关节活动练习适应证

1. 被动关节活动度训练 患者不能主动活动，如昏迷、完全卧床等为避免关节挛缩、肌肉萎缩、骨质疏松和心肺功能降低等并发症，需进行被动训练。主动关节活动导致明显疼痛的患者也需进行被动活动。

2. 主动和主动辅助训练 患者能够主动收缩肌肉，但因各种原因所致的关节粘连或肌张力增高而使关节活动受限，可进行主动训练。肌力较弱（低于3级）者采用主动、辅助关节活动度训练。有氧训练时，多次重复的主动或主动辅助关节活动度训练可改善心肺功能。

3. 特殊情况 身体的某一部分处于制动阶段，为保持其相邻关节的功能，可进行被动训练和主动训练，防止相邻关节的挛缩和肌肉萎缩，并为新的活动做准备。

（二）关节活动度练习的原则

1. 在功能评定的基础上，决定训练的形式，如被动训练、主动辅助训练和主动训练等。

2. 患者处于舒适体位，同时确保患者处于正常的身体列线；必要时除去影响活动的衣服、夹板等固定物。

3. 治疗师选择能较好发挥治疗作用的位置。

4. 扶握将被治疗关节附近的肢体部位，以控制运动。

5. 对过度活动的关节、近期骨折的部位或麻痹的肢体等结构完整性较差的部位予以助力。

6. 施力不应超过有明显疼痛范围的极限。

7. 关节活动度训练可在：解剖平面（额面、矢状面、冠状面）；肌肉可拉长的范围；组合模式（数个平面运动的合并）；功能模式等情况下进行。

8. 在进行训练中和完成训练后，应注意观察患者的总体状况，如生命体征、活动部分的皮温和颜色改变以及关节活动度和疼痛等变化。

（三）关节活动度练习程序

1. 被动关节活动度练习 适用于肌力在3级以下患者。患者完全不用力，全靠外力来完成运动或动作。外力主要来自康复治疗师、患者健肢或各种康复训练器械。被动训练的目的是增强瘫痪肢体本体感觉、刺激屈伸反射、放松痉挛肌肉、促进主动运动；同时牵张挛缩或粘连的肌腱和韧带，维持或恢复关节活动范围，为进行主动运动做准备。

（1）患者舒适、放松体位，肢体充分放松。

（2）按病情确定运动顺序。由近端到远端（如肩到肘、髋到膝）的顺序有利于瘫痪肌的恢复；由远端到近端（如手到肘、足到膝）的顺序有利于促进肢体血液和淋巴回流。

（3）固定肢体近端，托住肢体远端，避免替代运动。

（4）动作缓慢、柔和、平稳、有节律，避免冲击性运动和暴力。

（5）操作在无痛范围内进行，活动范围逐渐增加，以免损伤。

（6）用于增大关节活动范围的被动运动可出现酸痛或轻微的疼痛，但可耐受；不应引起肌肉明显的反射性痉挛或训练后持续疼痛。

（7）从单关节开始，逐渐过渡到多关节；不仅有单方向的，而且应有多方向的被动活动。

（8）患者感觉功能不正常时，应在有经验的康复治疗师指导下完成被动运动。

（9）每一动作重复 10～30 次，每日 2 或 3 次。

2. 主动－辅助关节活动度练习　在外力的辅助下，患者主动收缩肌肉来完成的运动或动作。助力可由治疗师、患者健肢、器械、引力或水的浮力提供。这种运动常是由被动运动向主动运动过渡的形式。其目的是逐步增强肌力，建立协调动作模式。

（1）由治疗师或患者健侧肢体通过徒手或通过棍棒、绳索和滑轮等装置帮助患者主动运动，兼有主动运动和被动运动的特点。

（2）训练时，助力可提供平滑的运动；助力常加于运动的开始和终末，并随病情好转逐渐减少。

（3）训练中应以患者主动用力为主，并做最大努力；任何时间均只给予完成动作的最小助力，以免助力替代主动用力。

（4）关节的各方向依次进行运动。

（5）每一动作重复 10～30 次，每日 2 或 3 次。

3. 主动关节活动度练习　适用于肌力为 3 级的患者，主要通过患者主动用力收缩完成的训练。既不需要助力，也不需要克服外来阻力。其目的是改善与恢复肌肉功能、关节功能和神经协调功能等。

（1）根据患者情况选择进行单关节或多关节、单方向或多方向的运动；根据病情选择体位，如卧位、坐位、跪位、站位和悬挂位等。

（2）在康复医师或治疗师指导下由患者自行完成所需的关节活动；必要时，治疗师的手可置于患者需要辅助或指导的部位。

（3）主动运动时动作宜平稳缓慢，尽可能达到最大幅度，用力到引起轻度疼痛为最大限度。

（4）关节各方向依次进行运动。

（5）每一动作重复 10～30 次，每日 2 或 3 次。

4. 四肢关节功能牵引法　通过将挛缩关节的近端肢体固定，对其远端肢体进行重力牵引，以扩大关节活动范围的一种关节活动度训练方法。适用于各种原因所致的关节及关节周围组织挛缩或粘连所致的关节活动度受限患者。

（1）根据患者关节障碍的不同，选用各关节专用的支架或特制的牵引器。

（2）将所需牵引的关节近端的肢体固定于牵引器上。

（3）在关节的远端肢体施加牵引力量，并使牵引力作用点准确落在被牵拉组织的张力最大点上。

（4）牵引力量应稳定而柔和，患者的局部肌肉有一定紧张或轻度疼痛，但不引起反射性肌肉痉挛且可耐受。

（5）牵引时间为 10～20 分钟，使挛缩的肌肉和受限的关节缓缓地被牵伸。

（6）不同关节、不同方向的牵引可依次进行，每日 2 或 3 次。

5. 关节活动度练习注意事项

（1）术后伤口内如有引流管时，要注意运动时不要影响引流管。

（2）手术切口如与肢体长轴垂直时，早期不宜采用 CPM 训练，以免影响伤口愈合。

（3）训练中如同时使用抗凝治疗，应适当减少训练时间，以免出现局部血肿。

（4）训练程序的设定应根据外科手术方式、患者反应及身体情况加以调整。

想一想3-2

肩关节半脱位的主要康复护理措施是什么？

答案解析

五、心理沟通技术

（一）概述

1. 定义 心理沟通是指在康复护理过程中，护士运用心理学的理论和技术。以良好的人际关系为基础，通过各种方式或途径，积极地影响、改变患者的不良心理状态和行为，以解决患者的心理健康问题，促进患者的康复。

2. 特点

（1）个体化与复杂化 每个患者对疾病的体验都不相同，而且在不同的阶段，患者的心理问题也不同。同时患者的心理状态受到多种复杂因素的影响，因此护士应针对每个患者的心理特点，进行个体化的心理护理。

（2）广泛性与情境性 广泛性是指患者在医院环境下，其心理活动无时不在护士的影响下产生作用。情境性是指患者的心理活动受环境的影响而变化。

（3）社会性 是指患者的心理状态离不开社会环境的影响，社会环境包括社会支持、周围人们的态度等。

3. 原则

（1）建立良好的沟通环境 融洽和良好的沟通环境是心理护理的基础。

（2）身心治疗相结合 在康复护理中，各种疾病的心理因素和躯体因素可以互为因果和互相影响，因此在心理护理的同时应综合药物、运动等其他治疗方法，积极处理和改善躯体症状，而面对躯体治疗的同时，应充分发挥心理护理的作用，以减轻消极心理因素，积极面对疾病。

（3）自主性原则 使患者认识到自我护理是一种为了自己的生存、健康所进行的活动，是一种心理健康的表现，应自觉地在医护人员的指导下进行的康复护理过程。

（二）心理沟通方法

1. 环境要求 在病房和床位的选择上，针对患者不同的疾病特点、性格特点、心理特点等进行安排。

（1）将积极、开朗、乐观的患者与消极、抑郁、悲观的患者安排在同一间病房。

（2）将康复进展迅速、成功的患者与病情反复、情绪低落的患者安排在同一间病房，使他们能够互相进行情感交流，用一方积极的情绪去感染和改变另外一方，从而激发患者积极的心理状态。

（3）应主动与患者交流，尊重患者，善于倾听。

（4）当患者有疑问时，应及时予以解决，以建立和谐的沟通环境。

2. 放松疗法 又称为肌肉松弛训练或自我调整疗法，是一种通过各种固定的训练程序使患者学会生理上和躯体上放松的一组行为治疗方法。放松训练可以使患者肌肉放松，消除紧张和疲劳，缓解疼痛、镇静、催眠等作用，让患者处于放松、休息状态。放松训练可以在任何体位上进行。

（1）渐进性放松法 是指患者依靠自我暗示来有意识地反复练习肌肉的紧张和放松，然后使全身逐渐进入放松状态。让患者靠在舒服的椅子上，回想最令人愉快和松弛的情景，双臂放于椅子扶手，处于舒适随意的状态。首先让患者握紧拳头，然后松开，咬紧牙关，然后松开。反复做几次，目的让患者细心体会什么是紧张、什么是松弛。在领会了紧张与放松的主观感觉之后，才宜进行放松训练。因前臂的松弛最易掌握，故放松训练宜从前臂开始。然后依次练习放松面部、颈部、肩部、背部、胸部、腹部、下肢。借助生物反馈技术，可加快放松进程。放松训练时周围环境要安静，光线柔和，气温适宜。每次训练20～30分钟，每日或隔日一次，最终要求患者在日常生活中可以随意放松，达到自如的程度。

（2）钟摆样摆动法 将上肢或下肢置于下垂位，前后放松摆动，直到肢端出现明显的麻木感为止，也可以加4～10kg重量的物体于肢端，然后再做摆动，以达到肌肉放松的程度。也可用此方法来训练肩、髋、膝关节的活动。

（3）深呼吸放松训练　方法简单，常可以起到很好的放松效果。具体做法：让患者处于站位或坐位，双肩下垂，闭上双眼，慢慢做深呼吸。在呼吸变慢，变得越来越轻松的同时，想象自己的心跳也在渐渐地变慢，变得越来越有力，整个身体变得很平静，周围好像没有任何东西，自己感到轻松自在，静默数分钟结束。

（4）肌肉放松体操　用于肌张力严重增高无法放松的患者。主要用于颈部、肩部、胸部、背部肌肉的放松训练。做肌肉放松操前在相应的部位进行热敷和按摩。可在仰卧位、坐位、站立位、步行等各种姿势下进行。多数配合呼吸运动让患者吸气时收缩，呼气时放松。微课4

3. 心理支持　心理支持疗法主要针对处于震惊、否定和抑郁阶段的患者。进行支持疗法时，护士要热情对待患者，对患者的痛苦与困难给予高度同情，给予他们关心和尊重。主要治疗程序包括倾听、解释、指导、支持等。

（1）倾听　护士一定要善于倾听患者的诉说。一方面是为了解患者的痛苦和症结所在，另一方面护士专心倾听他们的诉说，会使患者体会到护士在严肃认真地关心他们的病情，有助于患者树立起战胜疾病的勇气和信心，也使护士和患者之间建立充分信任的关系。

（2）解释　护士在了解患者心理问题的原因后，应对问题作出透彻的分析，并向患者作出适当的解释，提出解决困难的办法和真诚的劝告，以便于患者慢慢地领悟。

（3）指导　调动患者自己内在的积极性，共同对存在问题进行透彻的分析，让患者认清问题的实质，逐渐领悟出解决问题的有效方法，并树立信心去解决。

（4）支持　许多患者的恢复是一个漫长的过程，患者往往陷入悲观、无助的境地。因此，护士应多关心患者和患者家属，同他们一起制订康复护理计划，让患者感受到所有的医护人员都在支持他，从而树立信心，积极参与康复。

六、吞咽技能与饮食指导

（一）吞咽

1. 概念　吞咽是指人体从外界经过嘴巴摄入食物，经过咽腔、食管传输到胃的过程。吞咽障碍是指由于下颌、双唇、舌、软腭、咽喉、食管等器官结构和（或）功能受损，不能安全有效地把食物输送到胃内的过程。

2. 技巧　食团在口中的位置，最好把食物放在健侧舌后部或健侧颊部，这样有利于食物的吞咽。注意一口量及进食速度。①一口量：一般正常人每口量：稀液体1~20ml；果酱或布丁5~7ml；浓稠泥状食物3~5ml；肉团平均为2ml。一般以少量试之（稀液体1~4ml），然后酌情增加。②进食速度：为减少误吸的危险，前一口吞咽完成后再进食下一口，避免二次食物重叠入口的现象。

3. 方法　空吞咽、交互吞咽、声门上吞咽、点头样吞咽，进食前后清洁口腔、排痰。

（二）饮食指导

1. 指导　首先是确定食物的形态，其次是选择在口腔内容易运送或吞咽的食物，以使哽噎、呛咳减少或消失。

2. 具体要求　选择的食物要柔软，密度及性状要均匀，有适当的黏度，不易松散，通过口腔和咽部时容易变形，不易粘在黏膜上，首选糊状食物，还要兼顾食物的色、香、味及温度等。可根据以上条件结合患者喜好，选择食物内容并加以调制。

3. 食物质地分类

（1）全流质膳　无残渣，每日可供应的热量仅约1000kJ。如米汤、蒸鸡、牛奶、藕粉、红枣泥汤、鱼汤、鸡汤、瘦肉汤等。

（2）半流质膳　谷类有大米粥、小米粥、米糕、麦糊、麦片；蔬菜类有各种蔬菜制成的蔬菜泥、蔬菜汁等；水果类有各种水果制成的果汁；豆类有豆浆、豆腐、豆腐花等。

（3）半固体或混合膳　有切面、挂面、馄饨、馒头、包子、水饺、小笼包、蛋糕、面包等。

七、呼吸功能训练和排痰方法

（一）呼吸

1. 概念　呼吸由肺通气和肺换气组成，称为外呼吸；组织换气又称为内呼吸。整个呼吸过程分四个相互衔接和同步的阶段。

2. 呼吸训练的定义　呼吸训练是通过各种呼吸运动和治疗技术来重建正常的呼吸模式、增强呼吸肌功能、改善肺通气、减轻呼吸困难、提高肺功能的训练方式。

3. 呼吸功能训练作用　增加呼吸肌的随意运动，提高呼吸容量，改善 O_2 吸入和 CO_2 排出，改善胸廓和肺的顺应性，有利于肺部及支气管炎症的吸收及肺组织的修复。改善呼吸困难症状，减少耗氧和耗能，提高呼吸效率。

4. 呼吸功能训练方法

（1）腹式呼吸训练　指强调膈肌呼吸为主的方法，以改善异常呼吸模式，多用于慢性肺气肿或阻塞性肺疾病患者。

（2）抗阻呼吸训练　指在呼气时施加阻力的训练方法，用于慢性肺气肿或阻塞性肺疾病的患者，适当增加气道阻力。

（二）排痰训练

1. 有效咳嗽训练

（1）咳嗽是一种防御性反射，当呼吸道黏膜上的感受器受到刺激时，会引起咳嗽反射。

（2）无效的咳嗽只会增加患者的痛苦和消耗体力，加重呼吸困难和支气管痉挛。因此，控制无效咳嗽，掌握有效咳嗽的方法和时机，是非常有必要的。

（3）有效咳嗽训练方法，将患者安置于舒适和放松的位置，指导患者在咳嗽前先缓慢深吸气，吸气后稍屏气片刻，快速打开声门，用力收腹将气体迅速排出，引起咳嗽。一次吸气，可连续咳嗽 3 声，停止咳嗽，并缩唇将余气尽量呼尽。之后平静呼吸片刻，准备再次咳嗽。深吸气可能诱发咳嗽，可分次吸气，争取肺泡充分膨胀，增加咳嗽频率。

（4）咳嗽训练一般不宜长时间进行，可在早晨起床后、晚上睡觉前或餐前半小时进行。

2. 辅助咳嗽技术

（1）辅助咳嗽技术主要适用于腹部肌肉无力，不能引起有效咳嗽的患者。

（2）让患者仰卧于硬板床上或坐在有靠背的椅子上，面对着护士，护士的手置于患者的肋骨下角处，嘱咐患者深吸气，并尽量屏住呼吸，当其准备咳嗽时，护士的手向上向里用力推帮助患者快速呼气，引起咳嗽。

（3）如痰液过多可配合吸痰器吸引。

3. 体位引流　是依靠重力作用促使各肺叶或肺段气道分泌物引流至大气管，再配合正确的呼吸和咳痰，将痰液排出的方法。体位引流的原则是将病变部位置于高处，使引流支气管的开口方向向下。

（1）适应证

1）年老体弱、久病体虚、胸部手术后、疼痛等原因，不能有效咳出肺内分泌物者。

2）慢性支气管炎、肺气肿等患者发生急性呼吸道感染及急性肺脓肿痰量多（痰量在 300 ~ 400ml/d）

且黏稠并位于气管末端者。

3）潴留分泌物长期不能排清者，如支气管扩张等。

4）某些特殊检查前的准备，如支气管镜、纤维镜、支气管造影等。

（2）禁忌证

1）疼痛明显、认知障碍或不合作者。

2）内外科急、重症患者，如心肌梗死、心功能不全、肺水肿、肺栓塞、急性胸部外伤、出血性疾病等。

（3）具体方法和步骤

1）排痰前准备　向患者解释体位引流的目的、方法以及如何配合，消除患者的紧张情绪，准备好体位引流用物。

2）确定痰液潴留的部位　可借助 X 线直接判定痰液潴留的部位，或者采用听诊、触诊、叩诊等方式判断。

3）摆放引流体位　将患者置于正确的引流姿势，即痰液的潴留部位位于高处，使次肺段向主支气管垂直引流，同时观察患者的反应。

4）体位引流方法　每次引流一个部位，一般 5 ~ 10 分钟，如有多个部位，则总时间不要超过 30 ~ 45 分钟，以防止患者疲劳；在体位引流时，联合不同的徒手操作技术如叩击、振动等，同时指导患者做深呼吸或者有效地咳嗽促进痰液排出；治疗频率应根据患者的病情而制定，一般情况下每天上午、下午各引流一次，痰量较多时，可增至每天 3 ~ 4 次。

5）不用继续体位引流的标准　胸部 X 线显示相对清晰，患者 24 ~ 48 小时内不再发热，听诊时呼吸音正常或者接近正常。

（4）注意事项　体位引流期间应配合饮水、支气管湿化、化痰、雾化吸入胸部的扩张练习、呼吸控制等措施增加疗效；因为夜间支气管纤毛运动减弱，分泌物易在睡眠时潴留，宜在早晨清醒后做体位引流；不允许安排在饭后立即进行体位引流，应在饭后 1 ~ 2 小时或饭前 1 小时进行头低足高位引流，防止胃食管反流恶心和呕吐；引流过程中需注意生命体征的变化。

4. 叩击　护士五指并拢，掌心空虚，呈杯状（图 3 – 1），与患者呼气时在与肺段相应的特定胸壁部位进行有节律的快速叩击（80 ~ 100 次/分），每一部位叩击 2 ~ 5 分钟，叩击与体位引流相结合可使排痰效果更佳。这种操作不应该引起疼痛或者不适。对敏感的皮肤应防止直接刺激，可以让患者穿一件薄的柔软舒适的衣服，或者在裸露的身体上放一条舒适轻薄的毛巾，避免在骨突部位或者是女性的乳房区做敲打。由于叩击是力量直接作用于胸壁的，因此存在凝血障碍、肋骨骨折的患者禁用此方法。

5. 振动　两只手直接放在患者胸壁的皮肤上并压紧（图 3 – 2），当患者在呼气时给予快速、细小的压力振动，每次 30 秒 ~ 1 分钟，每一部位振动 5 ~ 7 次。振动法有助于纤毛系统清除分泌物，常用于叩击之后，禁忌证同叩击法。

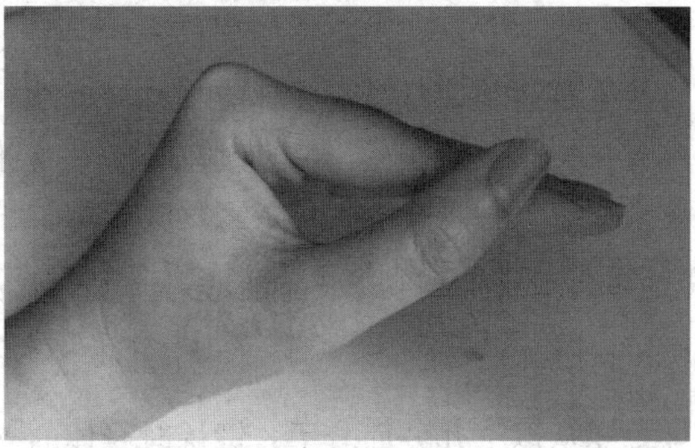

图 3 – 1　叩击

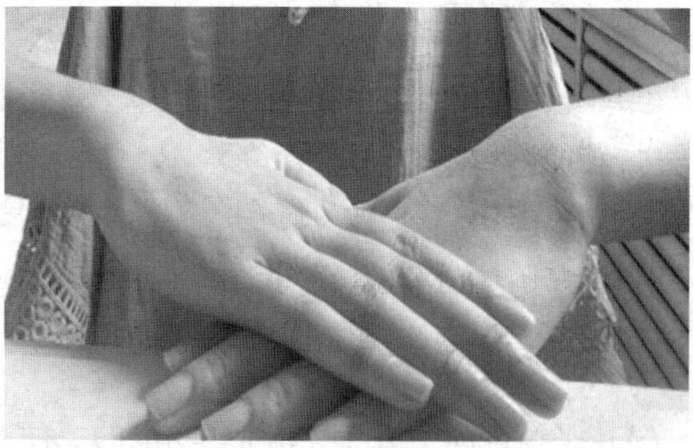

图 3 – 2　振动

八、各种康复操和医疗体操

（一）健身操的康复治疗

老年人器官功能较弱，并患有某些疾病，对健康康复操的动作和运动负荷的适应能力差，进行健身康复操锻炼时要运用科学的方法。

1. 动作幅度适中 老年人健身康复操应多做站立姿势、四肢缓慢移动协调配合动作，动作幅度不宜过大，特别是肩、腰、髋三大关节扭动、转动时尽量不做剧烈跳跃、大幅度的屈体和过分突然的低头动作。

2. 锻炼时间有规律、持之以恒 老年人做健身操的时间以安排在早晨为宜，早晨空气新鲜，空气中的负离子对人体健康十分有益，使精神愉快，对人体紧张的生理和心理进行适宜的调整，可起到积极的作用。

3. 活动量适宜 合理安排每次健身操的康复锻炼时间，避免运动过量。

（二）医疗体操

1. 概念 专门用来防治疾病的体操，对创伤、手术后的功能恢复以及很多内科疾患具有良好的作用，在临床上得到广泛应用，是医疗体育的重要内容之一。

2. 医疗体操的种类

（1）矫正运动 用来矫正身体畸形的一种运动。在有利于矫正畸形的预备姿势下进行选择性的肌力练习活动，以增强被畸形牵拉而削弱的肌肉，增强所有能促进畸形矫正的肌肉群，同时牵伸由于畸形影响而缩短的肌肉和韧带。常用来矫正脊柱和胸廓的畸形、平足和某些外伤引起的畸形等。

（2）协调运动 恢复和加强动作协调性的运动，如上肢与下肢的运动协调、四肢与躯干的运动协调、左右两侧肢体的对称或不对称运动协调以及逐步由简单到复杂、由单个肢体到多个肢体的联合协调运动等。上肢和手的协调运动，应训练动作的精确性、反应速度以及动作的节奏性等。下肢的协调运动，主要练习正确的步态和上下肢动作的协调配合等。协调运动主要应用于中枢和周围神经的疾病和创伤。

护爱生命

体育是以身体活动为媒介，以谋求个体身心健康、全面发展为直接目的，并以培养完善的社会公民为终极目标的一种社会实践活动。对于医学生来讲，有责任、有义务为广大人民群众的身体健康保驾护航，时刻宣传体育锻炼对身体健康的重要性和必要性。

近30年来，随着政治、经济、文化、科学技术的迅速发展和人民生活水平的日益提高，体育的外延作用不断扩大，体育的文化意义不断深化，其所体现出来的人文主义价值远远超过其运动价值，已经成为现代社会不可或缺的文化活动。

在康复护理中康复护士更要关爱患者，更要注重坚持体育锻炼的宣传教育。体育锻炼对骨骼、肌肉、关节和韧带都会产生良好的影响，经常运动可以使肌肉保持正常的张力，并通过肌肉活动给骨组织以刺激，促进骨骼中钙的储存，预防骨质疏松，同时使康复中的患者关节保持较好的灵活性，韧带保持较佳的弹性，锻炼可以增强运动系统的准确性和协调性，保持手脚的灵便，使人可以轻松自如、有条不紊地完成各种复杂的动作。

（3）平衡运动 锻炼身体平衡功能的一种运动。锻炼主要从以下几方面着手：锻炼时身体的支持面由大逐渐到小，身体的重心由低逐渐到高，由视觉监督下活动逐渐过渡到闭眼活动。平衡运动直接作用于前庭器官，可加强它的稳定性，从而改善身体的平衡功能，常应用于因神经系统或前庭器官病变而引起的平衡功能失调。

（4）呼吸运动 在医疗体育中应用很广，常用的有下列几种。

1）一般呼吸运动 有单纯的呼吸和配合肢体或躯干运动的呼吸，常用来改善呼吸功能，促进血液循环，减轻心脏负担，或在体疗中调节运动量。

2）局部呼吸运动 是重点作用到某一侧或某部分肺叶的呼吸活动，如胸式呼吸主要作用于肺尖和肺上叶，腹（或膈）式呼吸主要作用于肺底部和肺下叶，配合躯干侧弯的呼吸重点作用于一侧的肺叶等。

3）专门呼吸运动 有延长呼气或吸气时间的呼吸，有在呼气时配合发音或用手压胸廓来增加排气量的呼吸等。局部呼吸和专门呼吸运动主要应用于某些呼吸系统疾病，如慢性支气管炎、肺气肿和胸膜炎等。

（5）器械运动 借助器械进行主动、助力、抗阻或被动运动，利用器械的重量、杠杆作用、惯性力量或器械的依托来增强肌力，扩大运动幅度，发展动作的协调性。使用器械，还可使体操动作多样化，提高患者的锻炼兴趣。医疗体操中常用的器械有沙袋、哑铃、球类、扩胸器、墙拉力、滑轮装置、体操棒、肋木、单杠、双杠、功率自行车、活动平板、各种关节练习器和练习手功能的各种器械等。

（6）太极拳 目前较为流行的有杨式太极拳、二十四式太极拳。作用如下：①改善中枢神经系统功能、循环功能、呼吸功能；②增强肌肉的力量，保持关节活动度和柔韧性，稳定情绪、降低血压。③防止骨质疏松、延缓衰老。多年来研究表明，太极拳对预防高血压、动脉粥样硬化、心脏病、提高人体免疫力和调整人体内分泌功能，有确切的作用。

（7）易筋经 分十二势，主要适用于失眠、健忘、头痛、胸痹、胃肠痛和风湿痹症。

（8）五禽戏 是通过模仿虎、熊、鹿、猿、鸟（鹤）五种动物的动作，进行锻炼，达到保健强身的目的。主要适用于眩晕、头痛、不寐、脾胃不和、半身不遂的治疗和病后康复。

（9）八段锦 由八节动作组成，适用于郁闷、胸闷不适或焦虑不安；消化不良和腹胀；腰背酸痛、头晕目眩；头痛、耳鸣、失眠、健忘或早泄者；保健防病。

九、体位训练

（一）仰卧位

头枕合适枕头，患者肩前肩后用软垫垫起。上肢外展90°肘伸直或屈曲，腕伸直，手指间关节自然屈曲，手可握小布卷、小毛巾等物。保持伸髋、伸膝，防止关节挛缩和外旋，下肢双足蹬足底板，使踝背伸90°防止足下垂。

（二）侧卧位

仰卧位主要强化伸肌优势，健侧卧位强化患侧屈肌优势，患侧卧位强化患侧伸肌优势，偏瘫患者适宜健侧卧位。

（三）俯卧位

髋关节可充分伸展，但须在心、肺功能许可的条件下采取俯卧位。

（四）坐位

早期可利用靠背支架、借上肢拉力坐起，并训练坐位平衡。

（五）立位

当下肢肌力允许时，可行站立训练，站立时注意保护患者，防止意外。偏瘫患者站立时可先将重心放在健侧，两脚分开3cm，站稳后重心移向患肢，再做负重训练、转向训练，早期可用一些辅助器械协助。

（六）立位移动训练

行走训练通常利用平衡杠、拐杖、手杖在室内进行，顺序是平衡杠内步行、杠外持杖步行、弃杖步行，逐步达到独立行走的训练目的。扶持患者行走训练时，扶持者应站在患者患侧以保护患者。

（七）上下楼梯训练

偏瘫患者上楼梯时，健手扶栏，先将患肢伸向前，再健足踏上一级，带动患肢踏上与健肢并行；下楼时，健手扶栏，患足先下一级，健足再下与患足并行。借助手杖上楼梯时，先将手杖立在上一级台阶，再蹬上健足，然后患足再上与健足并行；下楼梯时，先将手杖立在下一级台阶，然后健足下一级，患足再下与健足并行。

十、日常生活活动训练

（一）概念

狭义的日常生活活动（activities of daily living，ADL）是指人在独立生活而每天必须反复进行的最基本和最具有共性的功能性活动能力，即衣、食、住、行及个人卫生等日常生活活动的基本动作和技巧。

广义的日常生活活动，还包括与他人的交往以及在社区内乃至更高层次上的社会活动。

（二）分类

日常生活活动可以分为基础性日常生活活动（basic activity of daily living，BADL）和工具性日常生活活动（instrumental activity of daily living ，IADL）。

（三）训练种类

1. 进食训练 训练患者尽可能独立完成此项动作，增强患者进食的主动性、趣味性，同时鼓励患者树立康复的信心，减少对他人的依赖。独立完成一项进食活动需要手的抓握、上肢运送以及口腔的咀嚼吞咽动作连贯完成。先评估影响患者进食的原因，再根据问题制订护理措施。

（1）手的抓握　手的精细动作不能或握力减弱者可用勺、叉代替筷子，可将手柄加粗或使用功能固定带。

（2）上肢的运动　对于轻症偏瘫，特别是手的障碍，由于上肢关节活动受限、肌力低下、协调障碍等原因造成手不能到达嘴边、不能将食物送到口里的患者先取坐位，将食物摆放在高度适宜的餐桌上。如果患者上肢具有一定的运动功能，在进食训练期间应促进其功能恢复。对青壮年患者，是训练患手还是利手交换训练，应根据患者多方面的实际情况而定。对于高龄患者以双侧同时训练为好。

（3）口腔运动　由于口腔颌面关节活动受限、口周围肌肉群肌力低下、协调性障碍等原因造成吞咽障碍者，应端正患者头部颈部及身体的位置，以利吞咽。

2. 穿脱衣物训练 衣裤最好选择透气、舒适的纯棉制品；上衣最好为前开衫，裤子用松紧带而不用皮带；鞋最好为带尼龙扣的旅游鞋，鞋底较硬防滑，禁止穿拖鞋以防摔倒。注意室温，及时调整衣物。袜子和鞋的穿脱法：患者取坐位，患侧下肢搭在健肢上，用健手穿袜子或鞋。也可以使用穿袜器及穿鞋器予以辅助。

3. 个人卫生训练 对能在轮椅上坐位坚持30分钟以上，健侧肢体肌力良好，全身症状稳定的患者，应尽快进行个人卫生训练，极大程度地提高生活自理能力，增强患者的信心。

（1）修饰　梳头、洗脸和口腔卫生（刷牙漱口）。患者坐在水池前，用健手打开水龙头放水，调节水温。健手清洗患手、前臂及洗脸。洗健手时，患手贴在水池边展开或将毛巾固定在水池边缘，健手及前臂在患手或毛巾上搓洗。拧毛巾时，可将毛巾套在水龙头上，用健手将两端合拢，向一个方向拧干 。打开牙膏盖时，患手固定牙膏，健手将盖旋开，健手挤牙膏，刷牙动作由健手完成，必要时可使用电动牙刷代替。清洗义齿可用带有吸盘的毛刷，将毛刷固定在水池边，健手取义齿刷洗。剪指甲时可将指甲刀底部固定在木板上，上部加长，便于操作。

（2）洗澡

1）盆浴　患者坐在紧靠浴盆的木质椅子上，高度与浴盆边缘相等，脱去衣物，用健手托住患腿放入盆内，再用健手握住盆沿，健腿撑起身体前倾，抬起臀部移至盆内椅子上，将健腿放入盆内。亦可用一块木板在下面拧 2 个橡皮柱固定在浴盆一端，患者将臀部移向盆内木板上，将健腿放入盆内，再帮助患腿放入盆内。洗浴完毕后，出浴盆顺序与前面步骤相反。

2）淋浴　患者可坐在淋浴凳或椅子上，先开冷水管，后开热水管调节水温，淋浴较容易进行。洗涤时，用健手持毛巾擦洗，用长柄的海绵浴刷擦洗背部和身体的远端。对于患侧上肢肘关节以上有一定控制能力的患者，将毛巾一端缝上布套，套于患臂上协助擦洗，拧干毛巾时，将其压在腿下或夹在患侧腋下，用健手拧干。

十一、假肢、矫形器、辅助器具的使用指导及训练技术

（一）假肢

1. 下肢截肢者假肢的使用

（1）截肢者坐在椅子上（或站着），往残肢上涂些滑石粉或痱子粉。

（2）用光滑的薄的丝绸将残肢包住或用易拉宝套在残肢上。注意所包的布、袜套要平整、没有皱褶，其上缘应包住大腿根部，其后面应包上坐骨结节。

（3）拿掉接受腔上的负压阀门。

（4）将包布或袜套的远端放入接受腔。

（5）将包布或袜套的远端从负荷阀的孔内穿出。

（6）将残肢插入接受腔内。

（7）站起来，将假肢伸直，一手压住假肢以免关节弯曲，另一手往外、往下拉出包布。在往外拉包布时应注意皮肤感觉，要感觉出残肢周围哪一侧的包布拉得不够，可用力多拉出一些。另外，如果在拉包布时，健腿膝关节能做些屈伸，让残肢在接受腔内有上下的活塞运动（即残肢能上下窜动），则更容易将残肢完全拉入接受腔内。

（8）将包布全部拉出后，可适当调节一下残肢皮肤在接受腔上缘周围的紧张度，然后装上负压阀门。

2. 下肢假肢的训练方法

（1）上下楼梯训练　上楼梯时，健脚先上，再将假肢抬上去并拢，如此逐级台阶上去。下楼梯时，先下假脚，再下健脚与之并拢，逐级台阶下来。两脚交替下楼的方法，只有在健肢肌力较强而残肢又较长的情况下才可进行。下台阶时假肢脚尖要伸出台阶边缘（采用单轴膝与安全膝的鞋跟位置略有不同，假肢承重，健脚下一步，健脚着地时假肢屈膝，假脚迈下一步）。

（2）上下斜坡训练　上坡时，健肢步长要大些，残肢屈髋后假肢再迈步；躯干尽量前倾。下坡时，假肢步长要小，健肢要快步跟下来，谨防失去平衡而跌倒。

（3）跨越障碍物训练　向前跨越时，假肢承重，健肢先跨；然后健肢承重，身体尽量前倾，残肢屈髋带动假肢跨过障碍物。横向跨越时，健肢靠近障碍物站立，假肢承重，健肢先横跨过障碍物；然

后健侧承重，以健脚为轴心，假肢向前上方抬起跨过障碍物。

（4）从地上拾物训练　有两种方法，一种是健肢在前，假肢向后伸直，健侧屈膝弯腰拾物；另一种是后面的健肢也屈膝屈髋，弯腰拾物。

（5）其他训练　如在沙石路面行走、骑自行车、穿脱衣服、携运重物等。以上训练内容熟练后，可以根据患者职业工作的需要，再指导进行特殊职能动作的训练。另外，对患者施以运动疗法，如通过一些球类活动，能更好地锻炼使用假肢的灵活性。

3. 上肢假肢使用注意事项

（1）应经常用拧干的温热的湿毛巾擦拭接受腔，保持腔内清洁，预防各种残肢疾病。

（2）假肢和假手套禁止与高温热源接触，以免变形、损坏。

（3）装饰用的聚氯乙烯手套容易被污染，特别是容易被油性物质污染，因此要注意不要让手套接触油漆，不要被圆珠笔污染，一旦污染很难洗去。对一般污染可用肥皂水或洗衣粉清洗，禁止用汽油和各种有机溶剂清洗。

（4）应避免任何锐器划破、刺破手套。一定要保持手套边缘平滑没有任何微小裂口，如有小口应及时发现，及时剪平。

（5）索控假手开手只能通过牵拉牵引开手，禁止用手掰开。

（6）用上肢假肢提重物不宜超过5kg。

（7）每6～12个月应返厂进行维修保养。

4. 上肢的训练

（1）屈肩控制动作　是以残侧肩部前屈和健侧肩部的相对运动形成的。这一动作范围较小，可以和屈臂动作联合起来控制开手。

（2）提肩控制动作　在三重索控假肢系统中，屈肘机构的开锁动力源是残侧肩部的上提运动。在残侧肩部上提时，健侧肩部必须保持静止，作为牵引索一端的支点，当残侧提肩时才能产生相对位移。

（3）上臂屈曲控制动作　上臂残肢的前屈运动是操纵上臂假肢的主要动力源，患者前屈上臂时，肩部应该保持相对静止，这样才能形成操纵假肢所必需的牵引位移。

（4）上臂伸展控制动作　上臂残肢的后伸运动实际上是一个组合动作，它是由上臂的后伸与同侧肩部的前屈结合而形成的，这个动作是作为操纵屈时的动力源，也可用这个动作来控制假手的张开。

（5）前臂旋前、旋后控制动作　前臂残肢的旋前、旋后控制用于采用特性铰链的腕离断假肢的控制，还可控制旋转机构，将前臂的旋前、旋后动作作为开手的动力源。

想一想3-3

如何判断残肢穿入接受腔的位置是否正确？

答案解析

（二）矫形器

1. 矫形器的使用

（1）矫形器正式使用前要进行试穿，了解矫形器是否达到处方要求的舒适性及对线是否正确，动力装置是否可靠，并进行相应的调整。

（2）教会患者穿脱矫形器及穿上矫形器后如何进行一些功能活动。

（3）训练后，再由专业人员负责检查矫形器的装置是否符合生物力学原理，是否达到预期的目的和效果，了解患者使用矫形器后的感觉和反应，这一过程称为终检。终检合格后方可使用。

（4）对需长期使用矫形器的患者，应每3个月或半年随访一次，以了解矫形器的使用效果及病情变化，必要时进行修改和调整。

2. 矫形器的作用

（1）稳定支持　通过限制关节的异常运动来保持稳定性，或通过稳定关节来恢复肢体的承重能力。

（2）固定与矫正　通过固定病变的肢体防止畸形发生或防止畸形加重。

（3）代偿与助动　通过某些装置（如橡皮筋、弹簧）来代偿失去的肌肉功能，使瘫痪的肢体产生运动。

（三）辅助器

1. 辅助器概念

（1）助行器　辅助人体支撑体重、保持平衡和行走的工具称为助行器。

（2）自助具　利用患者残存功能，无需外界能源，单凭患者自身力量即可帮助患者独立完成日常生活活动而制造的器具。

2. 辅助器的功能及应用范围

（1）保持平衡　老年人、非中枢性失调的下肢无力、下肢痉挛前伸不佳、重心移动不能平衡等障碍。

（2）支持体重　下肢无力、类风湿关节炎及关节病等致负重而疼痛时、下肢骨折等。

3. 拐杖的使用方法

（1）截瘫患者的拐杖步行法

1）交替拖地步行法　左拐－右拐－双足拖地向前。

2）同时拖地步行法　双拐－双足。

3）四点步行法　左拐－右足－右拐－左足。

4）三点步行法　患足－双拐－健足。

5）两点步行法　左拐右足－右拐左足。

6）大小步幅步行法　与交替拖地步行法相似。

（2）偏瘫患者的手杖步行法

1）三点步行法　拐－患足－健足或拐－健足－患足。

2）两点步行法　拐和患足－健足。

十二、掌握康复综合治疗计划的有关技术

运动治疗技术内容丰富，项目较多。根据目前临床和社区常用的治疗方法来看，主要有以下两类。

（一）以力学和运动学原理为基础

1. 肌力训练　是根据超量负荷（overload）的原理，通过肌肉的主动收缩来改善或增强肌肉的力量。增强肌力的方法很多，根据肌肉的收缩方式分为等长运动和等张运动；根据施加阻力与否分为非抗阻力运动和抗阻力运动。非抗阻力运动包括主动运动和主动助力运动；抗阻力运动包括等张性（向心性、离心性）、等长性、等速性抗阻力运动。

2. 耐力训练　耐力是指人体长时间工作的能力，相当于运动强度、时间或重复次数的乘积。耐力训练包括肌肉耐力训练和全身耐力训练。全身耐力训练也称有氧训练，是采用中等强度、大肌群、动力性周期性运动，持续一定时间，以提高机体有氧代谢运动能力或全身耐力的锻炼方式，常用于强身健体及心肺疾病、代谢疾病患者和老年人的康复锻炼。

3. 关节活动训练　是通过患者的主动运动和被动运动，或负荷训练和手法治疗，增加或维持关节

活动范围，提高肢体运动能力的治疗方法。主要用于改善和维持关节的活动范围，以利于患者完成功能性活动。训练方法根据是否借助外力分为主动运动、助力运动和被动运动3种；根据是否使用器械分为徒手运动和器械运动两种。

4. 牵固训练 牵伸（stretching）是指拉长挛缩或短缩软组织的治疗方法。其目的主要为改善或重新获得关节周围软组织的伸展性，降低肌张力，增加或恢复关节的活动范围，防止发生不可逆的组织挛缩，预防或降低躯体在活动或从事某项运动时出现的肌肉、肌腱损伤。牵引（traction）虽然也具有牵拉软组织的作用，但与牵伸的最大区别在于牵引主要作用于关节，是通过力学原理来增大关节的间隙达到治疗目的，而牵伸主要作用于软组织。根据牵拉力量来源、牵拉方式和持续时间，可以把牵伸分为手法牵伸、器械牵伸和自我牵伸3种。

5. 转移训练 体位转移（umnsfer）是指人体从一种姿势转移到另一种姿势的过程，包括卧→坐→站→行走。转移训练是为了使患者完成日常生活及康复锻炼过程中所需的姿势转换及身体移动性的练习，是提高患者体位转换能力的锻炼方法，包括独立转移、辅助转移和被动转移。

6. 协调性训练 协调功能是人体自我调节，完成平滑、准确且有控制的随意运动的一种能力。所完成运动的质量包括按照一定的方向和节奏、采用适当的力量和速度、达到准确的目标等几方面。协调性是正常运动活动的最重要组成部分，也是体现运动控制的有力指标。即使是很简单的动作也需要许多肌肉的参与，这些肌肉在动作的不同阶段扮演主动肌、协同肌、拮抗肌或固定肌等不同角色。

7. 步行训练 是以矫治异常步态促进步行转移能力的恢复，提高患者的生活质量为目的的训练方法。

8. 呼吸训练 指保证呼吸道通畅，提高呼吸肌功能，促进排痰和痰液引流，改善肺和支气管组织血液代谢，加强气体交换效率的训练方法。

9. 放松训练 指通过精神放松和肌肉放松缓解肌肉痉挛、缓解疼痛，调节自主神经功能，进一步治疗因精神和躯体过度应激所致的各种病症。

10. 水中运动 指利用水的浮力进行步行训练、平衡训练和关节活动训练，或利用水的阻力进行力量训练和耐力训练的方法。

11. 牵引技术 牵引是指运用作用力与反作用力的力学原理，通过手法、器械或电动装置产生的外力，作用于人体脊柱或四肢关节，使关节发生一定的分离、关节周围软组织得到适当的牵伸，从而达到治疗目的的一种方法。

12. 手法治疗 包括关节松动技术、传统推拿和按摩疗法等。

（二）神经发育疗法和运动再学习疗法

1. Bobath 技术 是通过仔细地评定，找出患儿发育过程中存在的主要问题，然后设法抑制其异常的运动模式和异常的姿势反射，根据发育顺序来促进其正常的运动，使其功能尽快恢复。主要论点是使肌张力正常化和抑制异常的原始反射。中枢神经系统损伤后的患者，常常表现为异常的姿势和运动模式，这将大大干扰肢体的正常运动。如运用各种促进技术控制异常运动和异常的姿势反射，出现正常运动后再按照患者的运动发育顺序，即从低级别向高级别进行训练，以促进正常运动功能的恢复。

2. Rood 技术 应用正确的感觉刺激，按正常的人体发育过程来刺激相应的感觉感受器，就有可能加速诱发运动反应或引起运动兴奋，并通过反复的感觉刺激而诱导出正确的运动模式。该方法强调选用有控制的感觉刺激，按照个体的发育顺序，通过应用某些动作引出有目的的反应，因此 Rood 疗法又称多感觉刺激疗法。

3. Brunnstrom 技术 主要依据患者运动功能恢复的各个不同阶段，提出了“恢复六阶段”理论：即肌张力由低逐渐增高的联合反应、共同运动、痉挛状态逐渐显著，随着共同运动的完成，出现分离运动、精细运动等，直至完全恢复正常。此疗法利用各种运动模式诱发运动反应，再从异常运动模式中引导、分离出正常运动的成分，达到恢复患者运动功能的目的。

第二节 康复治疗护理方法

PPT

一、运动疗法

1. 概念 运动疗法指以运动学、生物力学和精神发育学为基本原理，应用各种形式的主动和被动运动进行合理有效的训练，以提高和促进各种功能的恢复，改善人体躯体功能和精神障碍，使患者最大限度地恢复生活自理能力和劳动能力，并提高健康水平的一类康复治疗技术。

2. 作用 改善运动组织（肌肉、骨骼、关节、韧带等）的血液循环和代谢能力，改善关节活动范围、放松肌肉、纠正躯体畸形、止痛，增强肌力、耐力、心肺功能和平衡协调能力，提高神经－肌肉运动控制能力等。

3. 基本种类 包括被动运动、辅助－主动运动、主动运动、抗阻运动、牵伸运动等。运动疗法的内容丰富，主要包括：关节活动范围训练、肌力增强训练、协调性训练、平衡功能训练、呼吸训练、体位转换训练、步行训练、医疗体操等。

练一练3-2

运动治疗技术属于（ ）的康复范畴。

A. 物理治疗　　B. 作业治疗　　C. 言语治疗

D. 心理治疗　　E. 运动疗法

答案解析

二、传统物理疗法

1. 物理因子治疗 以各种物理因子（如光、电、磁、声、冷、热等）为主要治疗手段，引起机体内一系列生物学效应，消除病因，消除或减轻疼痛，恢复受破坏的生理平衡，增强机体防卫机能、代偿机能与组织的再生机能，使患者的疾病和功能障碍得到更好的治疗方法。

看一看

颈椎病的有效防护

现代生活不管是工作还是娱乐，都离不开计算机的使用。若长期保持错误的坐姿，往往会导致不同的颈椎问题。若经常感觉颈肩部肌肉紧张、头部沉重疼痛、头转动时有声响、甚至出现上肢麻木，这些都是颈椎病的征兆，需要调整姿势，加以防护。

如果电脑放置的位置过高，而座椅偏低，则呈现耸肩的不良姿态；如果电脑放置的位置过低，而座椅位置偏高，则呈现头向前倾及含胸（圆肩）的不良姿态。长期耸肩及头向前倾，会使颈肩部肌肉缺血酸痛、紧张疲劳及缺乏弹性，增加颈椎关节压力，加速脊椎退化；长期含胸则会改变脊柱生理曲线，影响关节活动范围，加剧颈肩部疼痛。因此，需要保持身体良好姿态，预防及改善颈椎病，至少每连续工作1小时，即进行颈肩部活动。此外，还可以通过自我运动性治疗训练和自我物理因子治疗进行颈椎病的防护：①增加关节活动范围训练（如颈肩操），以提高肌肉的柔韧性，缓解疲劳；②加强颈肩部肌肉的力量训练（如弹力带抗阻训练），增加脊柱的稳定性，改善含胸的姿态；③进行颈椎的自我牵引；④用热水袋在颈肩部进行热敷（需注意防止烫伤）等。

2. 物理因子治疗的属性类型 ①电疗法：直流电及药物离子导入、低频电、中频电。②高频电疗法：长波、中波、短波、超短波、微波。③静电疗法：红外线、可见光、紫外线、激光。④超声波疗法：常规超声、高强聚焦超声、超声电疗等。⑤其他：冷疗与热疗法、磁疗法、机械振动疗法等。

三、作业疗法

（一）概述

1. 概念 作业疗法是康复医学的重要组成部分，是一个相对独立的康复治疗专业。

世界作业治疗联盟（WFOT）把作业治疗定义为通过选择性的作业活动去治疗有身体或精神疾患的伤残人士，提高患者在各方面达到最高程度的功能水平和独立性。

2001 年 WHO 颁布的《国际功能、残疾和健康分类（International Classification of Functioning，Disability and Health，ICF）》将作业治疗的定义修改为：协助功能障碍的患者选择、参与、应用有目的和有意义的生活以达到最大限度地恢复躯体、心理和社会方面的功能，增进健康，预防能力的丧失及残疾的发生，以发展为目的，鼓励他们参与及贡献社会。

2. 特点

（1）作业治疗和运动疗法中功能锻炼的侧重点有所不同。

（2）运动疗法以恢复各关节的活动度、增强肌力、提高身体的协调和平衡功能为主。

（3）作业治疗是在运动疗法的基础上，强调恢复上肢的精细协调动作，以适应日常生活活动及工作、职业的需要，作业治疗不仅仅是功能锻炼的延续，而且是获得新的日常生活活动能力及职业能力的过程。

3. 目标

（1）作业治疗最终目标是维持患者现有功能，最大限度发挥其残存功能。

（2）提高患者日常生活活动自理能力。

（3）为患者提供职业前的技能训练，帮助其回归家庭和社会。

（4）为患者设计及制作个体化的与日常生活及职业相关的各种自助器具。

（5）通过适宜的作业活动训练，增加患者的自信心，促进其重返家庭和社会。

4. 内容

（1）作业治疗包括以患者为中心，设计和选择有目的性的作业活动，全面调动患者的积极性，主动参与选择性活动。

（2）重点在于增加手的灵活性、眼和手的协调性、对动作的控制能力和工作耐力，以达到有目的地利用时间、空间和能力进行日常生活活动、工作和娱乐，进一步提高和改善日常生活活动能力。

（3）作业治疗是一种创造性活动，需要协调、综合地发挥躯体、心理和情绪及认知等因素的作用，并且每种作业活动都应符合患者的需求并能被患者所接受，使患者能积极主动地参加。

（4）应以治疗患者躯体和精神疾患为主，着眼于帮助患者恢复或取得正常的、健康的、独立而有意义的生活方式和生活能力。

（二）分类

1. 按作业治疗的名称分类 日常生活活动训练，手工艺作业，文书类作业，治疗性游戏作业，园艺作业，木工作业，黏土作业，皮工作业，编织作业，金工作业，制陶作业，工作装配与维修，认知作业，计算机操作，书法、绘画作业等。

2. 按治疗目的和作用分类 用于减轻疼痛的作业，用于增强肌力的作业，用于增强肌肉耐力的作业，用于改善关节活动度的作业，用于增强协调性的作业，用于改善步态的作业，用于改善整体功能的作业，用于调节心理、精神和转移注意力的作业，用于提高认知能力的作业等。

3. 按作业治疗的功能分类　主要分为功能性作业治疗、职业作业治疗、心理性作业治疗、作业宣教和咨询、环境干预以及辅助技术。

（三）作用

1. 增加躯体感觉和运动功能　结合神经生理学疗法，以改善躯体的感觉和运动功能，如增加关节活动度，加强肌肉力量、耐力，改善身体协调性、平衡能力以及手指的精细功能等。

2. 改善认知和感知功能　提高大脑的高级功能，如定向力、注意力、认识力、记忆力、顺序、定义、概念、归类、解决问题、安全保护意识等。

3. 提高生活活动自理能力　通过生活活动自理能力的训练，矫形器及自助器具的使用，提高患者自行活动能力、自我照料能力、环境适应能力以及工具使用能力等。

4. 改善参与社会的能力及心理能力　以改善患者进入社会和处理情感的能力，如自我观念、价值、介入社会、人际关系、自我表达、应对能力等，帮助患者克服自卑、孤独、无助等心理，并且调动患者的积极性，参与到社会活动中去。

（四）处方

康复医师和作业治疗师根据患者的性别、年龄、职业、生活环境、个人喜好、身体状况、功能障碍特点、残疾程度并发症和禁忌证等情况，拟定一张详细的作业治疗处方。处方内容包括作业治疗的评定内容和结果、现阶段治疗目标、现阶段训练方案以及训练的强度、持续时间、频率和注意事项等内容。

1. 作业治疗的评定　包括收集、归纳、分析资料，诊断和制订个体性治疗计划。收集资料时，首先对患者的作业活动能力进行评定，在此基础上对影响作业活动的各种因素进行评定，包括躯体精神和各种环境因素。通过全面检查，发现患者的日常生活活动受到影响的情况，并且找出原因，制订有个体性、针对性的作业治疗计划。

（1）运动功能检查　包括关节活动度测量、徒手肌力评定、运动协调性检查等。

（2）感觉功能检查

1）痛觉检查　用针轻刺患者皮肤，要求患者在感受到疼痛时立刻予以回答，并指明疼痛部位。

2）触觉检查　患者紧闭双眼，评定者用毛笔或者棉花触及患者体表，刺激要双侧对称进行。

3）温度觉检查　将分别装有 5～10℃的冷水和 40～50℃的热水的器皿置于患者面前，患者紧闭双眼交替碰触，并且指出冷、热的感觉，双侧都要进行。

4）位置觉检查　患者紧闭双眼，评定者将患侧肢体被动运动到一定位置，让患者利用健侧肢体模仿相应的动作。

5）形体觉检查　患者紧闭双眼，将生活中熟悉的物品放于患者手中，让患者进行辨认。

6）感觉检查的评定标准　包括感觉消失、感觉降低、感觉过敏、感觉正常。

（3）认知综合功能　是指运用脑的高级功能的能力，包括觉醒水平、定向力、注意力、认识记忆力、顺序、定义、关联、概念归类、解决问题、安全保护、学习概括等能力。

（4）日常生活活动能力　是指日常生活中的功能性活动能力。常用的 Barthel 指数分级法是 1965 年美国 Barthel 提出的，1987 年进行了修订，称为改良 Barthel 指数。日常生活能力分为基本日常生活活动和工具性日常生活活动两大类。

（5）社会心理功能　是指进入社会和处理情感的能力，包括自我概念、价值、兴趣、介入社会、人际关系、自我表达、应对能力、时间安排、自我控制等。

2. 作业治疗功能训练　是指根据不同的个体，选择对其躯体、心理和社会功能有一定帮助的、适合患者个体需求的作业活动。同时要综合考虑患者的兴趣爱好、文化背景、生活、工作环境和社会地位等因素。

（1）治疗性功能训练　传统意义上的康复医学是以运动功能障碍为中心，所有的治疗性活动都是为作业治疗做准备的。所以，运动功能训练是作业治疗中最基本的，也是最常用的。

1）增加肌力的训练　作业治疗中不仅要进行患侧肌群的肌力训练，还要训练健侧使之超过原有的正常肌力，以提高代偿能力。增强肌力的训练方式包括：主动助力运动、主动运动、抗阻运动。应用的肌肉收缩形式有等长收缩和等张收缩。①抗阻等张运动训练：如抗阻的斜面磨砂板活动训练；②主动等张运动训练：如使用锤子，训练上肢肌力，使用橡皮泥训练手的力量；③主动助力训练：如上肢借悬吊带进行一些活动，这主要是等张收缩形式；④被动牵拉训练：可增加关节活动度；⑤主动牵拉训练：利用主动肌的力量牵拉拮抗肌；⑥无抗阻的等张运动训练；⑦抗阻等长运动训练：用于肌力 2 或 3 肌肉，任何需要保持姿势的动作均作为此种练习，如抬高上肢绘画；⑧神经肌肉控制训练。

2）增加耐力的训练　低负荷、重复多次的练习，可增加肌肉的耐力。

3）增加心肺功能的训练　主要为有氧运动训练，需要达到最大耗氧量的 50% ~85%。

4）增加关节活动度的训练　主动运动和被动运动均可增加关节活动度与灵活性。可以设计一些患者感兴趣的增加关节活动范围的作业活动，一方面使患者产生兴趣坚持训练，另一方面能够达到维持和不断扩大关节活动度的目的。如利用桌面推拉滚筒运动、斜面磨砂板等作业活动，可调整患者的座位方向，进行肩关节的前屈、后伸、外展、内收等关节活动度的训练。

5）增强灵活性的训练　对有上肢精细运动障碍的患者，可以进行编织、制陶等工艺活动，也可以利用蛋壳进行镶嵌的作业活动，最后制成漂亮的作品，一方面能够锻炼患者上肢的灵活性，另一方面可以提高患者的自信心。

6）增强协调性和平衡功能的训练　协调性是由本体感觉反馈所控制的自动反应。因此通过多次练习，患者的神经系统可以自发地控制肌肉的运动。如制陶、编织等工艺活动可增加双手的协调能力；套圈、扔沙包等活动可增强上肢和下肢的协调和平衡能力，可根据患者的实际情况，变化患者站立的姿势，如患者双脚前后位、双脚并拢位等，或者逐渐由静态平衡向动态平衡过渡，循序渐进，充分发挥作业治疗创造性、灵活性、适应性强等特点，为患者制定个体化训练方案。

7）感觉训练　对存在感觉障碍的患者要认真进行评估，区分深浅感觉障碍，有针对性地进行健侧和患侧的同步治疗，强化正确感觉的输入，包括触觉、疼痛觉、固有感觉、温度觉等，反复训练，以达到最好的效果。

（2）个人日常生活活动　个人卫生（洗脸、刷牙、梳头、洗澡和如厕等）、进食（如端碗、持杯、用筷、刀叉、汤匙抓拿或切割食品等）、床上活动（翻身、坐起、移动、上下床等）、更衣（穿脱衣裤和鞋袜等）、转移训练（如床和轮椅间的转移、轮椅和拐杖的使用等）以及站立、室内外步行、跨门槛、上下楼梯、乘公共汽车或骑自行车等。

（3）家务活动　具体方法有烹调配餐（如配备蔬菜，切割鱼、肉，敲蛋，煮饭，洗涤锅碗瓢盆等）、清洁卫生（如使用扫把、拖把、擦窗、整理物品、搬移物件等），其他如使用电器、购物、管理家庭经济以及必要的社交活动。

（4）教育性技能活动　这是寓教于技能的活动训练。通常适用于儿童或感官残疾者。需具备必要的学习用具，包括各种图片、动物玩具和各种大小型的积木和玩具等。在受到教育的同时对具有感官障碍者进行知觉－运动功能的训练，如皮肤触觉和本位感觉（通过对关节肌肉的本体感受器进行刺激）；感觉运动觉（包括位置觉）的训练等。

（5）职业前活动训练　包括职业前评估和职业前训练两部分。在患者可以回归社会、重返工作岗位之前，必须对身体和精神方面以及现有的功能进行测定和评价，根据个人爱好和职业技能要求选择相应的作业技能训练。

（6）心理性作业活动　通过作业活动给患者以精神上的支持，减轻患者的不安和焦虑，或给患者提供一个发泄不满情绪的条件，主要包括各种球类活动在内的文体活动和园艺活动，常以集体的形式进行治疗。要设法创造条件，促进患者之间以及治疗师家属与患者进行交流，这是一种特殊的心理治疗方法。如截瘫患者的射箭比赛、篮球比赛，偏瘫患者的郊游、游泳，截肢患者的羽毛球比赛，精神病患者的庭园管理（如种花、植树、锄地、拔草等）等。活动设计需要充分调动患者的积极性，转移注意力，增强患者的自信心，主动参与社会活动。另外，还要充分掌握轮椅、假肢和各种支具的使用，只有熟练操作以后才能融入园艺或娱乐活动中去。

（7）辅助器具的配置和使用活动训练　辅助器具是患者在进食、着装、如厕、写字、打电话等日常生活、娱乐和工作中为了充分利用残存功能弥补丧失的功能而研制的一种简单实用，帮助障碍者使之自理的器具。辅助器具大多是治疗师根据患者存在的问题予以设计并制作的简单器具，如防止饭菜洒落的盘挡，改造的碗、筷，协助固定餐具的防滑垫等，加粗改进型的勺叉；帮助完成抓握动作的万能袖等。

（8）假肢的使用活动训练　假肢是为了补偿、矫正或增强患者已缺失的、畸形的或功能减弱的身体部分或器官，使患者最大限度地恢复功能和独立生活的能力。在安装假肢前后均需进行功能训练，如站立、行走、左右平衡训练、上下楼梯的训练以及穿戴前后的使用训练。

（9）认知综合功能训练　对觉醒水平、定向力、注意力、认识力、记忆力、顺序、定义、关联、概念归类、解决问题、安全保护、学习概括分别进行训练。如提高觉醒水平，可用简单的问题提问，或反复声音刺激等；每天进行空间、时间的问答，刺激提高患者的定向能力；帮助患者回忆熟悉的事物，可提高患者的记忆力；阅读书刊能逐步使患者理解定义、概念等。

3. 注意事项

（1）必须根据患者功能障碍的特点选择适宜的作业治疗内容，即选择对躯体、心理和社会功能起到一定治疗作用的方法。

（2）选择的内容具有明确的目的性和针对性。作业治疗是从临床康复治疗向日常生活活动能力和社会劳动的过渡。因此，所选择的各种作业活动应具有现实性和实用性，符合患者生活的环境和社会背景，适应患者的文化教育背景和就业需求。

（3）尽量采用集体活动治疗的形式，以增强患者之间的交流，有助于加强患者的社会参与和交往能力。

（4）尽可能根据患者的兴趣和患病前的职业内容选择适宜的作业治疗方法，以提高其主动参与性和趣味性，有助于其回归工作岗位。

（5）作业治疗应遵守循序渐进的原则。根据患者个体情况，对时间强度、间歇次数等进行适当调整，以不产生疲劳为宜。

（6）必须详细记录作业治疗的医嘱处方、进度、反应、患者完成能力和阶段性的评估及治疗方案。

四、言语治疗

（一）治疗目标

1. 长期目标　根据评定结果推测患者最终可能达到的交流水平，包括恢复原来的工作或改变工作，参与社会活动、社区交往或回归家庭等。

2. 短期目标　将达到最终目标的过程分成若干阶段，逐步设定具体细致的目标，即根据失语症或构音障碍的不同类型、不同程度，选择合适的训练课题，设定可能达到的水平和预后所需的时间。

（二）治疗开始时间

1. 正规的言语训练 开始时期应是急性期已过，患者病情稳定，能够耐受集中训练至少30分钟时即可逐渐开始训练。开始治疗的时间越早，效果越好。

2. 出现以下情况应停止训练 全身状态不佳，意识障碍，重度痴呆，拒绝或无训练动机和要求者，接受一段时间的系统语言训练已达到相对静止状态（也称平台期）。

（三）训练方式

1. 一对一训练 一名治疗师对一名患者的训练方式。根据患者的具体情况，制订出个人训练计划和具体语言训练内容。优点是患者注意力集中，刺激条件容易控制，治疗课题针对性强，可以及时调整。

2. 集体训练 将各种类型及不同程度的语言障碍患者集中在一起，以小组的形式进行语言治疗。特点是能够改善语言障碍患者对社会的适应性，减少心里不安，提高交流欲望，同时给语言障碍患者提供了一个交流的场所，对改善由于语言障碍所致的其他障碍问题，如心理、情绪、人际关系方面等起到积极的作用。

3. 自主训练 患者经过一对一训练之后，充分理解了语言训练的方法和要求，具备了独立练习的基础，这时治疗师可将部分需要反复练习的内容让患者进行自主训练。教材、内容和训练强度由治疗师设计决定，治疗师定期检查。

4. 家庭训练 语言治疗师将评定和制订的治疗计划介绍和示范给家属，并可通过观摩、阅读指导手册等方法教会家属训练技术，再逐步过渡到回家进行训练。治疗师定期检查和评定，并调整训练课题。

五、心理治疗

1. 原则 具有高尚的道德和同情心，敏锐的观察力，接纳性原则，支持性原则，保证性原则，保密的原则。

2. 目标 提供心理支持，解除患者症状，重塑人格。

3. 常用心理治疗方法

（1）支持疗法　是一般性心理治疗。其主要特点：运用与患者之间的良好关系，关心和支持患者，使其发挥自己的潜力，面对现实心理问题，以渡过心理上的危机，避免精神崩溃，支持患者应付情感上的困难或心理问题。

（2）放松训练　原理是一个人的心情反应包含主观体验、生理反应、表情三部分。生理反应，除了受自主神经系统控制的“内脏内分泌”系统的反应，不易随意操纵和控制外，受随意神经系统控制的“随意肌肉”反应，则可由人们的意念来操纵放松训练的基本假设使改变生理反应，主观体验也会随着改变。也就是说，经由人的意识可以把“随意肌肉”控制下来，再间接把“情绪”松弛下来，建立轻松的心情状态。“放松训练”就是通过意识控制使肌肉放松，同时间接地松弛紧张情绪，从而达到心理轻松的状态，从而缓解紧张、焦虑情绪等。

（3）系统脱敏　可以用于治疗患者对特定事件、人、物或泛化对象的恐惧和焦虑。基本方法是让患者用放松取代焦虑。

1）教患者掌握放松技巧。

2）把引起焦虑的情景划分成不同等级。

3）让患者想象引起焦虑的情景，同时做放松练习，最后经过反复在实景中的重复练习，使患者逐渐从过去引起焦虑的情景中脱敏。

(4) 强化疗法　又称操作条件疗法，治疗技术为行为塑造、正强化、负强化、代币强化、内隐强化等技术。

(5) 合理情绪疗法　又称认知行为疗法，ABC 论，即 A（activating events）是指诱发性事件，B（beliefs）是指个体在遇到诱发事件之后相应而生的信念，即他对这一事件的看法、解释和评价，C（consequence）是指特定情景下，个体的情绪及行为的结果。

六、康复工程在康复护理中的应用

偏瘫是脑卒中后最常见的运动功能障碍，表现为脑损伤对侧上下肢随意运动完全或不全的丧失。矫形器（orthosis）又称支具（brace），它是康复医学工程技术应用于脑卒中康复的一个重要内容。

1. 矫形器的使用在偏瘫患者重新获得站立和步行能力、提高平衡功能、改善异常步态、纠正足内翻、下垂等起着十分重要的作用，对患侧踝关节周围肌肉自身运动功能的提高意义不大。

2. 过去在脑卒中偏瘫康复中，下肢矫形器主要针对偏瘫功能恢复晚期，用于控制痉挛和矫正畸形，是对肢体功能障碍一种补偿和矫形治疗。

3. 近几年来，在脑卒中康复中，下肢矫形器的使用出现了新的变化，开始在早期使用 KAFO（膝踝足矫形器 knee－ankle－foot－orthosis）和 AFO（踝足矫形器 ankle－foot－orthosis）促进运动步行功能的恢复，并提出“治疗用”矫形器的概念，其目标是获得稳定的站立期；利于早期离床训练，获得接近正常的步行模式；预防畸形。

4. 矫形器制作与装配技术是康复工程学的重要组成部分，几乎涉及人体体外的各个部位。国内外的大量研究表明，早期的康复治疗明显降低了偏瘫的致残率，改善了肢体功能障碍而合理运用矫形器也会对偏瘫步态恢复及纠正异常姿势、提高生活自理能力起重要作用，并对整体的康复训练产生积极影响。

七、传统疗法在康复护理中的应用

（一）针灸疗法

是在中医基本理论指导下，运用针刺和艾灸的方法，对人体腧穴进行刺激，通过经络的作用，影响脏腑，达到治病的目的，包括针法和灸法。

1. 针法　又叫刺法，是用金属制成的针，刺入人体一定的穴位，运用手法，以调整营卫气血。

2. 灸法　主要是用艾绒为主要原料制成的艾炷或艾条点燃后，在人体一定穴位上烧灼温熨，通过经络传导，起到温经通络、行气活血、消肿散结、散寒除湿等功效。

（二）推拿疗法

通过手、肘、膝、足或器械等在人体体表的特定部位或穴位进行各种手法来防治疾病的一种治疗方法。

看一看

推拿起源追溯

推拿，又称按摩，早在公元前 14 世纪，就有“按摩”的文字记载。隋唐时期是推拿的兴旺时期，该时期注重按摩适应证手法应用方式的探讨。明朝时期是按摩学术第二个兴盛时期。明朝不仅设置了推拿专科，而且形成了小儿推拿独特的体系。清代，出现了正骨推拿。

（三）中药疗法

在中医理论的指导下，运用中药制剂或中草药配方促进疾病康复的方法。

1. 中药内治康复法　是最常用的中医治疗方法。主要针对康复患者损伤后期多虚、多瘀、阴阳失调的特点而立法、选方、遣药。康复病证大多神形不足、五脏皆虚。

2. 中药外治康复法　中药外治法是把一定剂型的中药外用于患者全身、局部或特定穴位实施敷、洗、熏、熨、贴等治疗的方法。

目标检测

答案解析

一、选择题

【A 型题】（最佳选择题）

1. 脑血管疾病早期如果注意体位的摆放对以后的康复治疗效果起着重要的作用，以下体位中哪一种更好（　）。

A. 仰卧位　B. 俯卧位　C. 健侧卧位　D. 结石位　E. 患侧卧位

2. 脑卒中早期患侧卧位不正确的姿势是（　）。

A. 患肩前屈　B. 避免受压和后缩　C. 肘伸直

D. 前臂旋前　E. 手指伸展手掌向上

【X 型题】（多项选择题）

3. 脑卒中早期应多做与挛缩倾向相反的关节被动活动，如（　）。

A. 肩外展　B. 肩外旋　C. 前臂旋前　D. 踝背伸　E. 指关节屈曲

4. 关于脑卒中痉挛描述，正确的是（　）。

A. 引起疼痛　B. 导致挛缩

C. 引起压疮　D. 影响日常生活活动能力

E. 有助于患者的站立和转移

二、综合问答题

1. 简述残肢的日常护理。
2. 常用的电疗法有哪些？
3. 简述作业疗法的概念。

书网融合……

重点回顾　微课 1　微课 2　微课 3　微课 4　习题

第四章　常见疾病、伤病的康复护理

学习目标

知识目标：

1. 掌握　高血压、糖尿病、骨质疏松、截肢的定义和分类；糖尿病的诊断标准；脑卒中、冠心病、高血压、恶性肿瘤、慢性阻塞性肺疾病、骨质疏松、颅脑损伤、小儿脑瘫、骨性关节炎、类风湿关节炎和强直性脊柱炎、骨折、截肢、关节置换术后的主要康复护理措施；脑卒中、冠心病、截肢、关节置换术后的康复护理指导；恶性肿瘤、颅脑损伤、小儿脑瘫、骨性关节炎、类风湿关节炎和强直性脊柱炎、截肢的相关康复护理评定；颅脑损伤、骨性关节炎、类风湿关节炎和强直性脊柱炎、骨折、截肢、关节置换术后患者存在的主要功能障碍。

2. 熟悉　脑卒中、冠心病、慢性阻塞性肺疾病、骨质疏松的主要功能障碍及康复护理评定；高血压、糖尿病康复护理评估方法、康复护理指导；恶性肿瘤的主要功障碍、康复护理原则和目标，各个时期的康复护理指导；颅脑损伤、小儿脑瘫的临床表现、分型、康复护理原则和目标、康复指导；骨性关节炎、类风湿关节炎和强直性脊柱炎的概念、临床表现；骨折的愈合过程及康复治疗的三大原则；截肢的康复护理评定；关节置换术后的康复护理目标。

3. 了解　脑卒中的分类；脑卒中、冠心病流行病学特点；高血压、糖尿病患者的主要功能障碍；恶性肿瘤患者康复概念、病因、危险因素分类和健康教育；慢性阻塞性肺疾病、骨质疏松的主要危险因素；颅脑损伤、小儿脑瘫的概念和病因；骨性关节炎、类风湿关节炎和强直性脊柱炎的病因、病理；常见骨折的康复护理；截肢的常见病因、治疗方法。

技能目标：

能对脑卒中、冠心病、高血压、糖尿病、恶性肿瘤、慢性阻塞性肺疾病、骨质疏松、骨性关节炎、类风湿关节炎和强直性脊柱炎、骨折、截肢、关节置换术后患者进行康复护理评定，并采取适宜的康复护理措施；能对颅脑外伤患者正确摆放体位、对昏迷状态促醒治疗、对运动和认知功能障碍进行康复护理；能对小儿脑瘫不同类型患儿正确摆放体位、对脑瘫患儿进行正确抱姿、对脑瘫患儿进食实施护理措施。

素质目标：

树立良好的职业道德、责任意识与团队合作精神，具有敬业精神，热爱本职工作；利用脑卒中、冠心病、高血压、糖尿病、恶性肿瘤、慢性阻塞性肺疾病、骨质疏松、小儿脑瘫、骨性关节炎、类风湿关节炎和强直性脊柱炎、骨折、截肢、关节置换术后康复护理基础知识，对患者进行临床康复护理和健康教育。

导学情景

情景描述：患者，男，27岁，因“车祸致头部外伤持续2小时”急诊入院。送至医院行颅脑CT检查提示右侧额颞顶脑挫裂伤、硬膜下血肿、蛛网膜下隙出血、脑肿胀，立即行颅脑手术。术后2天开始进行床旁康复治疗。术后20天，患者病情平稳后转入康复科。入科后卧床，意识清醒，有自发言语，说话费力，找词困难，不能完成复述、阅读及书写，对话时注意力不集中，不能准确地说出目前的时间与地点，对受伤经过不能回忆。查体：右侧颞顶部骨窗塌陷，双眼睑无下垂，左眼瞳孔约2.5mm，右眼瞳孔约3.0mm，直、间接对光反射均灵敏，口角无歪斜，鼻唇沟无变浅，颈软无抵抗，左足呈下垂内翻畸形。左侧肢体腱反射（+++），右侧肢体腱反射（++），双侧巴宾斯基征（+）。

情景分析：结合症状、实验室检查、体格检查等，患者诊断为颅脑损伤恢复期，通过采取合理、科学的康复治疗措施，改善患者存在的功能障碍。

讨论：请问患者存在哪些功能障碍？应采取哪些有针对性的康复护理措施？

学前导语：颅脑损伤的康复护理主要通过综合、协调地应用各种护理措施，消除或减轻病、伤、残者身心、社会功能障碍，达到和保持生理、感官、智力精神和（或）社会功能上的最佳水平，从而使其借助某种手段，改变其生活，增强自理能力，使病、伤、残者能重返社会，提高生存质量。

第一节　脑卒中的康复护理

PPT

一、概述

脑卒中（stroke）又称脑血管意外（cerebral vascular accident，CVA），中医称为中风，是一组突然发病，以局灶性中枢神经功能缺失为共同特征的急性脑血管疾病。

脑卒中包括缺血性卒中和出血性卒中，前者包括脑血栓形成、脑栓塞和腔隙性脑梗死；后者包括脑出血和蛛网膜下隙出血。

脑卒中是神经系统的常见病和多发病，据我国流行病学调查，脑卒中发病率为（109.7～217）/10万，患病率为（719～745.6）/10万，死亡率为（116～141.8）/10万；存活者致残率为80%，复发率为41%。因此，该病具有高发病率、高复发率、高致残率和高死亡率的特点。且随着我国社会人口的老龄化，脑卒中发病率将会继续上升，给患者本人、家庭和社会造成沉重负担。

二、危险因素

引发脑卒中的原因是多方面的，可以是某一种原因，也可以是多种原因同时存在所致，其高危因素主要包含以下几个方面。

（一）高血压

高血压是脑卒中最重要的危险因素，收缩压和（或）舒张压增高均会增加脑卒中的发生危险。研究发现，血压和脑卒中的发病风险呈正相关。

（二）心脏病

心脏瓣膜疾病、冠状动脉粥样硬化性心脏病、心肌梗死、非风湿性心房颤动、二尖瓣脱垂、心脏黏膜瘤和各种原因所致的心力衰竭均会增加脑血管病的发病率，是引发脑卒中的危险因素。上述疾病的有效防治可降低脑卒中的发生率。

（三）糖尿病

糖尿病与微血管或大血管病变、高脂血症有密切关系。高血糖是缺血性脑卒中发病相关的独立危险因素。糖尿病患者发生卒中的危险性约为普通人的4倍。

（四）高脂血症

高脂血症易引发血液黏稠度增加，加速脑动脉硬化的进程。其中，低密度脂蛋白增高是导致动脉粥样硬化的主要危险因素。

（五）吸烟与酗酒

吸烟可提高血浆纤维蛋白原的含量，增加血液黏度；尼古丁刺激交感神经，导致血管收缩，血压升高。酗酒者脑卒中的发生率为普通人群的4～5倍，特别是容易增加出血性脑卒中的危险。

（六）其他

饮食不当（盐类、肉类、动物脂肪等摄入量过高）、体力活动减少、体重超重、药物滥用、口服避孕药等均为脑卒中发生的高危因素。此外，该病的发生还与高龄、性别、种族、气候、脑卒中家族史等因素有关。

三、主要功能障碍

脑卒中发生后引起的功能障碍是多方面的，常见的功能障碍如下。

（一）运动功能障碍

运动功能障碍是脑卒中后最主要的障碍表现。早期多表现为弛缓性瘫痪，而后在恢复过程中逐渐呈痉挛性瘫痪，并因反射活动和肌张力的异常导致姿势异常以及协调、平衡等功能障碍。

（二）感觉功能障碍

以偏身的感觉减退或丧失为常见，例如：浅感觉的痛觉、温度觉、触觉；深感觉的关节位置觉、振动觉、运动觉；复合感觉的两点辨别觉、实体觉、重量觉等。

（三）认知功能障碍

脑卒中患者意识障碍的发生率约为40%，主要包括意识障碍、智力障碍、失认症和失用症等。其中智力障碍可引发记忆力、计算力、定向力、思维能力的障碍。

（四）言语功能障碍

言语功能障碍主要包括失语症和构音障碍。失语症是指正常获得言语能力后，由于大脑半球（优势侧）言语功能区损伤所致，表现为听、说、读、写能力的障碍。构音障碍是由于大脑损伤引起构音器官的运动麻痹或协调运动障碍所致，表现为发音困难、吐字不清、音量减小等。

（五）心理障碍

抑郁症是脑卒中患者最多见的心理障碍，表现为情绪低落，对事物缺乏基本的兴趣，做事动作缓慢，长期失眠，体重下降，常伴有焦虑。

（六）日常生活活动能力下降

主要表现为进食、梳洗、更衣、入浴、转移、如厕等基本日常生活不能独立完成。

（七）其他功能障碍

主要包括精神障碍，吞咽障碍，大、小便控制障碍等。部分患者会在疾病后期出现一些并发症，常见的并发症有肩关节半脱位、肩手综合征、失用综合征、误用综合征等。

四、康复护理评定

脑卒中发生后，对患者进行正确的康复评定，对判断患者的预后，指导医护人员制定和调整治疗方案、疗效观察具有重要的指导意义。

（一）运动功能评定

1. Brunnstrom 偏瘫六阶段评定法 瑞典学者 Brunnstrom 在观察了大量脑卒中患者的基础上，提出了将偏瘫恢复过程分为六阶段的经典理论。各阶段运动特点如下。

（1）阶段Ⅰ软瘫期 脑血管意外急性期，约数日至 2 周。由于锥体束休克，患侧肢体呈弛缓性瘫痪。

（2）阶段Ⅱ痉挛期 发病约 2 周后，疾病逐渐恢复，开始出现痉挛、联合反应和共同运动。

（3）阶段Ⅲ共同运动期 可随意引起共同运动，痉挛达到顶峰。

（4）阶段Ⅳ部分分离运动期 共同运动模式减弱，开始出现一些脱离共同运动的分离运动，痉挛开始减弱。

（5）阶段Ⅴ分离运动期 以分离运动为主，能完成较难的功能活动，痉挛明显减轻。

（6）阶段Ⅵ相对正常期 共同运动完全消失，痉挛基本消失，各关节活动较灵活，协调运动大致正常。

偏瘫肢体运动功能恢复遵循以下规律：先上肢后下肢，近端先于远端。上肢、手、下肢三部分的评定方法见表 4－1。

表 4－1 Brunnstrom 运动功能评定

阶段	上肢	手	下肢
Ⅰ	无任何运动	无任何运动	无任何运动
Ⅱ	仅出现痉挛、协同运动模式	有极细微的屈指	有极少的随意运动
Ⅲ	痉挛加剧，可随意引发协同运动，联带运动达高峰	能屈曲和钩状抓握，但不能伸指	随意引起共同运动，在坐和站立位时，有髋、膝、踝的协同性屈曲
Ⅳ	出现脱离协同运动的分离运动：肩 0°；屈肘 90°时前臂可旋前、旋后；伸肘时，肩可前屈 90°；手可触及腰骶部	能侧捏和松开拇指，手指有半随意的小范围伸展	开始脱离共同运动。坐位时可屈膝 90°以上，足可向后滑动；在足跟触地时踝能背屈
Ⅴ	分离运动增强，痉挛减轻，共同运动减弱；肘伸展时上肢可外展 90°；上肢前平举及上举过头；前臂能旋前、旋后	手掌能抓握球形物和圆柱状，但不熟练；可以随意全指伸开，但范围大小不等	分离运动增强，痉挛减轻，共同运动减弱；立位时，髋伸展位能屈膝；膝伸直，足稍向前踏出，踝能背屈
Ⅵ	协调运动接近正常，痉挛基本消失；Ⅴ级动作的运动速度达健侧 2/3 以上	可进行各种抓握；可进行单指活动，但比健侧差；可全范围伸指	协调运动接近正常，以下运动速度达健侧 2/3 以上：坐位时髋可交替内、外旋，并伴有踝内、外翻；立位伸膝位时髋可外展

练一练4－1

Brunnstrom 运动功能恢复分为（　　）个阶段。

A. 1　　B. 2　　C. 5

D. 6　　E. 7

答案解析

2. 痉挛评定 脑卒中所致的中枢神经损害为上运动神经元损伤，其运动障碍的发生主要为肌张力异常所致，并以痉挛为主要特征。目前临床上对痉挛程度的评定广泛采用改良 Ashworth 分级评定法。

3. 平衡功能评定 脑卒中早期坐位平衡多采用 Fugl - Meyer 运动功能评定中的平衡功能评定部分。站立平衡功能的评定多采用 Berg 平衡量表进行评定。平衡功能的量化评定可采用平衡测试仪进行，例如 Smart Balance 平衡测试系统。

4. 步态评定 分为定性评定和定量评定。临床常用的定性步态评定方法为观察法，即嘱患者以自然方式步行，检查者观察其支撑相、摆动相四肢及躯干的姿态。临床常用的定量步态评定方法有运动学分析、动力学分析等。

（二）感觉功能评定

1. 浅感觉功能评定 主要对偏瘫侧的触觉、痛觉、温度觉、压觉分别进行评定。

2. 深感觉功能评定 主要对偏瘫侧肢体的关节位置觉、振动觉、运动觉等进行评定。

3. 复合感觉功能评定 主要对皮肤定位觉、两点辨别觉、体表图形觉、实体觉和重量觉分别进行评定。

4. 特殊感觉障碍评定 脑卒中患者如累及内囊、大脑枕叶等部位，可导致偏盲，需要对是否存在偏盲进行评定，可采用视野粗测或精确视野测定。

（三）认知功能评定

脑卒中患者认知功能障碍常表现在注意、记忆、定向、逻辑推理、执行功能等几个方面。临床常用量表对其认知能力进行评估，主要包括简易精神状态检查量表（MMSE）、韦氏智力量表（WAIS）和韦氏记忆量表（WMS）。

（四）言语功能评定

1. 失语症 常见类型有运动性失语、感觉性失语、命名性失语、传导性失语、皮质性失语和混合性失语。临床常用评定方法有汉语失语症检查法、西方失语症检查法和波士顿失语症检查法。

2. 构音障碍 常表现为发音异常、构音不清等。临床常用 Frenchay 构音障碍评定法进行评定。

3. 吞咽障碍 临床常用洼田饮水试验、才藤 7 级吞咽评估法进行评定。

（五）精神心理功能评定

脑卒中后常见的精神心理障碍有抑郁症和焦虑症。临床常用汉密尔顿抑郁量表（HAMD）、汉密尔顿焦虑量表（HAMA）以及症状自评量表（SCL－90）进行评定。

（六）日常生活活动能力评定

日常生活活动能力包括基础性 ADL 和工具性 ADL。临床常用 Barthel 指数和功能独立性评定（FIM）进行评估。

五、康复护理措施 微课

脑卒中的康复介入越早，其预后越好。一般认为，患者生命体征稳定，神经病学症状不再发展后 48 小时即可开始。对未进行手术治疗的蛛网膜下隙出血患者，由于近期再发的可能性大，应注意观察，谨慎康复训练。

脑卒中的康复目标是通过物理治疗、作业治疗、言语治疗等综合措施与手段，最大限度地促进功能恢复，防止失用和误用综合征，减轻后遗症，发挥残余功能。通过代偿和使用辅助器具，争取使患者能够生活自理，重返社会。

（一）软瘫期的康复护理

此期指发病开始 2 ~ 4 周内。康复目标是防治并发症、失用综合征和误用综合征，床上被动运动尽快过渡到主动运动，调整患者心理状态使其积极配合治疗。

本期康复护理的重点是尽早介入，预防长期卧床引发的并发症及继发性功能障碍，为下一步康复治疗做好准备。

本期康复护理的主要措施有保持良肢位、关节活动度训练、翻身训练、床上运动等。

1. 保持良肢位 良肢位是指为了防止或对抗痉挛姿势的出现而设计的一种治疗性体位，是早期抗痉挛治疗的一种重要措施。

（1）患侧卧位 是最具治疗意义的体位，该体位可增加患侧感觉输入。体位摆放要点是：①床铺尽量平整；②头置于枕上；③躯干略后仰，背后和头部放一枕头固定；④患侧上肢充分前伸，屈曲90°~130°，肘关节伸展，前臂旋后，掌心向上；⑤患侧下肢髋关节伸展，膝关节略屈曲；⑥健侧上肢放于身上或身后的枕上；⑦健侧下肢保持“踏步姿势”放于枕上，膝关节和踝关节略屈曲。

（2）健侧卧位 体位摆放要点是：①床铺尽量平整；②头固定，和躯干呈直线；③患侧上肢充分前伸，屈曲90°~130°，肘关节伸展，前臂旋前，伸腕、伸指，掌心向下放于胸前枕上；④患侧下肢髋关节、膝关节自然屈曲，放于下方枕上，患足不能悬空，避免足下垂、内翻；⑤健侧下肢平放于床上，轻度伸髋，稍屈曲。

（3）仰卧位 体位摆放要点是：①床铺尽量平整；②头置于枕上；③双肩置于枕上；④患侧上肢置于枕上，肘、腕、指关节尽量伸直；⑤患侧臀下可垫枕，下肢腘窝处可放一毛巾卷。

练一练4-2

对于脑卒中患者最具治疗意义的体位是（　）。

A. 仰卧位　　B. 患侧卧位　　C. 健侧卧位

D. 俯卧位　　E. 站立位

答案解析

2. 关节活动度训练 主要是为了预防关节活动受限，促进肢体血液循环，预防关节肿胀，增加感觉输入等。肢体被动活动应先从健侧开始，然后参照健侧关节活动范围活动患侧。一般按从肢体近端到肢体远端的顺序进行，动作要轻柔缓慢。重点进行肩关节外旋、外展和屈曲，肘关节伸展，腕和手指伸展，髋关节外展、屈曲、伸展，膝关节伸展，足背屈和外翻等活动。一般每日2~3次，每个关节需活动10~20遍。训练时要注意活动范围由小到大，用力适度，并做好关节保护。关节活动训练一般从被动活动开始，逐渐过渡至主动辅助活动，最后至主动活动。

3. 体位转换训练 为避免压疮和肺部感染的发生，应及时进行体位的转换。在生命体征稳定并确保呼吸道通畅的情况下，应每1~2小时转换一次体位。

（1）被动向健侧翻身训练 护理人员一手放在患者颈部下方，另一只手放在患侧肩胛骨周围，将患者头部及上半部躯干转成侧卧位。然后一只手放于患侧骨盆将其转向前方，另一只手放在患侧膝关节后方，将患侧下肢旋转并摆放于自然半屈位。

（2）被动向患侧翻身训练 护理人员先将患侧上肢放置于外展90°的位置，再让患者自行将身体转向患侧。

（3）主动向健侧翻身训练 患者仰卧位，双手呈Bobath握手，健侧上肢带动患侧上肢呈伸展位，置于头上方。健侧下肢屈髋屈膝，健腿插入患腿下方，借助上肢摆动的惯性，使双上肢和躯干一起翻向健侧。

（4）主动向患侧翻身训练 上肢与（3）相同，健侧下肢“屈曲蹬床”给翻身提供动力，上肢左右侧方摆动，借助摆动产生的驱动力配合下肢一起完成翻身动作。

4. “桥式”运动 主要是加强患侧伸髋肌的练习，以提高下肢及骨盆的控制能力，促进分离运动产生。

（1）双桥运动　仰卧位，上肢放于体侧，双下肢屈髋屈膝，双足平踏床面，伸髋并抬高臀部，维持此姿势数秒后再缓慢放下，必要时护理人员可协助。

（2）单桥运动　当患者能完成双桥运动后，让患者健腿伸直悬空，仅患腿屈曲，足踏床抬臀。

（3）动态桥式运动　为提高下肢内收、外展的控制能力，患者仰卧屈膝，双足踏于床面，双膝平行并拢，健腿保持不动，患腿做交替的幅度较小的内收和外展动作，并学会控制动作的幅度和速度。然后患腿保持中立位，健腿做内收、外展练习。

5. 排泄护理　当患者出现二便失禁、便秘或尿潴留时，应保持会阴部清洁，预防泌尿系统感染，必要时给予导尿，应用开塞露等药物以缓解症状。

6. 呼吸道护理　保持病室环境整洁，温湿度适宜，安静、安全。定时为患者翻身、拍背和体位引流，必要时吸痰，防治误吸引起坠积性肺炎。

7. 饮食护理　对有意识障碍和吞咽障碍者经口进食，易发生吸入性肺炎，应给予鼻饲或静脉补液，以保证水和营养的供给，同时注意加强口腔护理。

（二）痉挛期的康复护理

一般在软瘫期2～3周开始，持续约3个月。此期的康复目标：抑制痉挛与共同运动模式，诱发分离运动，促进正常运动模式出现。

1. 抗痉挛训练　偏瘫患者上肢以屈肌痉挛占优势，下肢以伸肌痉挛占优势。表现为肩胛骨后缩，肩带下垂，肩内收、内旋，肘屈曲，前臂旋前，腕屈曲伴一定程度尺侧偏，手指屈曲；骨盆旋后并上提，髋伸、内收、内旋，膝伸，足内翻。

（1）卧位抗痉挛训练　仰卧位，患者双下肢屈曲，上肢 Bobath 握手抱住双膝，头抬起，身体抱成球状，前后摇摆。此姿势既能起到降低下肢伸肌痉挛的作用，又能起到抑制上肢屈肌痉挛的作用。

（2）上肢控制能力训练　仰卧位，患者肩前屈90°或外展90°，患肘尽量伸展，再屈曲依次触摸自己的前额、鼻、口唇等部位，每次触摸完毕再回到原伸展位，重新开始。

（3）下肢控制能力训练　卧床期间进行下肢训练可以改善下肢控制能力，为未来行走训练做准备。

1）屈曲动作训练　主要进行屈髋、屈膝动作的训练。取仰卧位，上肢置于体侧，或双手十指交叉举至头顶。护理人员一手将患足保持在背屈位，足底踏于床面，另一只手扶持患侧膝关节，令患足不离开床面而移向头端，完成髋、膝关节屈曲，然后再缓慢伸直下肢，如此反复练习。

2）踝背屈训练　患者仰卧位，双腿屈曲，双足踏于床面上。护理人员一手用虎口握住踝关节前上方，用力向下按压，一手使足背屈外翻。当被动踝背屈抵抗消失后，让患者主动保持该位置，之后可让患者主动练习。

3）下肢内收、外展控制训练　在双桥训练基础上，健腿保持不动，患腿做小幅度内收、外展动作；之后患腿支持体重，健腿做内收、外展练习。

2. 坐位训练　病情允许条件下，应尽早采取床上坐位训练，以预防长期卧床产生的并发症，如静脉血栓形成、压疮等。

（1）坐位耐力训练　长期卧床患者开始坐起时易发生体位性低血压，故不宜马上取直立（90°）坐位。可依次取30°、45°、60°、90°，当前一项体位能坚持30分钟且无明显体位性低血压表现时，可过渡到下一项。如能在90°坐位坚持30分钟，则可进行床边坐起训练。

（2）床边坐起训练

1）从患侧坐起　先翻向患侧卧位，指示患者用患侧前臂支撑坐起。必要时护理人员一手放在患侧头部，另一只手扶住患侧下肢给予协助，使其坐起。

2）从健侧坐起　先翻向健侧卧位，患侧上肢放于体前，健侧下肢置于患侧下肢的下面，指导患者用健侧上肢支撑慢慢坐起。必要时护理人员给予适当协助。

3. 平衡训练 平衡能力的获得是患者能够生活自理的前提，主要包括坐位平衡和站立平衡。其训练是按照Ⅰ级、Ⅱ级、Ⅲ级平衡，由易至难，循序渐进的顺序来完成。

（1）坐位平衡训练

1）Ⅰ级平衡　要求患者在无支撑下于床边或椅子上静坐，髋、膝关节屈曲90°，踝关节中立位，足踏地或踏支撑台，双足分开与肩同宽，双手置于膝上。护理人员协助患者调整躯干和头至中间位，然后再慢慢松开双手。此时患者可保持该位置数秒，然后慢慢地倒向一侧。随后护理人员要求患者自己调整身体至原位，必要时给予帮助。

2）Ⅱ级平衡　患者Ⅰ级平衡获得后，让其自己双手手指交叉在一起，伸直上肢，向前、左、右、上、下等各个方向移动身体，然后再返回原位。此称为自动态坐位平衡训练。

3）Ⅲ级平衡　患者Ⅱ级平衡获得后，护理人员可通过外界干扰进一步加强训练难度。如突然轻推患者，或与患者玩抛接球游戏。若患者此时仍能维持平衡，此称为他动态坐位平衡训练。

（2）站立平衡训练

1）Ⅰ级平衡　患者取站立位，双足分开，与肩同宽，上肢垂于体侧。护理人员逐渐除去支撑，然后患者自己保持站立姿势数秒。注意站立时不能有膝过伸或过屈。

2）Ⅱ级平衡　患者能独立保持静态站立后，让患者重心逐渐移向患侧，同时让患者双手交叉的上肢伸向各个方向，并伴随重心相应的摆动，训练自动态站立平衡。

3）Ⅲ级平衡　患者在站立位下护理人员给予其干扰，如突然推拉患者。若患者此时仍能维持平衡，则称为他动态站立平衡训练。需要注意的是要加强对患者的保护，防止摔倒。

4. 站起训练 患者坐于床边，双足平放于地面，身体前倾，将重心前移至双下肢。护理人员站于患者前方，将患者双上肢搭在自己肩上，同时用双手扶住患者腰部给予协助，并用自身膝部抵住患者膝部，以利于其站起。当患者下肢肌力恢复较好时，也可让其独立站起。即患者双足分开与肩同宽，Bobath握手伸肘，上肢伸展前伸，身体前倾，重心移至双下肢，抬头向前，伸髋、伸膝站起。

5. 床－轮椅转移训练 将轮椅置于患者健侧与床成30°～45°角，锁好手闸，竖起脚踏板。患者在床边站起，健手扶床，以健足为轴旋转身体直至臂部正对轮椅方可坐下。轮椅－床转移同上述原则。

6. 步行训练 患者达到自动态站位平衡后，患腿持重达体重2/3以上，患肢分离动作充分后，开始步行训练。

（1）步行前准备　让患者练习患腿前后摆动，伸髋、屈膝等动作。同时注意患腿的负重能力训练。

（2）扶持步行　护理人员站于偏瘫侧，一手握住患手，掌心向前，另一手从患侧腋下穿出置于胸前，手背抵住患者前胸，与患者一同缓慢前行。

7. 上、下楼梯训练 遵循“健腿先上，患腿先下”的原则。

（1）上楼梯　护理人员站在患侧后方，一手协助控制患侧膝关节，另一手扶持健侧腰部，帮助将重心转移至患侧。健足先蹬上一层台阶，健肢支撑稳定后，重心充分前移，护理人员一手固定腰部，另一手协助患腿抬起，髋、膝关节屈曲，将患足置于高一层台阶。如此反复进行，逐渐减少帮助，最终能独立上楼梯。

（2）下楼梯　护理人员站在患侧，协助完成膝关节的屈曲及迈步。患者健手轻扶楼梯以提高稳定性，但不能把整个前臂放于扶手上。

（三）恢复期的康复护理

恢复期是指病情已稳定，功能开始恢复的时期。此期康复是痉挛期康复的延续，部分治疗方法与前期相同。康复目标是：抑制痉挛和共同运动模式，改善和促进精细与技巧运动，提高ADL能力。

1. 上肢功能训练　主要包括臂、肘、腕、手的训练，提高控制能力，提升动作速度。如训练患者编织、绘画、拧螺丝等。

2. 下肢功能训练　主要是改善步态，提高实用性步行能力的训练。对于仍有痉挛与共同运动模式的患者，应采用抑制共同运动、促进分离运动的方法。

3. 日常生活活动能力训练　重点进行必要的家务、修饰动作（洗脸、刷牙、剃须、梳头、化妆、剪指甲等）、户外活动、入浴和上下楼梯训练等。

4. 感觉功能训练　对感觉障碍患者可采用毛刷逆毛方向刷擦，或用冰刺激局部皮肤，以促进感觉功能恢复。

5. 失语症训练　通过训练提高其残存言语功能，改善交流能力。护理人员要鼓励患者开口说话，训练从简单的拼音入手，由易到难，循序渐进。

6. 构音障碍训练　对患者进行感觉刺激、口运动语言肌肌力的训练、呼吸训练和发音模式及姿势次序的再训练。

7. 认知功能训练　包括记忆力训练、注意力训练、思维能力训练等。

8. 心理护理　脑卒中后由于多种功能障碍，使其生活不能自理，严重伤害了患者的自尊，易产生自卑；又由于长期枯燥的康复训练，功能恢复缓慢，使其对未来没有信心，会产生悲观、失望等不良情绪。针对患者的心理特点，医护人员应给予充分的理解和支持，适时给予鼓励和安慰，增强患者康复的信心。

（四）后遗症期的康复护理

一般认为6个月至1年即为后遗症期。此期将在家中或社区进行三级康复治疗。重点关注患者整体ADL水平的改善。通过手杖、轮椅、助行器的使用，环境的改造，职业训练等使其重返社会。

（五）并发症的康复护理

脑卒中患者常见并发症有肩部功能障碍、骨质疏松、肺部感染、失用综合征、误用综合征等。

1. 肩部功能障碍　对肩关节半脱位、肩部疼痛、肩手综合征引起的肩部功能障碍应首先对其评定，然后根据具体情况采用物理治疗、手法治疗或使用支具。

2. 骨质疏松　长期卧床、制动是导致骨量丢失的危险因素。康复治疗应采取药物治疗、物理治疗、饮食与营养调理综合治疗的原则。

3. 肺部感染　脑卒中患者由于长期卧床，体位性排痰不畅，容易并发肺部感染。因此护理人员应注意加强患者翻身与叩击排痰，多饮水以稀释痰液，也可采用雾化吸入。

4. 失用综合征与误用综合征　针对此两种并发症，护理人员要加强对患者及其家属的正确康复指导，鼓励患者多使用患侧。同时要与患者建立信任关系，以使其积极配合康复治疗。

六、康复护理指导

在脑卒中患者即将出院之前，应向患者提供相关疾病的康复知识，强调自我治疗护理的重要性，提高患者的自我康复、自我保健意识，预防并发症。健康教育和指导是一种新的护理模式，体现了以人为本、人文关怀的健康理念。

1. 教会患者掌握自我护理的技能　对于偏瘫患者，为了防止发生异常运动模式，要求患者掌握一些康复训练的正确方法并积极参与，如步行训练，上、下楼梯的训练，肌力训练等；对于长期卧床的患者，为了防止发生压疮、坠积性肺炎、下肢深静脉血栓等并发症，需让患者掌握一些康复护理训练技术，如衣、食、个人卫生、移动、翻身等操作要领，从而提高其生活自理能力。

2. 对患者家属的健康教育　除教会患者家属一些必知的康复训练技能外，还应强调对患者的照顾。

应以自我照顾为主，家属只采取在旁保护，以改善预后，降低伤残，同时让他们认识到康复是一个长期的过程，回到社区后，还需要继续进行康复功能训练，定期复诊，按时服药，防止功能退化。

3. 养成良好的生活饮食习惯 为了预防脑卒中的复发，除积极治疗原发病（高血脂、糖尿病、心脏病、高血压等）外，还要养成良好生活习惯，如戒烟酒、合理膳食、避免过度疲劳等。

4. 对患者进行心理健康指导 脑卒中后，由于功能障碍对患者生活造成了不同程度的影响，易使其丧失对生活的信心。因此，医护人员要指导患者始终保持情绪稳定，培养良好的兴趣和爱好，如打太极拳、写字、积极参加社会活动等，从而唤起其对生活的乐趣，有助于全面康复。

? 想一想4-1

脑卒中患者的主要功能障碍有哪些？脑卒中患者的康复护理措施有哪些？

答案解析

第二节 冠心病的康复护理

PPT

一、概述

冠状动脉粥样硬化性心脏病或称冠状动脉性心脏病（coronary heart disease，CHD），简称为冠心病，是由于血脂增高、血管壁损伤等导致冠状动脉壁脂质沉积形成粥样硬化斑块，在粥样硬化斑块的基础上逐渐形成血栓，造成冠状动脉管腔狭窄甚至阻塞，导致心肌缺血、缺氧甚至坏死，主要表现为心绞痛、心律失常、心力衰竭，严重时发生急性心肌梗死或猝死。

冠心病是最常见的心血管疾病之一，多发生于40岁以后，男性多于女性，脑力劳动者多于体力劳动者，北方高于南方，城市多于农村。随着生活方式的改变，近年来我国冠心病患病年龄呈现年轻化趋势，发病率也在不断增加。

二、危险因素

冠心病发病的危险因素常见的有糖尿病、高血压、高胆固醇血症、代谢综合征、肥胖症、吸烟等；此外，还与家族遗传史、年龄、性别等有关。

（一）糖尿病

糖尿病是冠心病发生的最重要危险因素之一。糖尿病患者由于胰岛素分泌不足，作为能量来源的葡萄糖大量流失，人体靠分解脂肪供给能量，使大量的三酰甘油、胆固醇及游离脂肪酸进入血液，从而为动脉粥样硬化和糖尿病微血管病变提供了条件，促进了冠心病的发生和发展。

（二）高血压

凡是高血压病情较重或病程较长者多半会并发轻重不等的冠心病。由于长期高血压损伤了血管内膜，使胆固醇、三酰甘油很容易渗入血管壁，并沉积形成微血栓，而这些微血栓又不断吸引血脂，增加沉积。另外，高血压时，血管长期处于痉挛状态，使管壁营养不良，也易引起胆固醇等脂质沉着。

（三）高胆固醇血症

高胆固醇血症时血脂含量长期处于高水平，血脂沉积于管壁形成微血栓，使管腔逐渐变窄，血流受阻，动脉管壁弹性降低，质地变硬，形成动脉粥样硬化。

（四）肥胖症

肥胖使心脏负担加重和血压上升，由于过多地食用高热量食物，使血脂增高，冠状动脉粥样硬化形成并加重。因此，为了预防冠心病，应坚持运动锻炼，注意预防肥胖。

（五）吸烟

吸烟是最主要的可逆性心血管危险因素之一。吸烟后进入血液的一氧化碳抢先与血红蛋白结合，导致血液含氧量明显减少。碳氧血红蛋白可引起动脉内壁水肿，妨碍血液流通，在此基础上胆固醇易于沉积，血小板易于附着，从而为动脉粥样硬化奠定了基础。

（六）遗传

冠心病有家族发病的倾向。冠心病的病变基础是冠状动脉粥样硬化，而动脉粥样硬化与内分泌功能失调、饮食结构不当及家族遗传等因素有关。

（七）性别

男性冠心病发病率明显高于女性，主要是雌激素起了十分重要的作用。雌激素通过对血脂的影响抑制了动脉粥样硬化的过程，从而减少了女性冠心病的发生。

三、主要功能障碍

冠心病除了由于心肌供血不足直接导致的心脏功能障碍以外，还可产生一系列继发性躯体和心理障碍。

（一）心血管功能障碍

患者活动后心脏负荷增加、耗氧增加，造成已存在冠状动脉粥样硬化的心肌缺血。同时，冠心病的发生又可限制患者的体力活动，从而使心血管系统适应性降低，导致循环功能减退。

（二）呼吸功能障碍

冠心病患者由于膈肌活动度降低，通气及换气功能障碍，运动能力和耐力降低。长期心血管功能障碍可导致肺循环功能障碍，降低了肺血管和肺泡气体交换的效率，从而易诱发或加重缺氧症状。

（三）代谢功能障碍

脂肪和能量物质的相对或绝对摄入过多及缺乏运动是代谢功能障碍的基本原因。同时缺乏运动还可导致胰岛素抵抗，除了引起糖代谢障碍外，还可促使形成高胰岛素血症和高脂血症。

（四）全身运动耐力减退

冠心病患者由于缺乏运动可导致机体摄氧能力和氧化代谢能力降低，从而造成全身运动耐力的减退。

（五）心理行为障碍

冠心病患者常伴有不良生活习惯或心理障碍，同时，长期的卧床制动会增加患者的恐惧和焦虑情绪，这些负面的心理行为也是影响患者日常生活和治疗的重要因素。

练一练4-3

冠心病患者的主要功能障碍不包括（　）。

A. 心血管功能障碍　　B. 呼吸功能障碍　　C. 代谢功能障碍

D. 运动功能障碍　　E. 心理行为障碍

答案解析

四、康复护理评定

冠心病主要影响的是患者的体力而不是肢体的功能。与残疾相关的因素包括低水平的耗氧运动能力、肌力下降和高抑郁评分。冠心病对患者功能的影响可以通过以下方面的评定来衡量。

（一）心功能分级

目前主要采用美国纽约心脏病学会（NYHA）1928 年提出的一项分级方案，主要是根据患者自觉的活动能力将心功能划分为四级（表 4－2）。

表 4－2　NYHA 心功能分级

心功能	临床情况
Ⅰ级	患者患有心脏病，但活动量不受限制，平时一般活动不引起疲乏、心悸、呼吸困难或心绞痛
Ⅱ级	心脏病患者的体力活动受到轻度限制，休息时无自觉症状，但一般体力活动出现疲乏、心悸、呼吸困难或心绞痛
Ⅲ级	心脏病患者体力活动明显受限，小于平时一般活动即引起上诉症状
Ⅳ级	心脏病患者不能从事任何体力活动，休息状态下出现心衰的症状，体力活动后加重

（二）运动功能评定

1. 心电运动试验　是指通过分级运动的方式，充分调动心血管的生理储备能力，诱发相应的生理和病理生理表现，以确定最大心脏负荷能力；或通过运动试验，了解患者运动训练的安全性。心电运动试验是心脏康复训练最常用的评定方法，也是协助康复训练方案制定的重要基础。常用的运动试验类型如下。

（1）症状限制性运动试验　以运动诱发呼吸或循环不良的症状和体征、心电图异常及心血管运动反应异常作为运动终点的试验方法，是主观和客观指标结合的最大运动量试验。常用于诊断冠心病、评定心功能和体力活动能力、制定运动处方等。

（2）低水平运动试验　常以预定较低水平的运动负荷、心率、血压和症状为终止指标，适用于急性心肌梗死后或病情较重者。

（3）简易运动试验　是指采用定量步行（定时间或定距离）的方式，进行心血管功能评定的试验方法。试验过程中可以没有心电图监护的条件。该试验适用于没有运动试验条件或病情较严重而不能耐受平板运动的患者。

2. 超声心动图运动试验　可以直接反映心肌活动的情况，从而揭示心肌收缩和舒张功能，还可以反映心脏内血液变化情况，所以有利于提供运动心电图所不能显示的重要信息。运动超声心动图比安静时检查更有利于揭示潜在的异常，从而提高试验的敏感性。

3. 代谢当量测定　代谢当量（metabolic equivalent，METs）是以安静、坐位时的能量消耗为基础，表达各种活动时相对能量代谢水平的常用指标。METs 的最大优点是将人体所消耗的能量标准化，从而使不同年龄、性别、体重的个体间得以进行比较。

（三）行为类型评定

行为类型是美国著名心脏病专家 M. Friedman 和 R. H. Roseman 于 20 世纪 50 年代首次提出的概念。他们发现许多冠心病患者表现出共同而典型的行为特点，如雄心勃勃、争强好胜、醉心于工作；但缺乏耐心，容易产生敌意情绪，常有时间匆忙感和时间紧迫感等。他们把这类人的行为表现特点称为“A 型行为类型”（TABP），此行为类型的人应激反应较强烈，因此需要将应激处理作为康复的基本内容。B 型行为是与 A 型行为相反的一种类型，缺乏竞争性，喜欢不紧张的工作，喜欢过松散的生活，无时间紧迫感，有耐心。

五、康复护理措施

根据冠心病康复治疗措施的特征，国际上一般将其分为三期。

Ⅰ期　指急性心肌梗死或急性冠脉综合征住院期康复，经皮内冠状动脉成形术（PTCA）或冠状动脉旁路移植术（CABG）术后早期康复也属于此列，发达国家此期已经缩短到3～7天。

Ⅱ期　指患者出院开始，至病情稳定性完全建立为止，时间5～6周。由于急性阶段缩短，Ⅱ期的时间也趋向于逐渐缩短。

Ⅲ期　指病情处于较长期稳定状态，或Ⅱ期过程结束的冠心病患者，包括陈旧性心肌梗死、稳定型心绞痛及隐性冠心病。PTCA或CABG后的康复也属于此期。康复程序一般为2～3个月，自我锻炼应该持续终生。有人将终生维持的锻炼列为第Ⅳ期。

（一）Ⅰ期、Ⅱ期康复护理

通过适当活动，减少或消除绝对卧床休息所带来的不利影响，逐步恢复一般生活活动能力。

1. 床上活动　活动一般从床上的肢体活动开始，包括呼吸训练。吃饭、洗脸、刷牙、穿衣等日常生活活动可以早期进行。肢体活动一般采用捏气球、皮球或拉皮筋等，强调活动时呼吸自然、平稳。

2. 呼吸训练　主要指腹式呼吸。吸气时腹部隆起，让膈肌尽量下降；呼气时腹部收缩，把肺的气体尽量排出，呼气与吸气之间要均匀连贯，不可憋气。

3. 坐位训练　坐位是重要的康复起始点，开始坐时可以有依托，例如把枕头或被子放在背后，或将床头抬高，适应之后可逐步过渡到无依托坐位。

4. 步行训练　从床边站立开始，先克服体位性低血压。在站立无问题之后，开始床边步行，在疲劳或不适时及时上床休息。注意避免上肢高于心脏水平的活动，此类活动的心脏负荷增加很大，常是诱发意外的原因。

5. 大便　患者大便务必保持通畅。如果出现便秘，应该使用通便剂。尽早让患者坐位大便，禁忌蹲位大便或在大便时过分用力。患者有腹泻时也需要注意严密观察。

6. 上、下楼　下楼的运动负荷不大，上楼的运动负荷主要取决于上楼的速度，每上一级台阶可以稍做休息，以保证没有任何症状。

7. 康复方案调整与监护　可以在心电监护下开始所有的新活动。如果患者在训练过程中没有不良反应，活动时心率增加<10次/分，次日训练可以进入下一阶段；心率增加在20次/分，继续同一级别的运动；心率增加超过20次/分，或出现任何不适，则退回到前一阶段运动甚至停止运动训练。

8. 心理康复与常识宣教　患者在急性发病后，往往有焦虑和恐惧感。需对患者进行医学常识教育，使其了解冠心病的发病特点、注意事项和预防再次发作的方法，强调戒烟、低脂低盐饮食、规律的生活等。

（二）Ⅲ期康复护理

巩固Ⅰ、Ⅱ期康复成果，控制危险因素，改善或提高体力活动能力和心血管功能，恢复发病前的生活和工作。

此期可以在康复中心完成，也可以在社区进行。康复护理人员结合患者病情、合作态度、社会地位和环境情况，制定一个患者乐于接受，与其愿望、生活习惯相适应的方案，同时取得患者家庭的合作，帮助患者恢复发病前的生活和工作。

最常用的运动方式包括步行、登山、游泳、骑车、我国传统形式的拳操等。慢跑曾经是推荐的运动，但是其运动强度较大，运动损伤常见，因此近年来已经不主张使用。

（三）性功能障碍及康复

指导患者进行适宜的性活动，有助于恢复身心健康。在恢复性生活前应该经过充分的康复训练，如果能耐受心率为 110～120 次/分的运动，而不出现心绞痛或严重呼吸困难，就可以恢复性生活。教育患者采用放松姿势和方式，避免大量进食后进行。

六、康复护理指导

1. 出院后应继续按医嘱服药。发生心绞痛时请立即舌下含服硝酸甘油，如疼痛比以往频繁、程度加重、服用硝酸甘油不缓解，伴有出冷汗、恶心、呕吐等症状时，应及时由家属护送到医院，警惕心肌梗死的发生。

2. 规律性发作的劳累性心绞痛，可于外出活动或大便前数分钟含服硝酸甘油。

3. 掌握和自我监测药物副作用，如服药过程中出现不适，应暂停服药并到医院就诊；外出时请随身携带急救药品，以便需要时能及时找到；硝酸甘油见光易分解，应放在棕色瓶内，每 6 个月更换 1 次，以防药物受潮、变质而失效。

4. 调整日常工作量，劳逸结合，避免过劳，适当进行体育锻炼，增加生活自理能力，肥胖者应控制体重。

5. 饮食应摄入人体易消化、低热量、低胆固醇、低盐、高纤维素食物，少食多餐，避免进食过饱，不饮用浓茶、咖啡。

6. 预防便秘，保持大便通畅，禁用力排便，多食用富含纤维素的蔬菜、水果，便秘时可食用蜂蜜、香蕉等食物，必要时遵医嘱给予缓泻剂。

7. 戒烟，少饮酒；保持乐观、松弛的精神状态，避免紧张、焦虑、情绪波动或发怒。

8. 注意气候变化，应随天气变化及时增减衣物，冷天注意保暖，避免冷风刺激，避免感冒。

9. 洗澡时应让家属知道，且不宜在饱餐或饥饿时进行，水温勿过冷或过热，时间不宜过长，门不要上锁，以防发生意外。

10. 定期进行心电图、血糖、血脂检查，积极治疗高血压、糖尿病、高脂血症。

想一想4-2

冠心病患者的主要功能障碍有哪些？冠心病Ⅰ期、Ⅱ期的康复护理措施有哪些？

答案解析

第三节　高血压的康复护理

PPT

一、概述

高血压是血液在血管内流动时对血管壁产生的压力值持续高于正常的现象。根据 2018 年《中国高血压防治指南》，高血压定义为在未使用降压药物的情况下，有 3 次诊室血压值均高于正常值，即诊室收缩压（SBP）≥140mmHg 和（或）舒张压（DBP）≥90mmHg，而且这 3 次血压测量不在同一天内。根据《ISH 2020 国际高血压实践指南》高血压定义为多次重复测量后诊室收缩压≥140mmHg 和（或）诊室舒张压≥90mmHg，多次测量不能一日完成，通常要求在 1～4 周内再进行 2～3 次诊室血压的测量，若均为 140/90mmHg 以上，则可确诊为高血压。

诊室血压是近年出现的新名词，是指由医护人员在标准条件下按统一规范进行测量获得的血压值。不同血压测量方法对应的高血压诊断标准还有动态血压，24 小时平均 SBP/DBP ≥130/80mmHg，白天平均

SBP/DBP ≥135/85mmHg，夜间平均 SBP/DBP ≥120/70mmHg，家庭血压≥135/85mmHg 为高血压。如果患者既往有高血压史，目前正在使用降压药，即使血压低于 140/90mmHg，也应诊断为高血压。

随着人们生活水平的提高及生活方式的转变，高血压病的发病率也逐年递增。2018 年发表的全国高血压调查（China hypertension survey，CHS）结果显示，中国成年人高血压患病率为 27.9%，男性高于女性，正常高值血压检出率为 39.1%，每年新增的高血压患者约 1000 万人。高血压常被称为“无声的杀手”，大多数患者可在没有任何症状的情况下发病，并且血管壁长期承受着高于正常的压力会导致冠心病、脑卒中等严重疾病。

（一）病因

1. 遗传因素　目前认为是多基因遗传所致。

2. 精神和环境因素　长期的精神紧张、激动、焦虑，受噪声或不良视觉刺激等因素也会引起高血压的发生。

3. 年龄因素　随着年龄增长发病率有增高的趋势。

4. 生活习惯因素　摄入过多的钠盐、低钾饮食、大量饮酒、摄入过多的饱和脂肪酸均可使血压升高。吸烟可加速动脉粥样硬化的过程，为高血压的危险因素。

5. 药物的影响　避孕药、激素、消炎止痛药等均可影响血压。

（二）高血压的分类

1. 原发性高血压　是一种以血压升高为主要临床表现而病因尚未明确的独立疾病，占所有高血压患者的 90% 以上。

2. 继发性高血压　又称症状性高血压，病因明确，高血压是该种疾病的临床表现之一，血压可暂时性或持久性升高。

3. 高血压分级　按血压升高水平，我国将高血压分为 1 级、2 级、3 级（表 4－3）。《ISH 2020 国际高血压实践指南》将高血压分为 1 级和 2 级（表 4－4）。

表 4－3　我国采用的血压分类

分类	收缩压（mmHg）		舒张压（mmHg）
正常血压	<120	和	<80
正常高值	120～139	和（或）	80～89
高血压	≥140	和（或）	≥90
1 级高血压	140～159	和（或）	90～99
2 级高血压	160～179	和（或）	100～109
3 级高血压	≥180	和（或）	≥110
单纯收缩期高血压	≥140	和	<90
单纯舒张期高血压	<140	和	≥90

表 4－4　《ISH 2020 国际高血压实践指南》高血压分类

分类	收缩压（mmHg）		舒张压（mmHg）
正常血压	<130	和	<85
正常高值	130～139	和（或）	85～89
1 级高血压	140～159	和（或）	90～99
2 级高血压	≥160	和（或）	≥100

4. 高血压分层 根据血压水平、心血管危险因素、靶器官损害、临床并发症和糖尿病进行心血管风险分层，分为低危、中危、高危和很高危4个层次。

想一想4-3

患者，男，69岁，诊室血压收缩压为138mmHg，舒张压为112mmHg，如何对血压进行分类？

答案解析

二、危险因素

1. 高钠低钾膳食 是我国大多数高血压患者发病最主要的危险因素。

2. 年龄和性别 年龄>65岁，男性>女性。

3. 超重和肥胖 发病风险是体重正常人群的1.16～1.28倍。

4. 心率 心率>80次/分。

5. 吸烟、饮酒 高血压患病率随饮酒量增加而增加。

6. 家族史 心血管疾病家族史、高血压家族史、合并糖尿病、血脂异常等。

7. 早发性更年期。

8. 社会心理因素或社会经济因素 人在紧张、愤怒、惊恐、压抑、焦虑等状态下，体内交感神经兴奋，从而升高血压。

9. HMOD LVH（ECG发现LVH）、中重度CKD［eGFR<60ml/(min·1.73m^2)］及任何其他可用方法发现的器官损害。

10. 合并临床疾病 既往冠心病（CHD）、心力衰竭、脑卒中、外周血管疾病、心房颤动、CKD3期及以上。基于其他危险因素、HMOD、疾病史评估高血压患者心血管风险的简化分类（表4-5）。

表4-5 高血压风险的简化分类

其他危险因素、HMOD或疾病	正常高值	1级高血压	2级高血压
无其他危险因素	低危	低危	中危/高危
1或2个危险因素	低危	中危	高危
≥3个危险因素	低危/中危	高危	高危
HMOD、CKD3期、糖尿病、CVD	高危	高危	高危

三、主要功能障碍

1. 高血压性心脏病 可表现为心慌、气短、活动后症状加重，也可出现心律失常、水肿等，最终引起心力衰竭。心脏冠状动脉粥样硬化症则可能表现为患者心绞痛和心肌梗死的发生。

2. 肾细小动脉硬化 使肾浓缩功能发生减退或衰竭，患者出现多尿、夜尿增多，尿液中可发现蛋白、红细胞和管型。随着病情逐渐发展可发生尿毒症。

3. 高血压病视网膜病变 表现为突然单眼视力轻度下降、视物变暗或色调变黄、变形、小视，并有中央相对暗区为视物模糊，眼底检查可见不同程度的视网膜动脉狭窄硬化、动静脉交叉压迫，严重者并可见渗出、出血、视盘水肿等。

4. 脑动脉粥样硬化症 可引起短暂性脑缺血发作、脑梗死、脑出血等急性脑循环障碍，以及一些慢性脑缺血症状，可表现为肢体瘫痪、言语障碍、吞咽障碍及认知障碍等。

5. 下肢动脉粥样硬化　血管腔严重狭窄者可出现间歇性跛行、足背动脉搏动消失，严重者甚至可发生坏疽。

四、康复护理评定

（一）健康史评估

1. 高血压、心血管疾病及糖尿病的家族史。

2. 发病年龄、最高血压值和近期服用药物及服用药物的效果和副反应。

3. 是否有心血管病的症状，如心绞痛、呼吸困难等。

4. 是否服用可能引起血压升高的药物，如避孕药、雌激素、类固醇、甲状腺激素、减肥药、感冒药、苯丙胺、咖啡因和大量的甘草，是否吸烟、饮酒。

5. 体重情况和摄盐的情况。

6. 心理社会因素，如情绪、压力和经济情况。

7. 平时运动状况。

（二）身体评估

1. 高血压早期通常没有明显的症状。

2. 部分患者有枕骨区的头痛，容易疲倦、头晕、心悸、视力模糊，及有鼻出血的症状。缓进型高血压常见的临床症状有头痛、头晕、注意力不集中、记忆力减退、肢体麻木、夜尿增多、心悸、胸闷、乏力等。

3. 多数症状在劳累、精神紧张、情绪波动后加重。

4. 清晨活动后血压迅速升高，出现清晨高血压，导致心脑血管事件多发生在清晨。

5. 当血压突然升高到一定程度时会出现剧烈头痛、呕吐、心悸、眩晕等症状，严重时会发生神志不清、抽搐，多会在短期内发生严重的心、脑、肾等器官的损害和病变，如脑卒中、心肌梗死、肾脏衰竭等。

6. 继发性高血压的临床表现主要是有关原发病的症状和体征，高血压仅是其症状之一。继发性高血压患者的血压升高可具有其自身特点，如主动脉缩窄所致的高血压可仅限于上肢；嗜铬细胞瘤引起的血压增高呈阵发性。

7. 高血压急症，高血压患者在短期内（数小时至数天）发生血压急剧增高，并伴有心、脑、肾功能的障碍。

8. 高血压脑病，血压突然或短期内明显升高的同时，出现中枢神经功能障碍征象。脑循环发生急剧障碍，导致脑水肿、颅内压增高，表现为严重头痛、呕吐和神志改变。较轻者仅出现烦躁、意识模糊，较重者可出现抽搐、癫痫样发作、昏迷。

（三）心理社会评估

高血压病程长，需长期服药，在一些诱因下症状加重，患者会出现一些心理问题。

1. 患者沮丧，有负疚感和自责感，丧失治疗的信心，表现为不服从医生、不配合检查、不及时用药、拒绝各种治疗方案。

2. 容易发脾气，无论是家属、同事还是医生和护士甚至是不相干的人，其觉得所有的人都有愧于他。

3. 部分患者过分地将角色强化，很安心地接受别人照顾，缺乏过正常生活的信心，不愿回到正常的生活中，有时认为自己不能自理而过分地依赖。

4. 情绪低落、紧张，内心充满担忧。

5. 患者担心血压是否能降下来，是否要终身服药，过分担心会因血压过高而引起脑出血、脑梗死等疾病和留有后遗症而致残，使生活质量下降，失去正常的工作能力。

6. 患者担心自己的病久治不愈，影响家人的工作和生活，终日忧心忡忡，白天情绪低落、消极、悲观失望，夜间难以入睡，出现抑郁心理。

7. 患者对治疗似懂非懂，固执己见，出现不信任医务人员、总有不安全的感觉。

（四）辅助检查

1. 诊室血压测量

（1）测量前30分钟避免吸烟、摄入咖啡因、运动；排空膀胱；静坐、放松3~5分钟，测上臂血压，上臂置于心脏水平。

（2）推荐使用上臂式医用电子血压计，水银柱血压计将逐步被淘汰。

（3）使用标准规格袖带，气囊长22~26cm、宽12cm，肥胖者或臂围大者应使用大规格气囊袖带。

（4）首诊时测量两上臂血压，至少测量2次，间隔1~2分钟，若差别≤5mmHg，则取2次测量的平均值；若差别>5mmHg，应再次测量，取3次测量的平均值。如多次测量后双臂血压差值一直>10mmHg，使用血压值较高的手臂进行测量。如双臂血压差值>20mmHg，要进一步检查原因。

（5）老年人、糖尿病患者及出现体位性低血压情况者，应该加上测站立位血压，站立位血压在卧位改为站立位后1分钟和3分钟时测量。

2. 尿液分析 早期尿液分析是正常的，当发生肾脏损害时，尿比重降低，并出现轻度蛋白尿。恶性高血压可出现大量蛋白尿。

3. 血生化检查 血钾、血钠、血清肌酐和eGFR。在肾实质病变，血清肌酐和血尿素氮升高，可出现贫血伴有严重的氮质血症。

4. 脏器功能检查 继发性高血压需检查相应脏器功能。

5. 心电图 是诊断左心室肥厚最简单的方法。超声心动图在识别高血压引起的左心室肥厚方面有意义。

6. 其他 全血细胞计数、空腹血糖、胆固醇、三酰甘油检查等。

五、康复护理措施

高血压康复主要包括非药物治疗和药物治疗两大类方法。

（一）非药物治疗

包括改变不良生活方式、运动疗法、气功、放松技术和物理治疗等内容。对任何高血压在任何时候都有效合理，其目的是降低血压、控制其他危险因素和临床情况。

1. 合理平衡膳食

（1）低盐 高钠饮食是我国大多数高血压患者发病最主要的危险因素。钠的安全摄入量为1000~2500mg，盐中含40%的钠，每日摄入2.5~6g食盐，世界卫生组织（WHO）建议，盐的摄入量每人每日应在6g以下。对于高血压患者要求每天不超过5g，最好配备限盐勺以控制食盐用量。酱油中含18%的盐，盐腌制食品如咸菜、酱制品、咸鸭蛋、腊肉等都含有较高的食盐量。

（2）低脂 每人每日食用油摄入量在25~30g，一般100ml液体食物中脂肪含量≤1.5g、固体食物100g中脂肪含量≤3g的食物为低脂食物，如牛肉、羊肉、鸡肉、鱼虾类及绿色蔬菜、水果、瓜豆类、主食、粗制谷类等。

（3）摄取足够的钙质 各年龄段需钙量不同，成年人每日每人需要摄入800mg钙，50岁以上

1000mg，多选择钙质丰富的食物，如乳类与乳制品、豆类及豆制品、海产品、肉类与禽蛋类、部分蔬菜类。100g 纯牛奶大约含 104mg 钙，100g 豆腐大约含 164mg 钙，100g 黑木耳大约含 247mg 钙。

（4）摄取足够的钾 鼓励进食含钾丰富的食物，如香蕉、柑橘、菠菜、空心菜、花菜、苋菜等，避免吃速食、喝咖啡。

（5）摄取新鲜的食物 避免摄取罐头食品。

2. 限制乙醇摄入 长期大量饮酒可导致血压升高，不提倡高血压患者饮酒，若饮酒则应少量，每日乙醇摄入量男性不应超过 25g，女性不应超过 15g。

3. 戒烟 在呼吸内科的医生指导下按照戒烟指南进行戒烟，还要避免被动吸烟。

4. 控制体重 使用正确方法减轻体重，使 BMI 控制在正常范围（18.5～23.9kg/m^2）内，腰围控制范围为男性＜90cm，女性＜85cm 。

5. 适量运动 推荐低至中等强度的抗阻有氧运动训练，如步行、慢跑、骑车、游泳、健美操、跳舞和非比赛性划船等，也可选用传统中医学运动训练，如太极拳、降压舒心操和其他民族形式拳操等。

（1）建议经专科医生的评估，在确保安全的前提下增加运动，采用中低等强度有氧训练，每周 4～7 次，每次持续 30～60 分钟，有并发症患者制订个体化的运动训练方案。

（2）每次运动分阶段进行，5～10 分钟的轻度热身活动；20～30 分钟的耐力活动或有氧运动；约 5 分钟放松阶段，逐渐减少用力让身体逐渐稳定下来。

（3）有效运动能使心跳加快、呼吸增速及出汗，运动后心跳速率的计算法，靶心率＝220－年龄×75%。

6. 高血压康复的放松治疗技术 包括物理性放松方法（如 Jacobson 渐进放松技术、Mitchell 生理放松技术、按摩和 Alexander 技术）和非物理性放松方法（如 Hatha 瑜伽和 Benson 放松治疗法），患者可以在康复治疗师指导下选择适合自己的方法。气功及放松技术等方法建议根据自己的生活习惯或喜好选择一些适合自己的放松方式。

看一看

Jacobson 技术的练习方法

1. 患者取舒适的坐位或卧位，宽松衣服，去除眼镜，全身放松，肢体对称。

2. 基本步骤：示意患者闭上眼睛，注意呼吸，于呼气时放松，并默念“放松”。逐渐将注意力集中于身体的不同部位，并逐渐放松全身的肌肉。一般从头开始，然后由颈至肩、臂、手、躯干、臀、腿和足。在患者呼气时可以重复单字、短语或声音以帮助患者排除杂念。可以集中注意力于某一颜色、场地或物体（如烛光）。患者也可以默念从 10 至 1，反复进行。应该注意从多种方式中选择最适于该患者的放松方式。

3. 治疗结束时，让患者缓慢睁开眼睛，休息数分钟，然后缓慢起身。

7. 避免使用致血压升高的药物 口服避孕药、甘珀酸钠、滴鼻药、可卡因、安非他明、类固醇、非甾体抗炎药、促红细胞生成素、环孢素以及中药甘草等均可能升高血压。

8. 减轻精神压力，保持心理平衡

（1）避免猜疑心理 高血压患者要注意避免猜忌的心理，有不少患者可能会在患病之后很容易将过多的注意力放在疾病方面，甚至有些患者会产生严重的猜忌心理，患者经常显得忧心忡忡，对疾病的治疗也是一种非常不好的表现。

（2）克服紧张情绪 人体紧张的时候，血压会升高，很容易导致患者突发心脏病或者猝死，所以高血压患者遇事应该多和身边的人进行交流，放松心情。

（3）减轻心理负担　心理极度不稳定，容易导致思想负担，积极地接受正规的心理疏导很有必要。

（4）康复护士要收集患者的家庭情况、职业和工作情况、经济情况、个人压力与应对方式等，了解患者对疾病的看法，判断疾病对患者的心理造成什么影响。了解患者的个性特征、生活方式，人际关系中是否存在可引起血压波动的应激因素，了解患者及家属是否知晓自我保健知识。针对问题对患者进行康复指导。

（二）降压药应用

对危险分层属于“高危”或“极高危”的高血压患者，除了进行上述非药物治疗之外，尚需立即进行降压药物治疗。除高血压急症和亚急症外，对大多数高血压患者而言，应根据病情，在4周内或12周内将血压逐渐降至目标水平。

1. 降压药物治疗的时机

（1）低危患者　可对患者进行1～3个月的观察，密切随诊，尽可能进行诊室外血压监测。评估靶器官损害情况，改善生活方式，如血压仍不达标可使用降压药物进行治疗。

（2）中危患者　可观察数周，评估靶器官损害情况，改善生活方式，如血压仍不达标，则应开始药物治疗。

（3）高危和很高危的患者　应及时启动降压药物治疗，对危险因素和合并的临床疾病进行综合治疗。

2. 常用的降压药物　包括钙拮抗剂（CCB）、血管紧张素转化酶抑制剂（ACEI）、血管紧张素受体拮抗剂（ARB）、利尿剂和β受体阻滞剂等五类，以及由上述药物组成的固定配比复方制剂。这五类药均可作为初始治疗用药，特殊人群的类型、并发症选择有针对性的药物，进行个体化治疗。优先使用长效降压药物，以有效控制24小时血压，预防心脑血管并发症发生。

（1）钙拮抗剂（CCB）　适用于老年高血压、单纯收缩期高血压、伴稳定型心绞痛、冠状动脉或颈动脉粥样硬化及周围血管病患者。常见不良反应包括心跳加快、面部潮红、脚踝部水肿、牙龈增生等。二氢吡啶类CCB没有绝对禁忌证，但心动过速与心力衰竭患者应慎用。

（2）血管紧张素转化酶抑制剂（ACEI）　适应于伴慢性心力衰竭、心肌梗死后心功能不全、糖尿病肾病、非糖尿病肾病、代谢综合征、蛋白尿或微量白蛋白尿患者。最常见不良反应为干咳，多见于用药初期，症状较轻者可坚持服药，不能耐受者可改用ARB。长期应用有可能导致血钾升高，应定期监测血钾和血肌酐水平。禁忌证为双侧肾动脉狭窄、高钾血症及妊娠女性。

（3）血管紧张素受体拮抗剂（ARB）　适用于伴左心室肥厚、心力衰竭、糖尿病肾病、冠心病、代谢综合征、微量白蛋白尿或蛋白尿患者以及不能耐受ACEI的患者，并可预防心房颤动。不良反应少见，偶有腹泻，长期应用可升高血钾，应注意监测血钾及血肌酐水平变化。双侧肾动脉狭窄、妊娠女性、高钾血症者禁用。

（4）利尿剂　适用于老年高血压、单纯收缩期高血压或伴心力衰竭患者，也是难治性高血压的基础药物之一。不良反应与剂量密切相关，故通常应采用小剂量。噻嗪类利尿剂可引起低血钾，长期应用者应定期监测血钾，并适量补钾，痛风者禁用，高尿酸血症以及明显肾功能不全者慎用。

（5）β受体阻滞剂　适用于伴快速心律失常、冠心病、慢性心力衰竭、交感神经活性增高以及高动力状态的高血压患者。常见的不良反应有疲乏、肢体冷感、激动不安、胃肠不适等，可能影响糖脂代谢。中重度房室传导阻滞、哮喘患者禁用，慢性阻塞性肺疾病、运动员、周围血管病或糖耐量异常者慎用。

3. 原发性高血压的治疗　高血压治疗的主要目标是血压达标，降压治疗的最终目的是最大限度地减少高血压患者心、脑血管病的发生率和死亡率。不同人群的降压目标不同，一般患者的降压目标为

140/90mmHg 以下，对合并糖尿病或肾病等高危患者，应酌情降至更低。

（1）应根据血压水平和心血管风险选择初始单药或联合用药降压治疗。

（2）一般患者采用常规剂量，老年人及高龄老年人初始治疗时通常应采用较小的有效治疗剂量，根据需要可考虑逐渐增加至足剂量。

（3）优先使用长效降压药物，以有效控制 24 小时血压，更有效预防心脑血管并发症发生。

（4）对血压≥160/100mmHg、高于目标血压 20/10mmHg 的高危患者，或单药治疗未达标的高血压患者应进行联合降压治疗，包括自由联合或单片复方制剂。

（5）对血压≥140/90mmHg 的患者，也可起始小剂量联合治疗。

4. 继发性高血压的治疗 主要是针对原发病的治疗，如嗜铬细胞瘤引起的高血压，肿瘤切除后血压可降至正常，肾血管性高血压可通过介入治疗扩张肾动脉。对原发病不能手术根治或术后血压仍高者，除采用其他针对病因的治疗外，还应选用适当的降压药物进行降压治疗。

六、康复护理指导

高血压病的康复护理指导包括：高血压的定义、分期，血压测量方法及时间，高血压对人体的危害，高血压的病因及预防，高血压的非药物治疗和药物副反应的观察与处理，高血压与心理社会因素的关系。通过指导使患者做到早防、早诊、早治，提高自我护理能力，提高生存质量。

1. 良好的心理。医务人员与患者要充分认识到治病的长期性，在心理上要具备一定承受能力，在战胜疾病之前一定要战胜自我。指导患者保持心态稳定，情绪平和，减少较强的精神刺激，保持轻松愉悦的心情，是高血压控制的一个重要环节。对易激动的患者，做好家属工作，减少不良刺激，保证患者有安静舒适的环境。

2. 生活要有规律。要健康的休息与运动，保证睡眠，做到劳逸结合，避免参加竞争性比赛的运动。轻度高血压减轻体重，可使血压降至正常。中度肥胖高血压患者，可以同时减轻体重和应用降压药治疗。

3. 大部分患者需长期或终生服药。应使患者了解高血压是可控制的疾病，只要有效地控制血压便可健康长寿。对疾病不重视、不愿长期服药者，应使其知悉高血压病及并发症的危害，使其主动配合服药，达到增强健康，提高生存质量的目的。

4. 养成良好的排便习惯。保持大便通畅，排便时下蹲和立起时勿过猛过快，最好用坐式马桶。

5. 外出活动和检查时应有人陪同以防晕倒受伤。

6. 做到低盐低脂饮食、清淡饮食，不吸烟，限制饮酒，少食动物脂肪和胆固醇高的食物，多食新鲜蔬菜、水果和杂粮。晚饭后不宜饮浓茶和咖啡。

7. 应遵医嘱坚持服用降压药物，注意观察降压药的各种副作用，出现不适症状立即就诊。

第四节 糖尿病的康复护理

PPT

一、概述

糖尿病（diabetes mellitus，DM）是一组由多病因引起的以慢性高血糖为特征的代谢性疾病，是由于胰岛素分泌和（或）作用缺陷所引起。长期碳水化合物以及脂肪、蛋白质代谢紊乱可引起多系统损害，导致各种组织器官慢性进行性病变、功能减退及衰竭，病情严重或应激时可发生急性并发症。

中国是糖尿病的重灾区，据最新的调查显示，中国 18 岁及以上成年人糖尿病患病率为 11.6%。大陆地区患病率为12.8%，糖尿病前期患病率为35.2%，糖尿病增长速度快，预计到2045年，糖尿病患病率将增加51%。

（一）分型

糖尿病分为4类，分别为1型糖尿病、2型糖尿病、特殊类型糖尿病和妊娠期糖尿病。

1. 1型糖尿病 病因和发病机制不清楚，其显著的病理生理学是胰岛B细胞数量显著减少和消失所导致的胰岛素分泌显著下降或缺失，约占5%。

2. 2型糖尿病 病因和发病机制目前也不明确，其显著的病理生理学特征是胰岛素调控葡萄糖代谢能力的下降（胰岛素抵抗），伴随胰岛B细胞功能缺陷所导致的胰岛素分泌减少（或相对减少），占90%以上。

3. 特殊类型糖尿病 是从不同水平上病因学相对明确的一些高血糖状态，如胰腺炎、库欣综合征等引起的高血糖状态，占0.7%。

4. 妊娠期糖尿病 是在妊娠期间被诊断的糖尿病或糖调节异常，不包括已经被诊断的糖尿病患者妊娠时的高血糖状态，患病率接近5%。

（二）诊断标准

WHO（1999）糖尿病的诊断标准如下。

1. 糖尿病症状+任意时间血糖≥11.1mmol/L（200mg/dl），可以确诊糖尿病。
2. 糖尿病症状+空腹血浆血糖≥7.0mmol/L（126mg/dl），可以确诊糖尿病。
3. 糖尿病症状+OGTT试验中2小时血糖≥11.1mmol/L，可以确诊糖尿病。

如症状不典型，需再测一次，予以证实，诊断才能成立。

《中国2型糖尿病防治指南（2020年版）》首次将糖化血红蛋白正式纳入糖尿病诊断中，必须在有严格质量控制的实验室，采用标准化检测方法测定，在以上诊断中加上HbA1c≥6.5%。

想一想4-4

正常血糖值为多少？空腹血浆血糖为6.8mmol/L，如何定义？

答案解析

（三）临床表现

糖尿病典型症状包括“三多一少”：即多饮、多食、多尿、体重下降。疲乏：患者易感疲乏，精神不振。低血糖：常在午后或饭前出现低血糖反应，表现为乏力、多汗、颤抖及饥饿感。其他症状：皮肤常发生疖、痈等化脓性感染，皮肤外阴瘙痒，视物模糊，四肢沉重麻木，小腿痛或痛性痉挛。

二、危险因素

糖尿病的病因尚未阐明，不同类型的糖尿病病因不同，即使在同一类型中也有所不同。

总体来说，遗传因素和环境因素共同导致了糖尿病的发生。1型糖尿病发生相关的环境因素不明，病毒感染可能是导致1型糖尿病的环境原因之一，包括风疹病毒、腮腺炎病毒、柯萨奇病毒等，这些病毒可直接损伤胰岛B细胞，并可启动自身免疫反应进一步损伤胰岛B细胞。一些化学毒物也可导致胰岛B细胞的破坏，从而诱发1型糖尿病。环境因素在2型糖尿病的发生中显得尤其重要，具体包括年龄增长、现代生活方式、营养过剩、体力活动不足等。

三、主要功能障碍

（一）生理功能障碍

糖尿病病程长，长期血糖控制不佳可导致心、脑、血管、眼、肾及神经等慢性并发症，是糖尿病致残致死的主要原因。糖尿病确诊时1/2的患者已存在并发症。

1. 糖尿病性心脑血管病变　糖尿病患者常伴有高脂血症、高血压、动脉粥样硬化，极易患心脑血管病。糖尿病性心脏病是微血管病变、自主神经功能紊乱所致，病变累及心肌组织引起心肌损害，并发或伴发心力衰竭、心律失常、心源性休克和猝死。脑血管病变表现为运动感觉障碍（偏瘫）、语言障碍（失语）和认知功能障碍等，以脑梗死多见。

2. 糖尿病肾病　是危害极为严重的一种病症。病变可累及肾血管、肾小球、肾小管和间质。糖尿病性肾小球硬化症是糖尿病特有的肾脏并发症，是导致终末期肾脏衰竭的常见原因。临床表现为蛋白尿、水肿和高血压，最终发展为肾衰竭。

3. 糖尿病性眼病　是糖尿病高度特异性的微血管并发症，常见的有糖尿病性视网膜病变、糖尿病性色素膜病变、糖尿病性白内障、糖尿病性视神经改变、糖尿病性视网膜脂血症、糖尿病性青光眼、糖尿病性屈光改变。其中最常见的是糖尿病性视网膜病变，它是糖尿病致盲的重要原因。

4. 糖尿病神经病变　是糖尿病在神经系统发生的多种病变的总称。其发生风险与糖尿病的病程、血糖控制不佳等相关。病变可累及中枢神经、周围神经及自主神经，其中糖尿病性周围神经病变是糖尿病最常见的并发症。患者常先出现肢端感觉异常，如袜子或手套状分布，突出表现为双下肢麻木、胀痛，伴有针刺样、烧灼样异常感，很难忍受。有的患者出现闪电样痛或刀割样痛。夜间及寒冷季节加重，后期累及运动神经，可有肌力减弱以至肌萎缩和瘫痪。

5. 糖尿病下肢血管病变　糖尿病患者血糖长期得不到很好控制，发生动脉硬化，可出现下肢大血管和微血管的病理改变。表现为下肢动脉的狭窄或闭塞，造成下肢缺血、缺氧以致坏疽发生，糖尿病足指踝关节或踝关节以下足部感染、溃疡和（或）深层组织破坏。与下肢远端神经异常和不同程度的周围血管病变相关，是糖尿病患者截肢、致残的主要原因之一。

6. 糖尿病性性功能障碍　大多数糖尿病患者都有阳痿、早泄、性欲低下等性功能障碍，可能与血管病变、骨盆自主神经病变有关。

（二）其他功能障碍

1. 心理障碍　糖尿病的早期患者往往对事情不感兴趣，精神萎靡不振，阳痿以及感觉异常，这些早期的症状有时常常被忽略，从而被误诊为抑郁症、神经官能症或者是自主神经紊乱等，在糖尿病的长期病程中，代谢障碍和血管病变会累及大血管的病变以及累及大脑，可出现精神的障碍，尤其久病的糖尿病患者情志会发生改变，表现为焦虑抑郁或者沮丧和消极态度。

2. 活动功能及参与能力障碍　由于疾病的原因糖尿病患者日常生活活动能力受到一定限制，70%以上自理能力维持良好，但90%的自我护理措施能力低下，半数以上患者生活质量处于中低水平，若发生眼、脑、心、肾等并发症，功能及能力障碍更加明显。

四、康复护理评定

糖尿病患者的康复评定主要包括生理功能评定、心理状况的评定、日常生活自理能力评定及社会参与能力评定。

（一）生理功能的评定

主要包括常规体格检查、胰岛功能评定和靶器官损害程度评定。

1. 健康史

（1）年龄。

（2）家族史。

（3）诱因：体力活动少、饮食不当、肥胖、感染、应激（创伤、精神刺激）。

2. 身体状况 代谢紊乱症候群，“三多一少”症状。

3. 辅助检查

（1）体质指数（body mass index，BMI） 又称体重指数，是指用体重千克数除以身高米数平方得出的指数，即身体质量指数，是目前国际上常用的衡量人体胖瘦程度以及是否健康的一个标准。

（2）尿常规 是重要的筛选检查。

（3）验血 监测血糖值，按糖尿病诊断标准评定。

（4）OGTT 是诊断糖尿病的一种实验室检查方法。将75g无水葡萄糖溶于300ml温开水中，令受检者一次服下，5分钟内饮毕。分别于服糖前及服糖后0.5、1、2、3小时各采取静脉血一次，并同时收集尿液标本，测定血糖、尿糖和胰岛素及C肽的数值。有糖尿病症状加2小时血糖≥11.1mmol/L可诊断糖尿病，2小时血糖<7.8mmol/L可排除糖尿病，2小时血糖为7.8~11.1mmol/L为糖耐量减低，无糖尿病症状者须1小时和2小时血糖均≥11.1mmol/L，方可诊断为糖尿病，如只有2小时血糖≥11.1mmol/L，须另一次葡萄糖耐量试验时2小时血糖也≥11.1mmol/L，或空腹血糖≥7.0mmol/L，方可诊断为糖尿病。

（5）糖化血红蛋白 反映最近一段时间内（近3个月）总的血糖水平，有助于了解糖尿病的控制情况。

（6）胰岛B细胞的自身抗体 是存在免疫损害的有力佐证。

（7）尿白蛋白排出率 被认为是评价糖尿病肾脏病变严重程度的一项指标。

（8）胰岛素测定、C－肽功能测定。

（9）血脂、水电解质检测等。

（10）踝肱压力指数 是周围血管功能评定最常用的方法，其测量方法是：ABI＝踝动脉收缩压/肱动脉收缩压，正常值为1.0~1.4，<0.9为轻度缺血，0.4~0.9为中度缺血，<0.4为重度缺血，此时易发生下肢（趾）坏疽。除此之外，下肢体位试验、皮肤血液灌注压的测定等也可用于周围血管功能评定。

4. 急性并发症

（1）低血糖 糖尿病患者在治疗过程中可能发生血糖过低现象，低血糖可导致不适甚至生命危险，糖尿病患者血糖≤3.9mmol/L为低血糖。低血糖是糖尿病患者长期维持正常血糖水平的制约因素，严重低血糖发作会给患者带来巨大危害。预防和及时治疗低血糖可以帮助患者达到最适血糖水平，延缓和减少并发症的发生。低血糖的临床表现与血糖水平以及血糖的下降速度有关，可表现为交感神经兴奋（如心悸、焦虑、出汗、饥饿感等）和中枢神经症状（如神志改变、认知障碍抽搐和昏迷等）。

（2）DKA 是由于胰岛素严重缺乏和升糖激素不适当升高引起的糖、脂肪和蛋白代谢严重紊乱综合征，临床以高血糖、高血清酮体和代谢性酸中毒为主要表现。发生常有诱因：急性感染、胰岛素不适当减量或突然中断治疗、饮食不当、胃肠疾病、脑卒中、心肌梗死、创伤、手术、妊娠、分娩、精神刺激等。发病前数天可有多尿、烦渴、多饮和乏力症状的加重，失代偿阶段出现食欲减退、恶心、呕吐、腹痛，常伴头痛、烦躁、嗜睡等症状，呼吸深快，呼气中有烂苹果味，进一步尿量减少、皮肤黏膜干燥、眼球下陷，脉快而弱，血压下降、四肢厥冷，到晚期，各种反射迟钝甚至消失，终至昏迷。

（3）HHS 是糖尿病的严重急性并发症之一，临床以严重高血糖而无明显酮症酸中毒、血浆渗透压显著升高、脱水和意识障碍为特征。起病隐匿，常先出现口渴、多尿和乏力等症状，多食不明显，有时甚至厌食。患者的血浆渗透压 > 320mOsm/L 时，可出现精神症状，如淡漠、嗜睡等；当血浆渗透压 > 350mOsm/L 时，可出现定向力障碍幻觉、上肢拍击样粗震颤、癫痫样发作、偏瘫偏盲、失语、视觉障碍、昏迷和阳性病理征。

5. 慢性并发症

（1）视网膜病变的评定　使用眼底镜、眼底荧光血管造影及眼成光学断层扫描等方法进行检查。

（2）心电图运动试验　通过定量的运动增加心脏负荷，诱发心肌缺血，从而出现缺血性心电图改变的试验方法，是目前诊断冠心病最常用的一种辅助手段。

（3）糖尿病肾病评定　最基本的检查是尿常规，检查有无蛋白尿，但是容易遗漏微量蛋白尿。

（4）血管病变评定　常用踝肱压力指数（ankle bachial pessure index，ABI）测定。ABI = 踝动脉收缩压/肱动脉收缩压，可反映下肢血压与血管的状态。

（5）心脑血管病变评定　糖尿病确诊时及以后，至少应每年评估心血管病变的风险因素，评估的内容包括心血管病现病史及既往史、年龄、有无心血管风险因素。

（6）糖尿病足评定　糖尿病足是由糖尿病引起的下肢远端神经异常和不同程度的周围血管病变，从而引起的足部感染、溃疡和（或）深部组织破坏的病变。糖尿病足的主要后果是足部溃疡和截肢，是导致糖尿病患者日常生活活动能力下降、遗留残疾的主要原因。糖尿病足的评定包括病史采集、体格检查、神经病变评定、血管病变评定及影像学检查等。

（7）神经病变评定　常用 10g 尼龙单丝测试和振动觉测试。

（8）X 线检查　可发现肢端骨质疏松、脱钙、骨髓炎、骨质破坏、骨关节病变及动脉钙化，也可发现气性坏疽感染后肢端软组织变化，对诊断肢端坏疽有重大意义。

（9）彩色超声多普勒检查　可发现下肢动静脉血管的管腔狭窄、斑块、血栓等，是糖尿病患者的下肢血管常规检查项目之一。

（10）血管造影　常用的动脉造影术有数字减影血管造影术、多层螺旋 CT 下肢动脉造影、磁共振血管成像技术等。

（二）心理状况的评定

糖尿病患者的心理改变，由于大多数患者早期没有症状或症状很轻，对疾病不重视，不会坚持服药及复查，当出现并发症又会出现焦虑、抑郁、悲观等情绪，长期治疗过程中晚期身心疲惫和经济负担较重，会出现抱怨、放弃等。患者的心理可采用相应的量表测试评定，如 Hamilton 焦虑量表（HAMA）、Hamilton 抑郁量表（HAMD）、简明精神病评定量表（BPRS）、症状自评量表（SCL－9）、睡眠自测 AIS 量表等进行评定。

（三）日常生活自理能力评定及社会参与能力评定

糖尿病患者的日常生活自理能力评定可采用改良巴氏指数评定表、功能独立性评定量表来进行评定；社会参与能力评定主要进行生活质量评定、劳动力评定。目前常使用的生活质量评定标准，欧洲多使用 EQ－5D 系统，生活质量的两个中心内容：①生活质量是一个多维度的概念，包括身体机能状态、心理状态与社会满意度、健康感觉以及与疾病相应的自觉症状等广泛的领域；②生活质量测量必须包括主观指标，且资料应由被测试者提供。

五、康复护理措施

糖尿病一经确诊便是终身疾病，临床上通常采用综合治疗方案，糖尿病治疗过程中有五项基本原则，即饮食疗法、运动疗法、药物疗法、血糖监测及糖尿病教育。

（一）糖尿病教育

糖尿病是一种长期慢性疾病，患者的日常生活方式、对疾病的态度、遵医行为及自我管理能力是治疗和控制糖尿病的关键所在，康复教育是贯穿糖尿病治疗始终的一项重要措施，让患者掌握相关的糖尿病知识，以良好心态、战胜疾病是糖尿病教育工作者的重要工作。糖尿病教育有助于减少和延缓糖尿病慢性并发症的发生和发展。国际糖尿病联盟（IDF）高度重视糖尿病教育，强调所有糖尿病患者均有权接受糖尿病教育，糖尿病患者及其家属必须接受教育，以便更好地治疗糖尿病和改善健康，强调糖尿病教育必须纳入国家医疗保健政策。每个糖尿病管理单位应有一名受过专门培训的糖尿病教育护士，设专职糖尿病教育者的岗位，以保证教育的质量。最好的糖尿病管理模式是团队式管理，糖尿病管理团队的基本成员应包括执业医师、普通医师和（或）专科医师、糖尿病教员（教育护士）、营养师、运动康复师、患者及其家属。

1. 原则

（1）糖尿病患者在诊断后，应接受糖尿病自我管理教育，掌握相关知识和技能，并且不断学习。

（2）糖尿病教育应以患者为中心，尊重和响应患者的个人爱好、需求和价值观，针对个体的特点展开教育工作。

（3）考虑治疗负担和患者自我管理的自我效能和社会与家庭支持的程度。

（4）医护工作者应在最佳时机为糖尿病患者提供尽可能全面的糖尿病自我管理教育。

（5）在规范化的专科糖尿病教育护士培养基础上，为患者提供糖尿病自我管理教育。

2. 目标 近期目标是通过控制高血糖和代谢紊乱来消除糖尿病的症状和防止出现急性代谢并发症。远期目标是通过良好的代谢控制达到预防慢性并发症、提高患者生活质量和延长寿命的目的。

3. 形式

（1）个体教育　指糖尿病教育者与患者进行一对一的沟通和指导，适合一些需要重复练习的技巧学习，如自我注射胰岛素、自我血糖监测（SMBG）。

（2）小组教育　指糖尿病教育者针对多个患者的共同问题同时与他们沟通并给予指导，每次教育时间1小时左右，患者人数10～15人为佳。

（3）集体教育　指以课堂授课的形式由医学专家或糖尿病专业护士为患者讲解糖尿病相关知识，每次课时1.5小时左右，患者人数在50～200人不等，主要针对糖尿病知识缺乏的患者以及糖尿病高危人群。

（4）远程教育　通过手机或互联网传播糖尿病自我管理健康教育相关信息。

4. 流程和框架 应包含对教育对象的基本评估，确定需解决的问题，制定有针对性的目标及计划、实施的方案以及效果评价。

（1）评估　资料收集，包括病情、知识、行为、心理。

（2）发现问题　找出患者在知识和行为上主要存在的问题。

（3）制定目标　确定经教育后患者在知识和行为上所能达到的目标。

（4）列出计划　根据患者情况，体现个体化和可行性。

（5）实施　采用具体教育方法和技巧对患者进行教育。

（6）效果评价　多种方式评价效果，反馈问题，制定下一步教育方案。

（二）自我监测血糖

自我监测血糖有利于糖尿病患者的治疗和管理。在家中采用便携式血糖仪，可为糖尿病患者和康复指导人员提供动态数据，为调整药物剂量提供依据。HbA1c 是评价长期血糖控制的金指标，也是指导临床调整治疗方案的重要依据，在治疗之初建议每 3 个月检测 1 次，一旦达到治疗目标可每 6 个月检查一次。

（三）饮食治疗

饮食治疗是糖尿病的基础治疗，可以减轻胰岛 B 细胞负担，保护胰岛功能；供给适合患者的平衡膳食，能纠正代谢紊乱、维持体重；能够预防和治疗急慢性并发症，改善患者整体的健康水平，糖尿病饮食治疗的原则是营养全面、合理控制总热量。儿童需要的总热量：1 岁为 1000kcal/d，以后每增加 1 岁加 100kcal/d，至青春期按成年人需要量计算。

1. 总热量计算

（1）理想体重　理想体重(kg) = 身高(cm) - 105。在此值 ±10% 以内均属正常范围，低于此值 20% 为消瘦，超过 20% 为肥胖。目前国际上多用体质指数（BMI）来评估患者的体重是否合理，以鉴别患者属于肥胖、消瘦或正常（表4-6）。体质指数的计算方法 BMI = 体重(kg) ÷ [身高(m)]^2，其单位为 kg/m^2。超重和肥胖者，根据体重情况适当减少总能量的摄入，尽量达到并维持理想体重。

表 4-6　成人的 BMI 数值

BMI 范围	评价	BMI 范围	评价
BMI < 18.5	消瘦	18.5 ≤ BMI < 24	正常
24 ≤ BMI < 28	超重	BMI ≥ 28	肥胖

（2）根据理想体重和参与体力劳动的情况，计算出每日需要从食物中摄入的总热量　每日所需要的总热量 = 理想体重 × 每千克体重需要的热量（表 4-7）。

表 4-7　不同体力劳动的热量需求表

劳动强度	举　例	每日每千克理想体重所需热量		
		消瘦	正常	肥胖
卧床休息		20～25	15～20	15
轻体力劳动	办公室职员、教师、售货员、简单家务或与其相当的活动量	35	30	20～25
中体力劳动	学生、司机、外科医生、体育教师、一般农活或与其相当的活动量	40	35	30
重体力劳动	建筑工、搬运工、冶炼工、重的农活、运动员、舞蹈者或与其相当的活动量	45	40	35

（3）按营养特点将日常食品分类　分为 6 类：谷类（富含淀粉类）、蔬菜类、水果类、肉蛋鱼类、豆乳类、油脂类。将能产生 90kcal 热量的食物的重量叫作一个交换份，在临床工作中，为了方便和满足患者的需要将一个交换份做成模型，因此患者更能掌握食物的总量。

想一想4-5

李先生，身高 176cm，体重 82kg，办公室职员。计算李先生每天需要从食物中摄入的总热量。

答案解析

2. 营养物质

（1）碳水化合物　膳食中碳水化合物所提供的能量应占总能量的50%～65%，红薯、土豆、山药、芋头、藕、老南瓜等根茎类蔬菜的淀粉含量很高，不能随意进食。严格限制白糖、红糖、蜂蜜、果酱、巧克力、各种糖果、含糖饮料、冰激凌以及各种甜点心的摄入。宜选择含植物纤维较多的全麦制品和杂粮，如燕麦片、黑面包、荞麦、玉米、小米等。

（2）蛋白质　蛋白质的摄入量占供能比的15%～20%，推荐成年人蛋白质的摄入量为理想体重的0.8～1.2g/(kg·d)。对于有肾功能损害者，为0.6～0.8g/(kg·d)，肾小球滤过率下降推荐蛋白质摄入量为0.6g/(kg·d)，并以优质动物蛋白为主，限制主食、豆类及豆制品中的植物蛋白。儿童、孕妇、乳母、合并消耗性疾病者可增至1.5g/(kg·d)。牛奶、鸡蛋、鱼类、禽类瘦肉富含动物蛋白。

（3）脂肪和胆固醇　膳食中由脂肪提供的能量不超过饮食总能量的20%～30%，日进量应控制在0.6～1g/kg，超重及肥胖者<40g/d。糖尿病患者少吃煎炸食物，宜多采用清蒸、烩、炖、煮、凉拌等烹调方法。坚果类食物脂肪含量高，应少食用。减少饱和脂肪酸的摄入，应少于总热量的10%，适当增加不饱和脂肪酸比例。富含亚油酸的橄榄油、茶籽油、玉米油等可防止动脉粥样斑块的形成。鱼油可降低三酰甘油、降压、抗凝，有助于抗动脉硬化。每日胆固醇的摄入量应少于300mg。

（4）膳食纤维　具有降低餐后血糖、降血脂、改善葡萄糖耐量的作用。豆类、富含纤维的谷物类、水果、蔬菜和全麦食物均为膳食纤维的良好来源。富含可溶性食物纤维的食物有麦类、豆类、水果、蔬菜、海带、紫菜，糖尿病患者每日可摄入10～14g/1000kcal膳食纤维。

（5）维生素、矿物质　糖尿病患者选择含糖量低的新鲜蔬菜，能生吃的尽量生吃，以保证维生素C等营养素的充分吸收。对于无高胆固醇血症的患者，可适量进食动物肝脏或蛋类，以保证维生素A的供应，糖尿病患者应尽量从天然食品中补充钙、硒、铜、铁、锌、锰、镁等矿物质，以及B族维生素、维生素E、维生素C、β-胡萝卜素等维生素。每日食盐<6g，限制含盐高的食物，如味精、酱油、加工食品、调味酱、腌制品、盐浸食物等。

（6）水果　水果中含碳水化合物为6%～20%，当空腹血糖控制在7.0mmol/L以下，餐后2小时血糖小于10mmol/L，糖化血红蛋白小于7.5%，且血糖没有较大波动时，可在两餐之间选择水果，但需代替部分主食。病情控制不满意者暂不食用，可吃少量生黄瓜和生西红柿代替。

（7）饮酒　不推荐糖尿病患者饮酒，避免空腹饮酒。饮酒时需把饮酒中所含的热量计算入总能量范围内，女性一天乙醇量不超过15g，男性不超过25g。

在选择食物方面，大力宣传中国营养学会推荐的宝塔式概念，总之，饮食治疗需遵循个体化原则，医务人员、营养师、患者及其家属需密切配合。

3. 合理安排餐次　糖尿病患者一日至少三餐，主食及蛋白质均匀分布在三餐中，并定时定量，一般按1/5、2/5、2/5分配或1/3、1/3、1/3分配，或分成四餐为1/7、2/7、2/7、2/7，可按患者的生活习惯、病情及配合治疗的需要来调整。注射胰岛素或口服降糖药易出现低血糖者，可在正餐中匀出小部分主食作为两正餐之间的加餐。睡前加餐除主食外，可选用牛奶、鸡蛋、豆腐干等蛋白质食品，因蛋白质转化成葡萄糖的速度较慢，能防止夜间低血糖发生。

（四）运动治疗

规律运动有助于控制血糖，促进血液循环改善心肺功能，减少心血管危险因素，维持正常成年人的体力和工作能力，减轻体重，提高生活质量，保证儿童和青少年患者的正常生长发育。

1. 适应证　病情允许的各类糖尿病患者，肥胖的2型糖尿病患者为最佳适应证，1型糖尿病患者只有在病情稳定，血糖控制良好时，方能进行适当的运动，以促进健康和正常发育。

2. 禁忌证　血糖＞16.7mmol/L；反复低血糖或血糖波动较大；有糖尿病酮症酸中毒等急性代谢并发症；合并急性感染、严重视网膜病、严重骨病、严重心脑血管疾病等。

3. 运动方式　有氧运动，能增加葡萄糖利用，改善心肺功能，常见的运动形式有步行、慢跑、游泳、爬楼梯、骑自行车、打球、跳舞、打太极拳等。

4. 运动时间　以餐后1小时到3小时为宜，每次运动的时间最好固定，如每天都是晚餐后1小时到3小时。

5. 运动步骤　包括准备、运动和放松三部分。准备5～10分钟，为轻微运动，四肢与全身缓和伸展运动。运动通常为低、中等强度的有氧运动。运动后的放松活动有5～10分钟的慢走、自我按摩等，可促进血液回流，防止突然停止运动造成的肢体淤血，回心血量下降，昏厥或心律失常。

6. 运动频率　每周至少150分钟，分5天进行，每次运动30分钟左右，肥胖患者可增加运动次数，甚至每日2次，以减轻体重。

7. 运动强度　合适的运动量应为运动时略感气喘但不影响对话，心率在运动后5～10分钟恢复到运动前水平，运动后轻松愉快，食欲和睡眠良好，即使有疲乏、肌肉酸痛，短时间内也可消失。

（1）运动结束后3～5分钟内恢复到运动前的心率，表明运动量适宜。

（2）运动结束后3分钟内恢复到运动前的心率，则表明运动量过小，应加大运动量。

（3）在10分钟以上才能恢复者，则表明运动量太大，应减小运动量。

看一看

运动注意事项

1. 运动前，进行全面的检查，测血糖。

2. 避免空腹和饭后立即运动。穿合适的袜子和软底运动鞋，足底有轻度破损时，应停止运动，及时处理，防止破损扩大。

3. 尽量不要剧烈运动。

4. 热天时运动出汗多，应注意补充水分。

5. 胰岛素注射部位应避开运动肌群，以免加快该部位的胰岛素吸收，诱发低血糖。

6. 运动坚持个体化、循序渐进和持之以恒的原则。运动过程中有任何的身体不适，应立即停止运动，寻求帮助或就医。

（五）药物治疗

生活方式干预是治疗糖尿病的基本措施，在此基础上血糖控制不达标时应及时采用药物治疗。

1. 口服降糖药治疗　口服降糖药根据作用效果的不同，可分为磺脲类、格列奈类、双胍类、α－糖苷酶抑制剂、噻唑烷二酮类、DPP－4抑制剂、SGLT2抑制剂等。

（1）双胍类药物　通过减少肝脏葡萄糖的输出和改善外周胰岛素抵抗而降糖，是药物治疗的首选药，生活方式干预和二甲双胍为2型糖尿病患者高血糖的一线治疗方式，如无禁忌证，二甲双胍应一直使用，根据药物剂型选择餐前、中、后服药，从小剂量开始可减轻胃肠道不良反应，长期使用可能导致维生素B_{12}缺乏。

（2）磺脲类药物　可刺激胰岛B细胞分泌胰岛素，于早餐前半小时服用，需重点观察低血糖反应。

（3）噻唑烷二酮类药物　可改善胰岛素抵抗，体重增加和水肿是其常见的副作用，还需观察有无缺血性心血管疾病及骨折的风险，一旦出现应立即停药。

（4）格列奈类药物　可刺激胰岛B细胞分泌胰岛素，餐前即刻服用，常见的副作用是低血糖和体重增加。

（5）α－糖苷酶抑制剂　通过抑制碳水化合物在小肠上部的吸收而降低餐后血糖。适用于以碳水化合物为主要食物成分和餐后血糖升高的患者。常见的不良反应为胃肠道反应，如腹胀、排气等。与第一口淀粉类食物同时嚼服。合用其他药物出现低血糖时，需采用葡萄糖口服或静脉注射。

（6）二肽基肽酶－4 抑制剂（DPP－4 抑制剂）　减少体内 GLP－1 的分解、增加 GLP－1 浓度从而促进胰岛 B 细胞分泌胰岛素，单独使用不增加低血糖发生的风险，也不增加体重。

（7）SGLT2 抑制剂　以减少肾小管对葡萄糖的重吸收来增加肾脏葡萄糖的排出，常见的不良反应为生殖泌尿道感染、酮症酸中毒，中度肾功能不全的患者可减量使用，重度肾功能不全患者不建议使用。

2. 胰岛素治疗　2 型糖尿病患者在生活方式和口服药联合治疗的基础上，血糖仍不达标，应尽早开始胰岛素治疗，可以采用每日 1～4 次胰岛素注射或持续皮下胰岛素输注（CSII）方法，但对于 HbA1C ≥9.0% 或空腹血糖≥11.1mmol/L，同时伴明显高血糖症状的新诊断 2 型糖尿病患者可考虑实施短期（2 周至 3 个月）胰岛素强化治疗。1 型糖尿病患者依赖胰岛素维持生命，一旦发病就需要胰岛素加生活方式干预治疗。

根据来源和化学结构的不同，胰岛素可分为动物胰岛素、人胰岛素和胰岛素类似物。根据作用特点的差异，胰岛素又可分为超短效胰岛素类似物、短效胰岛素、中效胰岛素、长效胰岛素、长效胰岛素类似物和预混胰岛素、预混胰岛类似物。

（1）胰岛素治疗的副作用　低血糖、体重增加、过敏、水肿、视力模糊、注射部位脂肪萎缩、皮下脂肪增生、胰岛素抵抗等。

（2）注射部位　腹部、大腿外侧、上臂外侧、臀部外上侧等。腹部吸收最快，其次依次为上臂、大腿和臀部。

（3）注射部位轮换方案　将注射部位分为四个等分区域（大腿或臀部可等分为两个等分区域），每周使用一个等分区域并始终按顺时针方向进行轮换。每次的注射点都应间隔至少 1cm，以避免重复的组织损伤。注射针头建议一次性使用。

（4）胰岛素的存放　未启封储存于冰箱 2～8℃冷藏，注意不能放在冷冻室内，在有效期内使用；开启后在 2～25℃室温下保存，使用 28 天，保存时避免阳光直射。长途旅行：应随身携带而不要放在旅行袋等行李中，更不能放在托运的行李中。

3. 胰高糖素样多肽 1（GLP－1 受体激动剂）　通过激动 GLP－1 受体而发挥降糖作用。常见胃肠道不良反应于初始治疗时，有胰腺炎病史禁用，单独使用不增加低血糖发生的风险。

（六）体重管理

建议超重和肥胖成人 2 型糖尿病患者减低体重，目标为体重的 5%～10%，管理方式可采用生活方式干预、药物、手术等综合手段。

（七）糖尿病并发症的康复护理

1. 低血糖的治疗　糖尿病患者血糖≤3.9mmol/L，即需要补充葡萄糖或含糖食物。严重的低血糖需要根据患者的意识和血糖情况给予相应的治疗和监护。

2. DKA 治疗原则　尽快补液以恢复血容量、纠正失水状态，降低血糖，纠正电解质及酸碱平衡失调，同时积极寻找和消除诱因，防治并发症，降低病死率。

3. HHS 治疗　主要包括积极补液，纠正脱水，小剂量胰岛素静脉输注控制血糖，纠正水、电解质和酸碱失衡以及去除诱因和治疗并发症。

4. 糖尿病慢性并发症　糖尿病肾病、糖尿病视网膜病变、糖尿病神经病变、糖尿病性下肢血管病变、糖尿病足等。康复措施以改变不良生活方式，积极严格地控制高血糖并保持血糖稳定为最重要措施，根据局部情况给予对症处置。

六、康复护理指导

（一）指导患者监测血糖、血压、体质指数，了解糖尿病的控制目标

1. 血糖理想值　空腹血糖4.4～6.1mmol/L，餐后2小时血糖4.4～7.8mmol/L。

2. 老年糖尿病患者血糖值　一般空腹血糖控制在7mmol/L，餐后2小时血糖控制在10mmol/L。

3. 年轻患者且没有并发症患者　尽可能控制血糖值接近理想值。

4. 自我监测　自我检测低血糖的症状或表现，掌握处理方法及预防措施。

（二）遵医嘱

1. 使用糖尿病口服药，不要随意增减药量，更不要随便停药。

2. 指导患者掌握口服降糖药的应用方法和不良反应的观察。

3. 护士向使用胰岛素患者讲解胰岛素的名称、剂量、给药的方法和时间。

4. 掌握正确的注射方法、不良反应的观察和低血糖反应的处理。

（三）帮助患者计算每日总热量

1. 通过健康宣教让患者掌握并执行饮食治疗的具体要求和措施。

2. 指导患者戒烟酒。

3. 患者掌握运动治疗的具体方法和注意事项。

（四）定期复查

1. 每周检查不同时间点血糖，3个月复查一次糖化血红蛋白（HbA1c），肾病患者每3个月检查一次尿微量蛋白。

2. 每次就诊复查血压，血脂、肝肾功能至少每年检查一次。

3. 每半年至一年检查一次眼底。

（五）指导患者注意个人卫生，养成良好的卫生习惯

规律生活，熟悉酮症酸中毒及高渗性综合征等并发症的诱因、主要临床表现及应急处理措施。

（六）指导患者掌握糖尿病足的预防和护理知识

1. 温水（<40℃）洗脚，检查皮肤色泽、温度。

2. 是否有鸡眼、胼胝，趾甲内陷、水疱或皲裂，趾缝间是否有破溃，如皮肤干燥使用润滑乳液或营养霜。

3. 不要赤脚行走和赤脚穿凉鞋、拖鞋。

4. 避免使用电热毯、热水袋及加热器烘脚，防止烫伤。

5. 选择合适的鞋袜。袜子应吸水性、透气性好，袜腰要松，鞋子要鞋尖宽大，鞋面透气性好、平跟厚鞋。

6. 腿部保健操可促进下肢血液循环，预防糖尿病足。

（七）减轻压力，树立信心

指导患者正确处理疾病所致的生活压力，解除患者和家属的思想负担，树立战胜糖尿病的信心。

第五节　恶性肿瘤的康复护理

PPT

一、概述

恶性肿瘤是中国人最主要的致死原因之一，由此造成的各种功能障碍也是残疾的重要原因。根据对人体的影响，可分为良性与恶性，一般所说的癌症即指恶性肿瘤。由于传染病逐渐被控制，人类平均寿命延长，恶性肿瘤对人类的威胁日益突出，已成为目前最常见死亡原因之一。我国最常见的恶性肿瘤，在城市依次为肺癌、胃癌、肝癌、肠癌与乳腺癌，在农村为胃癌、肝癌、肺癌、食管癌、肠癌。

恶性肿瘤的临床治疗主要是外科手术、放射治疗和化学治疗。治疗的目的包括癌症的根治或姑息治疗。由于医学水平的限制，目前世界上大多数癌症并没有特效的临床根治方法。恶性肿瘤的康复主要是指癌症所导致的原发性或继发性残疾，通过医学、教育、心理、职业等综合性手段，使癌症致残者尽可能改善或恢复功能，延长生存期，提高生活和生存质量。

恶性肿瘤的康复措施和其他残疾相似，要特别注意与临床措施相结合，强调个体化和循序渐进的基本原则，并且把保证临床治疗顺利进行的措施也作为康复治疗的一部分，如营养支持治疗。康复不应该等待临床治疗结束之后再进行，而是要在判明存在或预示会有功能障碍时就应积极地进行相关康复治疗。在病情稳定的前提下，康复治疗的介入越早，所取得的效果也就越好。

二、危险因素

恶性肿瘤的病因不明，目前认为有多种可能致癌的因素。外源性的病因包括化学性、物理性、生物性因素刺激，内源性的病因包括机体内部结构改变和功能失调，以及遗传因素、社会因素、精神心理因素等，在某种条件下和一定强度下与恶性肿瘤的发生、发展有一定关系。WHO 的一项报告显示，恶性肿瘤患者中“生活方式癌”所占比例高达 80%。恶性肿瘤的发病是多因素、多阶段、多效应的复杂过程。环境因素是肿瘤发生的始动因素，但个体的自身因素在肿瘤的发生和发展过程中也具有重要作用。

（一）机体内源性因素

包括癌症的遗传因素（即遗传易感性）、内分泌因素（如雌激素和催乳素与乳腺癌有关）、免疫因素（如先天或后天免疫缺陷者易发生癌症）、胚胎残存组织在某种因素作用下可发展成肿瘤（如畸胎瘤、胚胎癌）以及社会心理因素等。

（二）环境致癌因子

包括化学因素（如吸烟与多种癌症的发病有关，其中与肺癌的关系最为密切；长期饮酒可导致肝硬化继而可能与肝癌有联系；亚硝酸类可致消化道癌；芳香胺类可引起膀胱癌）、物理因素（电离辐射、紫外线可引起皮肤癌）、生物学因素（如幽门螺杆菌和胃癌有关，EB 病毒与鼻咽癌有关，乙型肝炎病毒与肝癌有关，单纯性疱疹病毒Ⅱ型与宫颈癌有关）等。

三、主要功能障碍

（一）疼痛

疼痛是肿瘤患者最常见的症状，也是严重影响患者生存质量的主要因素。引起肿瘤疼痛的原因很多，其中癌症细胞直接浸润、压迫转移至骨、神经、内脏器官、皮肤和软组织时所致的疼痛多见；其次是肿瘤治疗所致的疼痛；手术、放疗及化疗等抗癌治疗可损伤神经等组织，导致患者出现疼痛手术后切口瘢痕样痛；患者长期卧床造成的压疮、便秘、肌肉痉挛或因并发症而引起的疼痛；如患者合并骨关节炎、痛风、周围神经病变等都可能引起疼痛。

（二）躯体功能障碍

包括肿瘤本身引起的和肿瘤治疗所致的功能障碍。

1. 肿瘤本身引起的功能障碍　如由于严重疼痛、恐惧和脏器功能障碍，导致躯体功能活动明显减少，引起骨关节功能障碍（挛缩及关节活动限制）、肌萎缩和心肺功能减退。多数癌症还会造成食欲减退，引起全身营养障碍、体力衰退以及皮肤损害，如发生溃疡、压疮等。

2. 肿瘤治疗所致的功能障碍　手术治疗可以造成脏器或肢体缺损，造成功能障碍，如恶性骨癌的截肢手术、脊髓肿瘤术后造成的截瘫等；放射治疗可以造成局部组织损害或全身放射线损害；化疗可以造成血液系统障碍和食欲障碍，从而进一步造成全身抵抗力下降。放疗和化疗均可造成继发性神经病变和肌病，以及肢体感觉功能障碍和运动功能障碍。

（三）心理障碍

恶性肿瘤患者普遍存在心理障碍，在病程中会出现震惊、恐惧、否认、淡漠、抑郁、焦虑等心理问题，患者的心理状况可能随之出现明显波动和恶化。这些异常心理状态容易造成日常生活活动能力和工作能力降低或丧失。

四、康复护理评定

（一）疼痛评定

1. 视觉模拟评分法（VAS）　在纸上或尺上画一条10cm长的直线，左端表示无痛，右端表示无法忍受的痛。让患者在线上最能反映自己疼痛程度之处划“I”进行标记，评定者根据患者划“I”位置判断疼痛的程度。

2. 数字疼痛评分法（NPRS）　用0～10代表不同程度的疼痛，0为无痛，10为剧痛。让患者自己在标有0～10的标记直线上得出一个最能代表其疼痛程度的数字。

3. 根据患者应用镇痛药的情况分类　将癌症分为五级（表4－8）。

表4－8　癌痛评定标准

级别	应用镇痛药情况
0级	不痛
1级	需非麻醉性镇痛药
2级	需口服麻醉剂
3级	需口服与（或）肌内注射麻醉剂
4级	需静脉注射麻醉剂

（二）躯体功能评定

1. 全身功能活动的评定　恶性肿瘤患者全身功能活动的评定常采用karnofsky评定量表，也可采用日常生活活动能力barthel指数或功能独立评定量表FIM进行评定。

2. 各器官、系统功能的评定　肿瘤所引起的功能障碍是根据癌症侵犯的部位不同而影响其不同部位的功能，例如脊髓肿瘤导致的截瘫、恶性骨癌导致的截肢。癌症导致的继发性功能障碍，有贫血长期卧床缺乏活动引起的肌力减退、肌肉萎缩、关节纤维性挛缩；癌症对体质的消耗所引起的营养不良、下肢静脉栓形成等。癌症治疗所致的功能障碍有手术放疗及化疗损伤等。肿瘤患者躯体功能评定的原则和方法与各器官损伤时一般功能评定相同，如对关节活动度、肌力、肌张力、平衡和协调能力、步行能力、日常生活活动能力等进行评定。

（三）心理社会评定

患者对患病的反应，采取的态度和认识程度，以及家庭和社会支持系统情况。肿瘤患者可经历一系列的心理变化。

1. 震惊否认期 当患者突然获知患有癌症时，会出现短暂的震惊反应。表现为暂时性休克，知觉消失，目光呆滞，沉默不语，甚至晕倒；继之否认事实，怀疑诊断，拒绝治疗，并多方求医确诊。否认心理是患者面对癌症困扰的自我保护反应，如过分强烈，延误治疗。

2. 愤怒期 当癌症成为不可否认的事实时，患者认为极不公平，感到愤怒，并常迁怒于亲属及医护人员，甚至表现出过激行为。出现这种心理反应，表明患者已开始正视现实。

3. 磋商期 又称“讨价还价期”。患者祈求能延长生存时间，以便了却未了的心愿，能主动配合治疗，并寻求名医，使用秘方、偏方，希望长期生存的奇迹能在自己身上出现。

4. 抑郁期 当治疗开始后，如效果不佳、症状加重或癌肿复发，患者会感到无助和绝望，甚至严重意志消沉，产生轻生念头，表现为沉默、哭泣、拒绝进食。此期自杀倾向明显增高。

5. 接受期 经过一段时间的激烈内心挣扎，患者心境变得平静，能够接受事实，并能理性地对待治疗和预后。

五、康复护理措施

（一）康复护理目标

1. 短期目标 帮助患者减轻疼痛，增加患者的舒适感，预防和减轻由于疾病、治疗导致的各种并发症和功能障碍，减轻患者及其家属的焦虑、恐惧、抑郁等不良心理反应；帮助患者和家属了解有关检查、治疗、康复方面的知识，使家属能够掌握基本的照顾技术。

2. 长期目标 帮助患者和家属保持乐观的态度，使患者因疾病、治疗相关的并发症导致的功能障碍得到减轻或者代偿；患者能够定期复诊，并主动配合治疗；最终使得患者能够最大限度地回归社会。

（二）康复护理原则

肿瘤患者的康复护理应尽可能减少疾病、临床治疗给患者及其家庭所带来的不良心理反应和躯体不适。

1. 重视心理康复 心理干预应早期介入，通过积极的心理干预治疗来减轻患者的不良心理反应，树立战胜疾病的信心，使患者保持乐观态度来进行康复治疗。

2. 提高患者的舒适度 通过减轻患者的疼痛及其他不适感，来帮助减轻不良心理反应造成的影响，提高患者对疾病及各种治疗措施的耐受性。

3. 减轻或代偿患者的功能障碍 及早采取综合性的康复护理措施来减少功能障碍对患者和家庭的影响，代偿患者已丧失的功能，帮助患者最大限度地恢复生活自理与劳动能力，尽早回归社会。

（三）护理措施

1. 心理护理 影响肿瘤患者生存质量的因素很多，其心理因素对患者有显著的影响，因他们的心理状态复杂，在治疗过程中会产生各种各样的心理，护理人员要用热情的态度、和善的语言、良好的服务，给患者以安慰和疏导，与其建立良好的护患关系，为患者创造温馨、舒适、安静、优雅的生活环境，保持室内空气流通、光线充足，良好的生活环境有利于患者的身心健康，增强心理治疗效果，使患者在轻松、愉快的气氛中积极配合治疗，达到理想的治疗目的，同时医护人员在任何条件下都不应放弃对患者的支持，要具有高度的同情心和责任感，采取各种有效措施减轻患者的痛苦，并以自己饱满的情绪来感染患者，精心的护理和精湛的技术消除患者精神上的痛苦，增加患者对医务人员的信任感和安全感，这是做好肿瘤患者心理护理的基础。

2. 躯体护理

（1）功能性康复　恶性肿瘤患者需根据自己的病情选择适合自己的运动，以不使症状加重为宜，并注意避免涉及肿瘤侵犯的部位和手术切口。不能下床者，在床上进行相应的肢体活动，尽可能提高生活自理能力；能下地活动者，可行日常生活活动及步行、上下楼等较低强度的有氧运动，以增强肌力，保持或改善关节活动范围，提高心肺功能。

（2）形体康复　恶性肿瘤本身和手术往往会对组织器官的形态造成严重破坏，形成心理与功能缺陷，这些都需要进行形体康复，如肢体恶性骨肿瘤截肢后需佩戴假肢，乳腺癌患者乳房切除后可使用义乳。

3. 物理因子治疗　过去恶性肿瘤被列为物理治疗的禁忌证，近年来有些物理因子以特殊的技术用于恶性肿瘤的康复，使恶性肿瘤的康复手段得到进一步提高。

（1）针对癌性疼痛可用高频电高热、经皮神经电刺激、冷疗等物理因子治疗。

（2）物理因子治疗达到一定的强度和剂量可以杀灭癌细胞，如短波、超短波、分米波、厘米波的高热疗法，高强度超声波聚焦疗法，毫米波疗法，超声波抗癌药物透入疗法等。

六、康复护理指导

（一）保持心情舒畅

患者需要护理人员的体贴和关怀，与患者进行思想交流，列举治愈肿瘤患者的病例，也可以让治愈好转的患者谈亲身的经历，现身说法开导患者，使患者树立与疾病做斗争的信心。对患者要采取忍让宽容的态度，与患者进行语言和肢体语言的交流，要在精神上给予支持，要耐心、细心、爱心，使其能正确地对待疾病，同时还要和患者家属沟通，提高家属参与的积极性。

（二）注意营养

术后、放疗、化疗及康复期，护理人员要帮助患者重建机体功能，做好饮食指导，要求患者均衡饮食，嘱患者多吃蛋白质、低动物脂肪、易消化的食物。

（三）功能锻炼

对于因术后器官、肢体残损而引起功能障碍的患者，应早期鼓励和协助其进行功能锻炼，提高患者的生活自理能力和必要的劳动能力，减少对他人的依赖，早日回归社会。

（四）提高自理能力及自我保护意识

注意休息，避免过度疲劳，合理安排日常生活，保持良好的生活习惯，不吸烟、少饮酒。指导患者进行皮肤、口腔黏膜护理，保持皮肤、口腔清洁，外出时注意防寒保暖。

（五）继续治疗

鼓励患者积极配合治疗，勇敢面对现实，克服癌症治疗带来的身体不适。根据患者和家属的接受能力，有针对性地提供化疗、放疗等方面的信息资料，提高其对各种治疗反应的识别和自我照顾能力。教育患者按时用药和接受各项后续治疗。

（六）定期复查

各类肿瘤的恶性程度不一，通常用 3 年、5 年、10 年的生存率表示某病种的治疗效果。所以肿瘤患者应终身随访，在手术治疗后最初3年内至少每3个月随访一次，继之每半年复查一次，5年后每年复查一次。随访早期发现复发或转移征象。

练一练4-4

肿瘤患者患病后会经历一系列的心理变化，不包含（ ）。

A. 震惊否认期　B. 烦躁期　C. 愤怒期　D. 磋商期　E. 抑郁期

答案解析

第六节　慢性阻塞性肺疾病的康复护理

PPT

一、概述

慢性阻塞性肺疾病（chronic obstructive pulmonary disease，COPD）简称慢阻肺，是具有气流受限特征的、可以预防和治疗的疾病，气流受限不完全可逆，呈进行性发展，与肺部对香烟烟雾等有害气体或有害颗粒的异常炎症反应有关。当慢性支气管炎、肺气肿患者肺功能检查出现气流受限，并且不能完全可逆时，则能诊断为COPD。

二、危险因素

COPD的确切病因尚不清楚，所有与慢性支气管炎和阻塞性肺气肿发生有关的因素都可能参与COPD的发病。

（一）吸烟

吸烟是目前公认的COPD已知危险因素中最重要者。同时研究发现，被动吸烟与COPD的发生明显相关。

（二）空气污染

化学气体如氯气、氧化氮、二氧化硫等，对支气管黏膜有刺激和细胞毒性作用。空气中的烟尘或二氧化硫明显增加时，COPD急性发作显著增多。其他粉尘如二氧化硅、煤尘、蔗尘等也刺激支气管黏膜，损害气道的清除功能，为细菌入侵创造条件。COPD的发生还可能与烹调时产生的大量油烟和燃料产生的烟尘有关。

（三）呼吸道感染

肺炎链球菌和流感嗜血杆菌可为COPD急性发作的主要病原，病毒也对COPD的发生和发展起重要作用。

（四）过敏

慢性支气管炎患者对多种抗原皮试的阳性率显著高于正常人，提示其发病与过敏有一定的关系。

（五）其他因素

如职业暴露、呼吸道防御能力减弱、长期制动以及遗传等，也是引起COPD的重要因素。

三、主要功能障碍

（一）有效呼吸降低

COPD患者呼吸运动障碍，有效通气量降低，呼气末残留在肺部的气体增加，影响了气体交换功能；长期慢性炎症，呼吸道分泌物引流不畅，加重了换气功能障碍，通气/血流比例失调，导致缺氧和二氧化碳潴留；严重的缺氧引起血管痉挛，引发缺氧性肺动脉高压，导致肺源性心脏病；患者有不同程度的驼背，肋软骨钙化，限制了胸廓的活动，肺功能进一步下降，有效呼吸降低。

（二）病理性呼吸模式

COPD 患者肺通气功能障碍，肺组织弹性日益减退，影响了患者平静呼吸过程中膈肌的移动，减少了肺的通气量；为了弥补呼吸量的不足，患者通过增加呼吸频率提高氧的摄入，严重时胸大肌、三角肌等辅助呼吸肌参与呼吸活动，形成病理性呼吸模式，这种呼吸模式造成正常的腹式呼吸难以建立，进一步限制有效呼吸。

（三）呼吸肌无力

呼吸困难及病理式呼吸模式的产生，使活动量减少，有效呼吸降低，影响膈肌、肋间肌、胸大肌等呼吸肌的运动，失代偿后产生呼吸肌无力。

（四）体能消耗增加和活动能力减弱

由于呼吸肌失代偿，本不参与呼吸的肌群参与呼吸运动，气短、气促使患者颈、肩、背部甚至全身肌群紧张，体能进一步消耗；患者因恐惧出现劳累性气短，限制自身活动，有的长期卧床，丧失了日常活动及工作能力。

（五）心理障碍

患者因长期患病，有效通气功能下降，机体供氧不足，导致乏力、气短、精神紧张，部分患者喘息，影响休息和睡眠，产生焦虑、抑郁、紧张、烦躁等心理障碍，甚至出现各种神经精神症状。

练一练4-5

慢性阻塞性肺疾病患者的主要功能障碍不包括（　）。

A. 呼吸肌无力　　B. 有效呼吸降低　　C. 心理障碍

D. 腹式呼吸　　E. 活动能力减弱

答案解析

四、康复护理评定

（一）一般情况评定

需要详细了解患者病史，对其进行全面体格检查，包括肺气肿的程度、横膈的活动度、呼吸方式；肺部啰音的分布、性质、强弱；心脏的大小，心音和杂音的性质、响度；肝脏的大小，有无肝颈静脉回流征；下肢有无水肿等与心肺功能相关的症状。

（二）症状评定

当前已经有数种评估 COPD 症状的问卷，在此仅介绍改良英国 MRC 呼吸困难指数（mMRC），具体见表 4-9。

表 4-9　改良英国 MRC 呼吸困难指数（mMRC）

mMRC 分级	mMRC 评估呼吸困难严重程度
mMRC0	我仅在费力运动时出现呼吸困难
mMRC1	我平地快步行走或步行爬小坡时出现气短
mMRC2	我由于气短，平地行走时比同龄人慢或者需要停下来休息
mMRC3	我在平地行走 100 米左右或数分钟后需要停下来喘气
mMRC4	我因严重呼吸困难不能离开家，或在穿衣服、脱衣服时出现呼吸困难

（三）临床严重程度评定

COPD 临床严重程度一般分为四级（表 4－10）。

表 4－10　COPD 临床严重程度分级

级别	分级标准
Ⅰ级（轻度）	$FEV_1/FVC<70\%$，$FEV_1\geq80\%$ 预计值，有或无慢性咳嗽、咳痰症状
Ⅱ级（中度）	$FEV_1/FVC<70\%$，$50\%\leq FEV_1<80\%$ 预计值，有或无慢性咳嗽、咳痰症状
Ⅲ级（重度）	$FEV_1/FVC<70\%$，$30\%\leq FEV_1<50\%$ 预计值，有或无慢性咳嗽、咳痰症状，有或无慢性咳嗽、咳痰、呼吸困难症状
Ⅳ（极重度）	$FEV_1/FVC<70\%$，$FEV_1<30\%$ 预计值，或 $FEV_1<50\%$ 预计值，伴有慢性呼吸衰竭

（四）肺功能评定

采用肺功能严重程度分级，即 FEV_1 占预计值 80%、50%、30% 为分级标准。COPD 患者气流受限的分级分为 4 级（表 4－11）。

表 4－11　COPD 患者气流受限分级

GOLD 分级	分级标准
$GOLD_1$（轻度）	$FEV_1/FVC<70\%$，$FEV_1\geq80\%$ 预计值
$GOLD_2$（中度）	$FEV_1/FVC<70\%$，$50\%\leq FEV_1<80\%$ 预计值
$GOLD_3$（重度）	$FEV_1/FVC<70\%$，$30\%\leq FEV_1<50\%$ 预计值
$GOLD_4$（极重度）	$FEV_1/FVC<70\%$，$FEV_1<30\%$ 预计值

（五）运动能力评定

1. 平板或功率踏车运动试验　通过活动平板或功率踏车进行运动试验获得最大吸氧量、最大心率、最大代谢当量（METs）值、运动时间等相关量化指标来评定患者运动能力，也可通过平板或功率踏车运动试验中患者的主观用力程度分级（Borg 计分）等半定量指标来评定患者运动能力。

2. 定量行走评定　让患者步行 6 分钟或 12 分钟，记录其所能行走的最长距离。对于不能进行活动平板运动试验的患者可行此项检查，以判断患者的运动能力及运动中发生低氧血症的可能性。采用定距离行走，计算行走时间，也可以作为评定方式。

（六）日常生活活动能力评定

日常活动能力是衡量患者病情严重程度的指标，也是评价治疗效果最重要的指标。一些患者即使肺功能不能继续改善，但是由于异常呼吸模式的纠正以及日常生活活动能力和技术的训练，仍然可以较好地进行日常活动（表 4－12）。

表 4－12　COPD 患者日常生活活动能力评定

分级	表现
0 级	虽存在不同程度的肺气肿，但活动如常人，对日常生活无影响，活动时无气短
1 级	一般劳动时出现气短
2 级	平地步行无气短，速度较快或登楼、上坡时，同行的同龄健康人不觉气短而自己有气短
3 级	慢走不及百步即有气短
4 级	讲话或穿衣等轻微动作时即有气短
5 级	安静时出现气短，无法平卧

五、康复护理措施

（一）呼吸训练

1. 放松训练法　可以采用放松姿势，以放松紧张的辅助呼吸肌群，减少呼吸肌耗氧量，缓解呼吸困难症状。

2. 腹式呼吸法　通过增加膈肌和腹肌活动以改善呼吸功能。患者用自己的一只手放在胸部，另一只手放在腹部，用鼻吸气并尽量将腹部向外膨起（用放在胸部的手控制胸部不动）顶住腹部的手，屏气1~2秒，以使肺泡张开，进入肺的空气均匀分布，然后，腹部的手轻轻施加压力，患者用口慢慢呼出气体，以增加肺活量。呼气的时间应是吸气时间的2~3倍。

3. 缩唇式呼吸法　缩唇呼吸训练可增加呼气时气道内压力，防止小支气管过早塌陷，减少肺内残气量。嘱患者用鼻吸气，然后半闭口唇慢慢呼气，10~15秒后尽量将气呼出，吸与呼之比为1∶2或1∶3。缩唇大小程度和呼气流量，以能使距口唇15~20cm处与口唇同高度水平的蜡烛火焰随气流倾斜而不熄灭为宜。每次训练10~15分钟，每日训练2次。

4. 缓慢呼吸法　这是与呼吸急促相对而言的缓慢呼吸。这一呼吸有助于减少肺内残存气体，提高肺泡通气量。因为当呼吸急促时，呼吸幅度必然较浅，潮气量变小，解剖无效腔所占的比值增加，肺泡通气量下降，而缓慢呼吸可纠正这一现象，但过度缓慢呼吸会增加呼吸功，反而增加耗氧，因此每分呼吸频率宜控制在10次左右。通常先呼气后吸气，呼吸方法同前。

（二）排痰训练

1. 指导有效咳嗽　有效咳嗽是帮助过多的支气管分泌物由气道排出的手段，增加分泌物清除效率，改善通气功能。方法：进行深吸气，以达到必要的吸气容量；吸气末短暂屏气，使气体在肺内得到最大的分布，同时气管到肺泡的驱动压尽可能保持持久，关闭声门，以进一步增强气道中的压力；随之通过提高腹内压来增加胸膜腔内压，使呼气时能增强高速气流；当肺泡内压力明显增高时，突然将声门打开，形成由肺内冲出的高速气流，使气管内分泌物移动，身体稍前倾、连续咳嗽数次将痰液咳到咽部附近，再迅速用力咳嗽将痰液排出体外。

2. 胸部叩击　利用叩击和震颤使黏稠的痰液脱离支气管壁。方法：治疗者手指并拢，掌心成杯状，运用腕动力量在引流部位胸壁上双手轮流叩击拍打30~45秒，患者可自由呼吸。叩击拍打后，手按住胸壁部加压，治疗者整个上肢用力，此时嘱患者做深呼吸，在深呼气时做颤摩振动，连续做3~5次，再做叩击，如此重复2~3次，再嘱患者咳嗽以排痰。

3. 体位引流　采用体位排痰法，体位引流借助重力影响，帮助支气管内分泌物排出进行引流。其方法是根据病灶位置，变换体位，一般采用90°侧卧位，头低脚高位，枕头放于季肋下侧卧位等，使其倾斜的角度在14°~15°，深呼吸10~15分钟，若引流的痰液排出不多，可同时进行腹式呼吸，常可增加引流液的排出，分泌物少者，每天上、下午各引流1次，痰量多者宜每天引流3~4次，餐前进行为宜，或早晨起床、睡觉前等。

（三）体力训练

指导以医疗体育为主的有氧运动等方法，可增强患者的体力康复，改善心肺功能，如步行、爬斜坡、上下楼梯及慢跑等。开始运动5~10分钟，每天4~5次，适应后延长至20~30分钟，每天3~4次。其运动量由慢至快、由小至大逐渐增加，以身体耐受情况为度。

（四）舒适体位

指导患者保持舒适的体位，用坐位或半坐位，将枕头放在后背中间，有利于肺扩张。

（五）心理行为矫正

COPD 患者焦虑、沮丧、不能正确对待疾病，可进一步加重患者的残障程度。因此，心理及行为干预是非常必要的。指导患者学会放松肌肉，减压及控制惊慌可有助于减轻呼吸困难及焦虑。

六、康复护理指导

（1）介绍呼吸道疾病知识　包括呼吸道解剖、生理、病理、药物的作用和副作用、药物剂量及正确使用、症状评估以及各种预防发作的措施等。

（2）介绍康复治疗的意义、方法、注意事项。

（3）戒烟　各种年龄及各期的 COPD 患者均应戒烟。戒烟有助于减少呼吸道黏液的分泌，降低感染的危险性，减轻支气管壁的炎症，使支气管扩张剂发挥更有效的作用。

（4）预防感冒　COPD 患者易患感冒，继发细菌感染后使支气管炎症状加重。可采用按摩、冷水洗脸、食醋熏蒸、增强体质等方法来预防感冒。

（5）适当运动锻炼　保持适当的运动锻炼，可以有效预防病情再发。

（6）正确使用氧气疗法　长期低流量吸氧（小于 5L/min）可提高患者生活质量，使 COPD 患者的生存率提高 2 倍。在氧气使用过程中要预防火灾及爆炸，在吸氧过程中应禁止吸烟。

想一想4-6

慢性阻塞性肺疾病的患者主要功能障碍有哪些？慢性阻塞性肺疾病的康复护理措施有哪些？

答案解析

第七节　骨质疏松症的康复护理

PPT

一、概述

（一）概念

骨质疏松症（osteoporosis，OP）是由于多种原因致使骨量低下，微结构破坏，脆性增加，易发生骨折的全身代谢性骨病。

骨质疏松症根据病因可分为原发性和继发性两类。原发性骨质疏松症又分为绝经后骨质疏松症（Ⅰ型）、老年性骨质疏松症（Ⅱ型）以及特发性骨质疏松症（包括青少年型）。

（二）临床表现

骨质疏松症临床表现为疼痛、身长缩短和驼背、脆性骨折及呼吸功能下降等。

1. 疼痛　是最常见的症状，包括肌肉疼痛和骨痛，全身各部位均可发生，以腰背部疼痛多见。疼痛可表现为夜间及晨起疼痛较重，日间疼痛减轻；仰卧位或坐位时疼痛减轻，久立或久坐时加重；弯腰、咳嗽、大便用力时加重。

2. 身长缩短和驼背　多在疼痛后出现，有时身长缩短 5～20cm 不等。

3. 脆性骨折　是 OP 最常见、最严重的并发症，以胸、腰椎椎体，肱骨近段，桡骨远端，股骨近端等部位为好发部位。髋关节骨折危害最大，50% 可致残，15%～20% 会导致患者死亡。

4. 呼吸功能下降　常为上述症状的继发障碍，严重骨质疏松症所致胸、腰椎压缩性骨折，脊椎后弯，胸廓畸形，可使肺活量和最大换气量显著下降，进而影响多个脏器功能，尤其影响呼吸系统功能，可出现胸闷、气短、呼吸困难等症状，甚至导致肺栓塞、坠积性肺炎等致命性并发症。

二、危险因素

（一）年龄

人体骨骼中的矿物含量在35~40岁达到高峰，即峰值骨量。女性绝经后平均每年丢失3%~5%，男性自50岁起平均每年丢失0.5%~1%；女性骨丢失可达峰值骨量的30%~40%，男性丢失20%~30%。

（二）性别与性激素

女性绝经后由于缺乏雌激素易造成骨质疏松，老年男性骨质疏松则因睾酮水平下降所致。缺乏雌激素，会减少肠道对钙的吸收、肾脏对钙的再吸收，使血钙水平下降，从而引起继发性甲状旁腺功能亢进，骨量进一步减少。

（三）种族及遗传因素

骨质疏松症以白人特别是北欧人多见，其次是亚洲人，而黑人少见。遗传因素会直接影响人体骨量的高低以及骨质丢失速度，研究表明，骨密度与维生素D受体基因多态性密切相关。

（四）营养因素

由于自身或疾病原因导致钙丢失量多于摄入量、维生素（如维生素D、维生素K等）缺乏、蛋白质不足等均会引起峰值骨密度降低、骨量减少，从而导致骨质疏松症。

（五）失用或废用

长期卧床是加重老年人骨质疏松的常见原因。卧床导致活动减少、肌肉强度减弱、骨量减少。肌肉肌力减弱和协调障碍使老年人更易跌倒，发生骨折，进一步增加卧床时间。

（六）不良生活习惯

长期大量吸烟、饮酒、过度饮用咖啡、浓茶者，骨密度可出现不同程度降低。

（七）疾病与药物

糖尿病（1型、2型）、系统性红斑狼疮、类风湿关节炎、多种慢性肾脏疾病导致肾性营养不良、白血病等也可影响患者的骨密度。长期使用糖皮质激素、免疫抑制剂、肝素、抗癌药、抗惊厥药、含铝抗酸剂等药物均可影响钙质吸收。

看一看

世界骨质疏松日

骨质疏松是一种日益威胁人们生命健康的疾病，其发病率紧随糖尿病、阿尔茨海默病之后，跃居老年疾病第三位。骨质疏松症最大的危害是易导致骨折，与骨质疏松相关的骨折在老年人中发病率高达30%以上。因骨质疏松导致髋关节骨折其1年内病死率达20%，生存1年以上者约25%丧失活动能力，为此全球都予以了普遍关注和重视。中国已是世界上拥有骨质疏松症患者最多的国家，约有患者9000万，约占总人口的7%。1998年，WHO将每年10月20日定为世界骨质疏松日。

三、康复护理评定

骨质疏松症的康复护理评定不仅包括疼痛评定、身高测量、呼吸功能评定、日常生活活动能力评定等，还包括对骨质疏松发病和跌倒风险的评估、分析影响平衡功能的因素、为骨质疏松症的康复护理及骨折预防提供依据。

（一）骨质疏松症及其骨折风险筛查工具

1. 国际骨质疏松症基金会骨质疏松症风险一分钟测试 测试题目如下。

（1）您是否曾经因为轻微的碰撞或者跌倒就会伤到自己的骨骼？

（2）您的父母有没有过轻微碰撞或跌倒就发生髋部骨折的情况？

（3）您经常连续3个月以上服用“可的松、泼尼松”等激素类药品吗？

（4）您身高是否比年轻时降低了（超过3cm）？

（5）您经常大量饮酒吗？

（6）您每天吸烟超过20支吗？

（7）您经常患腹泻吗（由于消化道疾病或者肠炎而引起）？

（8）女士回答：您是否在45岁之前就绝经了？

（9）女士回答：您是否曾经有过连续12个月以上没有来月经（除了怀孕期间）？

（10）男士回答：您是否患有阳痿或者缺乏性欲这些症状？

上述问题，只要其中有一题回答结果为“是”，即为阳性，提示存在骨质疏松症的风险，并建议进行骨密度检查。

2. 亚洲人骨质疏松自评筛查工具 通过对亚洲地区绝经后妇女的骨质疏松相关风险因素的研究，发现年龄和体重能够较好地反映骨质疏松症发病风险。结合年龄和体重，设计出一个简单的工具及亚洲人骨质疏松自评筛查工具（osteoporosis self-assessment tool for asians，OSTA）（表4-13）。

表4-13 亚洲人骨质疏松自评筛查工具

风险级别	OSTA指数
低	> -1
中	-1 ~ -4
高	< -4

注：OSTA指数 =（体重 - 年龄）×0.2。

（二）平衡功能评定

骨质疏松症康复护理其中一个重要目标是预防跌倒骨折，因此要重视平衡功能的评定，包括主观和客观评定两个方面，主观评定以观察和量表为主，客观评定主要指平衡测试仪评定。

1. 观察法 观察坐、站和行走等过程中的平衡状态。

2. 量表法 此法属于主观评定，但不需要专门的设备，应用简便。临床上常应用Berg平衡量表（BBS）、Tinnetti量表以及“站起-走”计时测试。

3. 平衡测试仪 其种类包括balance performance monitor（BPM），balance master，smart balance，equitest等。平衡测试仪不仅可以定量评定平衡功能，还可以明确平衡功能损伤的程度和类型。有助于制定康复护理计划，评定康复效果。

四、康复护理措施

康复护理目标为控制疼痛，延缓骨量丢失，增强骨密度；预防和治疗脆性骨折及其并发症，增强机体功能；提高日常生活活动能力，重返社会和工作。

（一）物理因子治疗

1. 人工紫外线疗法 中长波紫外线照射皮肤时，在体内产生一系列光生物学效应，调节钙磷代谢，促进肠黏膜吸收钙质，使钙在骨中沉积，有利于骨的生成。紫外线照射治疗骨质疏松症时可采用全身照射法，具体可分为二野法、四野法、八野法。根据患者身体情况及紫外线敏感性等来决定使用何种方法。

2. 日光浴疗法　包括局部照射法和全身照射法。日光浴照射时，必须严格控制照射剂量，根据所需的治疗剂量计算照射时间。

3. 高频电疗　具有止痛、促进局部血液循环、消炎、降低结缔组织张力、改善骨代谢等作用。

4. 水疗　是指利用水的物理特性，使其以各种方式作用于患者，促进康复的方法。通过水中的温度刺激、机械刺激和化学刺激改善循环、降低肌张力、改善骨代谢、改善协调性、提高平衡能力等。

5. 磁疗　骨质疏松骨折时，可选用脉冲磁疗。磁疗对人体有止痛、镇静、消炎、消肿、促进血液循环等作用。

（二）运动疗法

运动产生机械应力，可刺激骨骼，增加骨皮质血流量，促进骨形成，提高骨强度；运动可以调节机体内分泌，使局部或全身的骨钙含量增加。对于能进行主动步行者（绝大多数患者都属此类型），其目的在于增强肌力，维持日常生活所必需的最小运动量。

1. 有氧耐力训练　有氧运动的方式如慢跑、快走、步行或上下台阶等，能够直接刺激形成和抑制骨吸收的作用。每周≥3 次，每次至少 30 分钟。

2. 肌力训练　可有效预防随着年龄增长引起的肌力降低，有助于预防和治疗骨质疏松症。肌力运动主要是以哑铃、杠杆为主的等张运动以及抗阻力状态下但不发生移动的等长运动。推荐骨质疏松患者进行以较轻承重为主的综合运动方案，能够增强肌力，防治骨质疏松。在进行运动时，应以最小负荷开始并逐渐地增加，以使患者有足够的时间来适应。渐进抗阻运动能够达到增强骨密度、改善功能的作用，但只适用于无骨折的骨质疏松患者。

3. 平衡和灵活性训练　是预防跌倒的重要方式，如太极拳，预防骨质疏松的体操、舞蹈等。对于骨密度较低和有多发性骨折的患者，需要加强肌肉对骨骼的保护作用，应增强肌力、提高平衡能力和灵活性的运动训练，但要避免脊柱屈曲的活动。

（三）康复医学工程

对于骨质疏松患者，常出现疼痛，佩戴合适的矫形器和腰围可以缓解疼痛、矫正姿势、预防骨折发生。如弹性腰围既限制脊柱的过度屈伸、缓解症状，又使其能自如地侧弯及旋转，预防椎体出现压缩性骨折。

（四）药物干预措施

1. 抑制骨吸收药物　主要有雌激素、降钙素、双膦酸盐等。

2. 促进骨形成药物　如甲状腺素、氟化物、他汀类药物等，此类药物能刺激成骨细胞活性，降低骨脆性，增加骨密度及骨量。

3. 促进骨矿化药物　如维生素 D 和钙制剂，是预防骨质疏松的基础药物。

（五）调节生活方式

注重多种营养的补充，多摄取富含钙的食物、清淡低盐、适量蛋白，尤其是富含维生素 C 的新鲜水果和蔬菜，有利于钙的吸收、向骨骼中沉积。同时还应避免进食高钙与高脂食物，纠正不良生活习惯，避免嗜烟、酗酒和慎用影响骨代谢的药物。

五、康复护理指导

（一）重视三级预防

1. 一级预防 从儿童、青少年开始，建立科学的生活方式，合理饮食、适当运动、避免不良生活习惯，尽可能提高峰值骨量。对于骨质疏松症的高危人群，要重点随访。

2. 二级预防 着重对于高危人群进行骨密度检测，在早期发现骨质疏松患者，并进行积极、有效的治疗，防止骨量加快流失和骨折产生。

3. 三级预防 对已患有骨质疏松症的患者，进行必要的康复治疗，预防跌倒，避免发生骨折。

（二）减少或消除危险因素

1. 坚持体育锻炼 骨质疏松症患者进行的运动应当是一项长期行为。应根据个人情况选择合适的运动方式，避免在运动中跌倒、拉伤等。

2. 保持心情愉快 可通过参加社交活动、适当娱乐、听音乐、冥想等方式，舒缓紧张、焦虑的情绪，消除心理压力，减轻症状，提高疗效，促进康复，从而改善生命质量。

3. 减少可控制的因素 避免吸烟、酗酒；合理、均衡地分配各种营养物质，多摄入富含钙的食物，补钙的同时要注意补充维生素 D；多晒太阳以促进维生素 D 的合成；防治影响骨代谢的疾病；限制影响骨代谢药物的应用。

第八节　颅脑损伤的康复护理

PPT

一、概述

颅脑损伤是指致伤外力作用于头部导致头皮、颅骨、脑膜、脑血管和脑组织发生机械性改变，从而引起暂时性或永久性的神经功能障碍。据统计，我国该病的年发病率为55.4/10 万人口，仅次于四肢创伤，但病死率居于首位。经研究发现，颅脑损伤男性发病率高于女性，男女发病比例约为2∶1，其中以青年多见，而老年患者的死亡率高。

（一）发病原因

损伤原因是暴力直接或间接作用于头部，如交通事故、外伤、锐器伤、火器、失足坠落等。按损伤方式可以分为开放性损伤（指头皮、颅骨和硬脑膜同时破损，脑组织与外界相通）和闭合性损伤（指头皮、颅骨和硬脑膜的任何一层保持完整，脑组织与外界不相通）。按损伤病理机制可分为原发性损伤和继发性损伤，原发性损伤指在头部受到撞击后即刻发生的损伤，如脑震荡、脑挫裂伤；继发性损伤是在原发性损伤的基础上出现的一系列病变，如脑缺血、缺氧等。

（二）临床表现

颅脑损伤引起的中枢神经系统损伤的表现形式是多种多样的，在受伤 24～48 小时，时刻都可发生病情恶化。轻度者为单纯性脑震荡，有短暂的意识丧失，一般不超过 6～12 小时，无明显结构上的变化，也不遗留神经功能障碍，患者几天后可恢复正常的活动。部分脑震荡后遗症患者易出现头痛、头晕、疲劳、轻度恶心、呕吐等，并有逆行性遗忘，神经系统检查无阳性体征，一般预后良好；中度、重度者常是脑组织挫伤伴有擦伤和压伤，伤后立即发生意识丧失，昏迷时间可为数小时、数日、数周、数月不等，同时伴有阳性神经系统体征。意识丧失期过后，大多数患者遗留躯体、认知和语言方面的障碍，其严重程度与损伤的严重性、脑损伤的性质和临床并发症有关。

二、主要功能障碍

轻度颅脑损伤患者早期可以产生很多躯体、认知和行为方面的症状，包括头痛、注意力差、思考时间延长、健忘、失眠、对光和噪声敏感等。大多数患者经治疗，观察 2 天后神志清醒、生命体征稳定，CT 扫描复查无颅内异常者，可回家或在门诊治疗。中、重度颅脑损伤患者易出现以下较典型的功能障碍。

（一）认知功能障碍

认知是认识和理解事物过程的总称，包括知觉、注意、思维、言语等心理活动。颅脑损伤后常见的认知障碍是多方面的，有注意力分散，记忆力减退，学习困难，归纳、演绎推理能力减弱等。

（二）行为功能障碍

脑损伤患者经受各种各样的行为和情感方面的困扰，对受伤情景的回忆、头痛引起的不适、担心生命危险等不良情绪都可导致包括否认、抑郁、倦怠、嗜睡、易怒、攻击性及躁动不安。严重者会出现人格改变、类神经质的反应、行为失控等。

（三）言语功能障碍

言语是人类特有的复杂的高级神经活动，言语功能障碍直接影响患者的社会生活能力和职业能力，使其社交活动受限。脑损伤后的言语功能障碍常见的有构音障碍、言语失用。构音障碍患者表现为言语缓慢、用力、发紧，辅音不准，吐字不清、鼻音过重或分节性言语等。言语失用患者表现为言语表达能力完全丧失，不能数数，不能说出自己的姓名，复述、呼名能力均丧失，不能模仿发出言语声音等。

（四）运动功能障碍

运动功能障碍指运动控制和关节肌肉方面的问题。由于颅脑损伤形式多样，导致运动功能障碍差异很大，通常以高肌张力多见。出现痉挛、姿势异常、偏瘫、截瘫或四肢瘫、共济失调、手足徐动等。表现为患侧上肢无功能，不能穿脱衣物，下肢活动障碍，移动差，站立平衡差，不能如厕入浴和上下楼梯。

（五）迟发性癫痫

有一半患者在发病后 1/2 ~ 1 年内有癫痫发作的可能。它是神经元阵发性、过度超同步放电的表现。其原因是瘢痕、粘连和慢性含铁血黄素沉积的刺激所致。全身发作以意识丧失 5 ~ 15 分钟和全身抽搐为特征；局限性发作以短暂意识障碍或丧失为特征，一般持续数秒，无全身痉挛现象。

（六）日常生活自理障碍

由于认知能力不足及运动受限，在日常生活自理及家务、娱乐等诸方面受到限制。

（七）就业能力障碍

中重度患者恢复伤前的工作较难，持续的注意力下降、记忆缺失、行为控制不良、判断失误等使他们不能参与竞争性的工作。

三、康复护理评定

（一）颅脑损伤严重程度评价

1. 昏迷期间依据格拉斯哥昏迷量表（GCS）评定 最低为 3 分，最高 15 分。3 ~ 5 分为特重型，6 ~ 8 分为严重损伤，9 ~ 12 分为中度损伤，13 ~ 15 分为轻度损伤。

2. 清醒后依据损伤后遗忘（PTA）间期长短评定 遗忘间期＜10 分钟为极轻型，10 分钟～1 小时为轻型，1 小时～1 天为中型，1 天～1 周为重型，＞1 周为极重型。

3. 根据昏迷时间长短评定 昏迷时间＞6 小时为严重损伤，1～6 小时为中度损伤，＜1 小时为轻度损伤。

（二）运动功能障碍

1. 瘫痪 颅脑损伤患者初期多为软瘫，后期多出现痉挛。脑外伤患者往往比脑血管病患者更容易出现持续严重的偏侧肢体肌肉痉挛，且痉挛肌群分布多样化，可能偏瘫侧屈肌和伸肌同时出现痉挛。

2. 共济失调 肌肉收缩和张力失调导致的共济失调。由小脑损伤引起肌肉收缩不协调及速度、时间、方向上的不准确。

3. 震颤 是由于锥体外系损伤所致。

4. 平衡和直立反应障碍 大脑中枢受损使保持平衡的姿势调整反应发生紊乱。

（三）感觉障碍

由于大脑皮层的感觉区域受损引起感觉异常或缺失；还可出现触觉辨别（痛觉、温度觉、实体觉）的紊乱；也可因脑部处理中枢损伤出现特殊感觉的功能紊乱，如视觉、听觉、味觉、嗅觉和知觉的异常。

（四）认知、言语障碍

（1）注意力和集中力下降。

（2）记忆力和学习能力下降。

（3）知觉障碍 包括空间辨认障碍、体像障碍、失认和失用等。

（4）语言障碍 失语症、构音障碍是最常见问题。

（五）心理社会评定

颅脑损伤的早期恢复阶段，患者可能表现出行为上的紊乱和心理社会能力方面的功能低下。包括情绪不稳定、攻击性行为、冲动和焦虑不安、定向力障碍、挫败感、否认和抑郁等。

四、康复护理措施

颅脑损伤患者功能障碍如运动障碍、言语障碍的康复方法与脑卒中康复相同。但是脑外伤患者意识障碍、认知障碍和痉挛往往更为多见且更为严重，针对上述问题和功能障碍的具体康复护理措施如下。

（一）预防并发症的康复护理

颅脑损伤的患者由于较长时间卧床，易出现各种并发症。在全身多脏器多系统功能下降的同时，尤以呼吸系统感染、泌尿系统感染、压疮、下肢深静脉血栓形成和关节挛缩等最为常见。为预防并发症的发生可采用以下康复措施。

（1）定时翻身、改换姿位。

（2）拍背排痰引流、保持呼吸道通畅 每次进行翻身时，治疗师或患者家属用空掌从患者背部肺底部顺次向上拍击到肺尖部，能帮助患者咳痰。

（3）使用充气气垫 可有效预防压疮的发生。每日至少 1 次全身热水擦身，大小便后必须用热毛巾擦干净。

（4）尽早活动 一旦患者神志清醒，应指导和帮助患者尽早开始床上活动，包括深呼吸、肢体主动活动和躯体的翻动等。

（二）意识障碍的康复护理

对于颅脑损伤后意识障碍的患者应采取综合康复治疗和护理措施，争取达到促醒的目的。

1. 促进神经细胞恢复和再生的药物 利用促进脑组织代谢及循环药物，如脑苷肌肽、脑活素、胞磷胆碱等，以改善脑组织代谢、调整血流量、促进神经组织再生等。

2. 维持营养，保持水和电解质平衡 昏迷患者应用鼻饲饮食，所提供的热量宜根据患者功能状态和消化功能逐步进行调整，蛋白质供应量保持每天每千克体重在0.8g以上，以维持正氮平衡。当患者主动进食的能力逐渐恢复后，应鼓励并训练患者咀嚼及吞咽的功能。如果患者已具备了主动吞咽的功能，可试拔管。食物量宜先少后多，并逐渐延长两次进食的间隔。

3. 维持合理的体位 由于颅脑损伤后肢体肌张力增高以及长时间维持一种体位，易导致出现关节挛缩和畸形，也会加重患者运动功能的障碍，并影响患者运动功能的恢复。所以维持合理的体位非常重要，具体方法如下：①纠正踝关节内翻，可使用足托板，将患足和足趾置于背屈位；②防止患侧上肢屈肌和下肢伸肌痉挛，仰卧位时略垫高患肩，置患肩外展，肘微屈，腕稍背伸，五指微屈。患髋内旋，膝稍屈，踝背屈稍外翻。

4. 促醒疗法 促醒治疗的具体治疗方法和技术如下。

（1）音乐疗法 选择患者病前最喜爱听的音乐。

（2）亲人谈话 家属可选择1~2个患者喜欢和关心的话题讲给患者听，也可挑选讲故事、读报纸给患者听的形式唤起患者的记忆。

（3）肢体运动和皮肤刺激 通过肢体的被动活动和肢体皮肤刺激对大脑产生刺激作用。可由治疗师或患者家属每天对患者的肢体关节进行被动活动，并且对从肢体的远端皮肤至近端的皮肤进行刺激，刺激的方法可选用质地柔软的毛刷或牙刷轻轻地刷动。

（4）按摩和针灸治疗 通过对患者一定部位施以按摩与针灸，会对患者的神经系统产生较强的刺激作用，利于催醒患者，同时也能减缓患者的肌肉萎缩。

（5）高压氧治疗 高压氧能升高患者血氧浓度，在一定程度上对改善脑细胞的代谢有作用，也有催醒的作用。

（三）认知障碍的康复护理

颅脑损伤认知障碍较为常见，严重的认知障碍可能影响患者职业和交流能力的恢复，因此在颅脑损伤康复治疗中，应重视对患者认知障碍的康复训练。可在治疗时采用“一对一”或多个患者集中在一起成组进行的模式，尽量使治疗变得更有趣味性，并多给予患者鼓励。具体康复治疗方法如下。

1. 记忆力训练

（1）每次训练的时间要短，开始要求患者记忆的东西要少，而信息呈现的时间要长；后逐步增加信息量，反复刺激，提高记忆能力。

（2）训练应从简单到复杂，可将整个训练分解成若干个小节，分节进行训练，最后再逐步联合训练。

（3）如每次记忆正确时，应及时地给予患者鼓励，增强信心。根据患者的不同情况采用相应的训练方法。

2. 注意力训练 注意力是指在某一时间内人的精神活动集中于某一特定对象的心理过程。注意力训练可选用猜球训练，即取2个透明玻璃杯和1个弹球，在患者注视下，治疗师将透明玻璃杯扣在弹球上，让患者指出装有球的杯子，反复多次，无误后就改用不透明杯子，重复上述过程。另一种训练方法是，在纸上写上几个大写的字母，让患者指出其中的一个字母，成功之后改变字母的顺序再指出规定的字母，反复数次。

3. 思维能力训练 思维能力包括推理、分析、综合、比较、抽象、概括等方面，根据患者存在的不同思维障碍进行针对性的训练。

4. 读报纸 通过阅读报纸，询问患者有关报纸上的信息，如大标题、日期、报纸的名称等；如回答无误，再请患者指出报纸中的专栏，如体育、商业分类广告等；如回答正确，再训练患者寻找特殊的消息，如询问两个球队比赛的比分，当日的天气预报内容等；回答正确后再训练患者寻找一些需要作出决定的消息，如患者想购物，取出购物广告的报纸，让其从报上找出接近自己想购物的广告，再问其是否打算去购买等。

5. 排列数字 给患者 3 张数字卡，让其由低到高顺序排列好，然后每次给出 1 张数字卡，让其根据数字的大小插进已排好的 3 张卡间，正确无误后，再给患者几个数字卡，询问其中有什么共同之处，如哪些是奇数、哪些是偶数、哪些是互为倍数等。

6. 物品分类 给患者一张列有 30 项物品名称的清单，并告知这 30 项物品分别属于几个大类（如食品、字典、衣服），要求患者给予分类，如不能进行，可给予帮助。回答正确后，再要求对上述清单中的某类物品进行更细的分类，如初步分为食品后，再细分是植物、肉、奶品等。

7. 感知障碍的治疗 感知是指大脑将感觉信息综合为有意义的认识能力。感知障碍主要表现为各种失认症和失用症，如定向障碍、物体视觉失认、体像失认等。康复训练的方法是采用反复多次、不断强化的训练方法，通过给予患者特定的感觉刺激，使大脑对感觉输入产生较深印象，提高感知能力。

8. 单侧视觉失认训练 又称单侧忽略，常见于右侧颞顶枕叶交界处大脑病损后，出现对身体的左侧物体、文字的忽略。康复训练可采用教会患者对着镜子进行视觉扫描，转头向左看。进行活动训练时，如转移、穿衣、进食、刮脸、化妆等应强调向左看。还可利用粗糙布料、冰块刺激患者偏瘫侧。同时通过改变环境使患者注意力偏向偏瘫侧，如将电视机置于患者偏瘫侧。

9. 空间关系辨认训练 先练习患者、治疗师与物体之间的关系，再练习按要求摆放物品，并描述两种物品的不同位置关系。经过针对性的训练，患者的感知功能将会有所改善。

（四）痉挛的康复护理

颅脑损伤患者痉挛较为多见，痉挛的康复治疗和护理多采取综合措施，具体方法如下。

1. 药物治疗 痉挛的药物治疗主要是使用具有减轻痉挛作用的抗痉挛药。抗痉挛药物按作用部位不同，分为中枢性抗痉挛药及周围性抗痉挛药，前者有地西泮、替扎尼定、巴氯芬；后者有硝苯呋海因。

2. 运动疗法 牵张法、反射性抑制肌张力的方法、姿势反射法。

3. 物理疗法 包括温热治疗、寒冷疗法、振动疗法、电刺激等。

4. 生物反馈治疗 临床上常用于促进腕关节掌屈和背屈肌治疗，及针对踝关节内翻尖足的胫前肌及腓骨肌的治疗。

5. 痉挛肌神经电刺激法 在痉挛肢体的末梢神经干或痉挛肌的运动点，经皮注入酚剂阻滞传导。

6. 支具治疗 其中常用支具有针对手指屈曲、腕掌屈痉挛的分指板。

7. 手术治疗 目的是矫正因长期痉挛导致的关节挛缩变形，改进运动功能。常用于矫正尖足和矫正足趾屈曲挛缩。

8. 肉毒素局部注射法 可根据肌张力增高的肌肉按解剖定位来确定肌内注射部位，大块肌肉选择 3 ~4 个注射点。

（五）行为异常的康复护理

1. 躁动不安的康复护理 在创伤后遗忘期间，许多患者表现出一种神经行为综合征，称之为躁动或躁动不安。

（1）排除引起其躁动不安的原因　如电解质紊乱、营养不良、睡眠障碍、水肿、感染、损伤、药物（镇静药、抗高血压药物或胃肠道药物）等均可引起躁动，注意分析，给予排除。

（2）环境管理　保持病房安静，如果可能，排除有伤害刺激的导管、引流管，限制不必要的声音，限制探视者数量等；避免患者自伤或伤害他人；允许患者情感宣泄；尽可能固定专人护理及治疗。

2. 异常行为的康复护理

（1）在减少破坏性行为方面，一致性是关键。如在同一环境里治疗，对行为给予一致反应，每天同时间、同地点给予相同的治疗。

（2）治疗中给予适当的鼓励。

（3）通过提供治疗性活动的选择，控制患者的不良行为，把建立责任感放在治疗计划中。

（4）尽可能将患者的兴趣与治疗结合在一起，以便在治疗中激发患者的兴趣和全身心的投入。设法把患者的注意力从挫折的由来或原因中引开。

（5）适当改变治疗环境，力图减少对患者的刺激，用平静的语调，并且与身体语言保持一致。

五、康复护理指导

（一）健康宣教

颅脑损伤患者其预后与损伤的程度、康复治疗护理的介入、家庭的支持等众多因素有关。尽管有及时的康复介入和良好的家庭支持，仍有14%～18%的伤者存在永久性残疾。因此，加强安全生产和交通安全教育对减少颅脑损伤的发生是很重要的。

（二）全面康复护理

全面康复护理指在颅脑损伤康复中既要选择适当的运动治疗进行反复训练，又必须持之以恒地进行认知、心理等其他康复训练。

（三）社区家庭康复护理

取得患者及家属的配合，提高家庭参与康复训练的意识与能力，使其了解基本的康复知识和训练技能。保证患者在家庭中得到长期、系统、合理的训练。

（四）康复护理指导原则

指导患者规律生活、合理饮食、睡眠充足、适当运动、劳逸结合；保持大便通畅，鼓励患者日常生活活动自理；教育患者主动参与康复训练，并持之以恒；指导患者保持情绪稳定，避免不良情绪刺激；获得包括家庭、朋友、同事、单位等有效的社会支持系统。

练一练4-6

格拉斯哥昏迷量表（GCS）是颅脑损伤评定中最常用的一种国际性评定量表，下列有关该量表说法错误的是（　）。

A. 是判断急性期颅脑损伤患者损伤严重程度的一个可靠指标

B. 包括睁眼反应、运动反应、言语反应3项

C. 3～5分为特重度损伤

D. 9～12分为重度损伤，伤后昏迷20分钟至6小时

E. 最低为3分，最高为15分

答案解析

第九节　小儿脑瘫的康复护理

PPT

一、概述

小儿脑性瘫痪简称脑瘫，是指出生前至出生后1个月内各种致病因素所引起的脑损伤或发育缺陷所致的非进行性脑损伤综合征。其症状在婴儿期出现，且有时合并有智力障碍、癫痫、感知觉障碍及其他异常，而且应排除进行性疾病所致的中枢性运动障碍及正常小儿暂时性的运动发育迟缓。脑瘫的运动障碍常常伴有感觉、知觉、认知、交流及行为的损害及癫痫、继发性肌肉骨骼的问题。

（一）病因

小儿脑性瘫痪的常见病因如下。

1. 出生前因素　宫内感染、宫内发育迟缓、妊娠期外伤、多胎妊娠、孕期大量酗酒、用药等。

2. 围产期因素　早产、胎儿窒息、产伤等。

3. 产后因素　高热惊厥、头部外伤、高胆红素血症、失血、感染等原因引起的新生儿休克、新生儿核黄疸、颅脑损伤及癫痫抽搐等。

4. 遗传性因素　近亲结婚或家族遗传病史，在同辈或上辈的母系及父系家族中有脑瘫、智力障碍或先天畸形等。其中，早产、低出生体重是目前公认的最主要的脑瘫致病因素，且孕龄越小、出生体重越低，脑瘫患病率越高。

（二）临床分型及特征表现

1. 痉挛型　痉挛型脑瘫是最常见的脑瘫类型，占脑瘫的60%～70%，损伤部位主要是锥体系。由于病变部位及损伤严重程度不同，临床表现也不同。一般表现为被动屈伸肢体时有“折刀”样肌张力增高，上肢常累及前臂屈肌群、腕伸肌群等，下肢常累及内收肌群、腘绳肌、小腿三头肌等。受累关节活动范围变小，运动障碍，姿势异常。

2. 不随意运动型　本型以往称为手足徐动型，损伤以锥体外系为主，一般多表现为四肢瘫。根据肌张力变化程度，分为紧张型和非紧张型。主要表现为全身性不自主运动，不能用意志控制，颜面、肌肉、发音和构音器官均受累，常伴流涎、咀嚼吞咽困难、语言障碍等。当进行有意识、有目的运动时，表现为不自主、不协调和无效运动增多，与意图相反的不随意运动扩展至全身。安静时不随意运动消失；主动肌、拮抗肌、固定肌、协同肌收缩顺序方向、力的大小不能协调，肌张力强度和性质不断变化，出现主动运动或姿势变化时，肌张力突然增高，安静时变化不明显；原始反射持续存在并通常反应强烈，尤以非对称性紧张性颈反射为主，呈现典型的“拉弓射箭”姿势。

3. 强直型　本型较少见，由锥体外系损伤所致。主要表现为肢体僵硬，活动减少。被动运动时，伸肌和屈肌都有持续抵抗，肌张力呈管状或齿轮状增高。腱反射亢进少见。

4. 共济失调型　本型主要损伤部位为小脑，表现为平衡障碍、醉酒步态。本体感觉及平衡感觉障碍，不能保持稳定姿势，手和头部可见轻度震颤、眼球震颤；指鼻试验、对指试验、跟膝胫试验都很难完成；语言徐缓，语调缺乏抑扬顿挫。

5. 肌张力低下型　本型主要表现为肌张力低下，肌力降低，四肢呈软瘫状，自主运动少。仰卧位时四肢外展外旋位，呈蛙状姿势，常为脑瘫婴儿期症状。幼儿期以后可转为其他型，多为不随意运动型或者痉挛型；还可能是伴有智力低下、癫痫等并发症的重症脑瘫早期临床表现。

6. 混合型　某两种类型或几种类型的症状同时存在于一个患儿的身上时称为混合型，以痉挛型和不随意运动型症状同时存在多见。两种或两种以上症状同时存在时，通常以某一种症状的表现为主。

二、主要功能障碍

（一）运动障碍

脑瘫患儿的运动功能一般不能达到同龄正常儿的发育水平，常表现为运动模式及姿势异常、原始反射延迟消失、肌张力异常等，不同类型的脑瘫患儿其运动功能障碍表现不同。脑瘫患儿运动发育异常，翻、坐、爬、站、走等明显落后于正常儿童。脑瘫患儿肌张力机制受到损伤，可出现肌张力增高，导致肢体僵硬；肌张力降低，导致肢体松软，不能维持正常体位；肌张力波动，导致肢体不随意运动；肌张力不协调，导致共济失调。脑瘫患儿神经反射异常，原始反射及病理反射不能如期消失。

（二）视觉障碍

视觉中枢或传导路损伤在脑瘫患儿中占一定比例，控制运动功能的眼部肌肉受累而导致斜视的脑瘫患儿几乎占半数。主要表现为内、外视，视神经萎缩，动眼神经麻痹，眼球震颤及皮质盲。部分脑瘫可存在弱视。

（三）听力损害

脑瘫患儿可伴有听觉神经通路的损伤，易见于不随意运动型。由于是由耳至脑的部分神经损伤，因此称为中枢性听力障碍，应与儿童常见的由于感染所造成的传导性听力障碍相区别。中枢性听力障碍目前尚无有效方法修复损伤的神经，但应根据损伤的程度，尽早采取积极措施。

（四）言语障碍

部分脑瘫患儿控制语言和发音的肌肉受累，出现语言交流困难，表现为语言发育迟缓、构音不清、发音困难、不能成句说话、不能正确表达甚至完全失语。有 1/3～2/3 的脑瘫患儿存在不同程度的言语障碍，包括发音障碍、共鸣障碍及发音迟缓等。

（五）癫痫或惊厥

癫痫在脑瘫患儿中比较常见，大约 50% 的脑瘫患儿容易发生惊厥，有的发生新生儿惊厥，有的只是在儿童时期发生一两次而无严重的惊厥。发作时表现可为全身性阵挛、部分发作和继发性大发作。发作时一般以意识丧失和全身抽搐为特征，表现为上睑抬起、眼球上翻、口吐白沫、呼吸增快及大小便失禁等。

（六）学习困难

大约一半脑瘫患儿伴有轻度或中度学习困难，他们的智商一般低于 70～80。有的脑瘫患儿看似正常，但可能存在阅读困难或计算困难。有的患儿阅读和计算能力非常好，但却难以建立形状的概念，从而画图的能力极差。严重的学习困难，更使脑瘫患儿对于走路、说话、活动等学习十分缓慢。

（七）心理行为异常

脑瘫患儿可以出现行为异常，如自残行为、暴力倾向、睡眠障碍、性格异常等。脑瘫患儿对社会、家庭的适应性低于正常儿童，心理适应力低。体质的安定度、个人的安定度低于正常儿童，呈现性格的不安定倾向及发展的不平衡特征。因此，要注意观察脑瘫患儿的行为，采取有效措施预防异常行为的发生，同时要积极矫治，避免症状加重。

（八）生活功能障碍

由于运动发育落后和感觉障碍，导致患儿日常生活活动能力降低，如吞咽咀嚼困难、流涎、易受伤、缺乏自理能力等。

（九）智力障碍

以痉挛型脑瘫患儿多见，不随意运动型患儿多数智力正常。

（十）其他障碍

脑瘫患儿因肌张力增高可伴有进食困难和排泄困难，同时，免疫力降低，易发生呼吸系统、消化系统等疾病。

三、康复护理评定

对患儿的肌张力、肌力、关节活动范围、眼手协调能力、姿势与平衡能力、行走能力、感觉功能、言语功能及日常生活活动能力等方面进行评定时，应遵循以下两个原则。

1. 对患儿进行整体评定，不仅要注意其缺陷，更要注重其具有的能力和潜能。

2. 综合患儿的家庭状况和社区情况后对其进行评定，因为这两者对患儿的角色扮演及自我能力的发挥起着极为重要的作用。

（一）运动功能评定

1. 运动发育异常　“三翻、六坐、八爬、周走”是我国民间为小儿运动发育总结的规律，基本符合大脑皮层功能发育逐渐成熟的表现。脑瘫患儿的运动发育明显落后于此，当患儿出现抬头、翻身、坐立困难时才会被家长发现。

2. 肌张力异常　脑瘫患儿的肌张力可表现为增高、降低、不稳定或不协调。这些对患儿的运动造成了极大的障碍，多出现共济失调、运动缓慢、行走不能，甚至无法维持正常的体位。

3. 姿势异常　锥体外系或基底节病变表现为异常动作、不随意运动、舞蹈症等；小脑病变表现为共济失调；大脑广泛病变表现为肌肉强直、震颤等。上述运动功能异常，其肌力、肌张力、平衡、步态等评定可参照脑血管病康复评定方法。

（二）感觉功能评定

脑瘫患儿感觉障碍发生率较低且较轻，常表现为视力障碍和听力障碍。视觉障碍多为视网膜发育不良或枕叶大脑皮层及视神经核变性，传导性损伤。主要表现为内、外斜视，视神经萎缩，动眼神经麻痹，眼球震颤及皮质盲，全盲少见。听觉障碍多为核黄疸引起，部分患儿听力减退甚至全聋，以手足徐动型患儿最为常见。

（三）反射评定

1. 原始反射评定　原始反射是胎儿最早出现的运动形式，婴儿出生后在一定时期内仍持续存在，是一种避开有害刺激或保持生存状态的本能反应。包括紧张性迷路反射、非对称性紧张性颈反射、拥抱反射、呕吐反射、觅食反射、自动站立和行走反射、握持反射等。原始反射的出现标志了运动发育的开始，由于反射的出现提示了中枢神经系统的发育，而运动的发育决定了中枢神经系统发育的成熟度；原始反射的消失则标志着中枢神经系统发育分化的完成，标志着获得新的运动技能的开始。常见原始反射如下。

（1）觅食反射存在时期　0～4个月。

（2）握持反射存在时期　0～4个月。

（3）拥抱反射存在时期　拥抱型0～3个月，伸展型4～6个月。

（4）放置反射存在时期　0～2个月。

（5）踏步反射存在时期　0～3个月。

（6）张口反射存在时期　0～2个月。

（7）上肢移位反射存在时期　0 ~6 周。

（8）侧弯反射存在时期　0 ~6 个月。

（9）紧张性迷路反射存在时期　0 ~4 个月。

（10）非对称性紧张性颈反射存在时期　0 ~4 个月。

（11）对称性紧张性颈反射存在时期　0 ~4 个月。

（12）交叉伸展反射持续时期　0 ~2 个月。

（13）阳性支持反射持续时期　0 ~2 个月。

2. 自动反应评定　包括平衡反应、调正反应、保护性伸展反应等，其中平衡反应具体包括如下内容。

（1）仰卧位倾斜反应　6 个月出现阳性反应，终生存在。

（2）俯卧位倾斜反应　6 个月出现阳性反应，终生存在。

（3）膝手位/四爬位反应　8 个月出现，终生存在。

（4）坐位反应　前方坐位反应 6 个月左右出现，侧方坐位反应 7 个月左右出现，后方坐位反应 10 个月左右出现，终生存在。

（5）跪位反应　出生后约 15 个月出现，维持一生。

（6）立位反应　前方立位反应 12 个月左右出现，侧方立位反应 18 个月左右出现，后方立位反应 24 个月左右出现，终生存在。

（四）日常生活活动能力评定

由于运动、感觉障碍导致患者一系列日常生活功能障碍，如吞咽困难、易受伤、不能自理等。

（五）智力测定

痉挛性脑瘫患儿多有智力异常，而手足徐动型患儿智力正常。智力测定常用方法有 Gesell 发育量表、韦氏发育量表、韦氏学前儿童智力量表、韦氏儿童智力量表等。

（六）语言评定

脑瘫患儿中约 1/3 至 2/3 有不同程度的语言障碍。表现为语言发育迟缓、发音困难、构音不清、不能成句说话，不能正确表达，有的患儿完全失语。

（七）心理社会评定

1. 患儿家长的心理评定　评定患儿家长对患儿患病的反应、采取的态度和认识程度，以及家庭和社会的支持情况。面对脑瘫患儿，家长内心十分痛苦和忧虑。一方面会产生负罪感，尤其是母亲，认为是自己的过失造成孩子的不幸，往往处在深深的自责中，觉得对不起孩子；另一方面对预后非常担忧，考虑是否会导致患儿终身残障。家长的情绪和反应均会影响患儿，使患儿处在紧张、低沉、不安的环境之中。

2. 不伴有智力障碍的年长儿的心理评定　对不伴有智力障碍的年长儿，评定对患病的反应和接受程度。由于中枢性运动障碍，患儿的恐惧心理和不安定感很强，害怕摔倒，不敢走路。患儿情绪不稳定，易激动，个性固执、孤僻有自卑感，常伴有学习和社交困难。

四、康复护理措施

应遵循早发现、早诊断、早治疗的基本原则，采用综合康复的治疗手段，尽可能最大限度降低患儿残疾程度，提高其日常生活活动能力。结合儿童年龄及发育特点，采取多变化、有趣味的训练方法，鼓励家庭的共同参与，提高患儿的运动功能、ADL 能力、交流及社会适应能力。其中关键是运动训练，效果取决于治疗的早晚、手法、持续时间长短。最好在出生后6个月内能够确诊，最迟不要超过3岁。

脑瘫的康复治疗与护理应采取综合性的措施，即采用物理治疗、作业治疗、语言治疗等现代康复治疗护理方法，辅以必要的药物治疗、手术治疗、辅助器具的使用、传统康复治疗等方法。

（一）运动功能障碍的康复护理措施

小儿脑瘫运动功能障碍康复训练按照神经发育学原则，以神经肌肉促进技术和运动治疗为主，同时日常生活活动能力训练在脑瘫康复中有重要意义，康复训练方法具体叙述如下。

1. 运动疗法 在脑瘫的康复训练中，常用的运动疗法有Bobath、Vojta疗法等。Bobath疗法主要包含头部控制训练、四肢训练、翻身训练、坐姿训练、爬行训练等。

（1）头部控制训练 头部控制能力在很大程度上影响了小儿的整体运动发育及日常生活动作等。小儿良好的头部控制能力是高一级运动发育的基础；头部的姿势异常也可导致全身的姿势与运动异常。因此，头部控制的训练是脑瘫康复治疗中最首要解决的问题。

1）头部的抗重力伸展训练 正常小儿大约在2月龄可以完成双肘支撑抬头45°的动作。脑瘫患儿由于迷路性的翻正反应不充分，紧张性迷路反射存在，此时会出现面部及双膝同时支撑体重，屈肌占优势，头部的抗重力训练可以利用Bobath球进行，具体方法为使患儿取俯卧位，双肘支撑于Bobath球上，在患儿头部上方30cm左右的位置放置患儿感兴趣的玩具，将球向前方滚动，带动患儿身体随之移动，以诱发抬头运动。在家庭中，母亲可半躺于床上，患儿俯卧在母亲胸前，母亲用目光以及语言引导患儿抬头。

2）头部的抗重力屈曲训练 患儿取仰卧位，治疗师坐在患儿对面，双手握住患儿双肩，缓慢拉起患儿，并诱导其抬头，在头与躯干仍能保持在一条直线上的最大角度时，停留片刻。如果患儿肩周围肌群张力低下，应避免牵拉其手及前臂，以防肩关节脱位；如果患儿有部分抗重力屈曲的能力，治疗师可握住其双肘或双手，从仰卧位将其拉起，引导其主动抬头。

3）头部的回旋活动训练 患儿俯卧于大球上，使其身体向一侧倾斜，此时使患儿倾斜下侧的上肢支撑于球面上。如果患儿未出现头部的回旋与屈曲，治疗师可从患儿肩的部位将其上侧上肢向自己的方向牵扯，促使头的屈曲与回旋，左右交替操作。

（2）躯干训练 躯干的控制基础是使头部获得充分的控制，但两者在发育之中有重合之处。

1）促通俯卧位上躯干屈曲与伸展统合的训练 患儿取俯卧位，肘或手支撑体重，肘支撑点的位置要在肩部垂直于床面的垂直线前方，这样可以增加肩关节的外旋程度。在这种位置上稍微外展肩部，就可以使体重向侧方移动。

2）促通仰卧位上躯干屈曲与伸展统合的训练 患儿取仰卧位，治疗师用双膝支撑患儿骨盆使其上抬，将患儿的上肢向下方及侧方牵拉，然后分开患儿的两手指，放于其两膝部位。治疗师用拇指支持患儿的手与下肢。为了强化膝关节的伸展，治疗师将一根手指放在患儿的大腿部即膝关节上部的股四头肌上，然后向两侧方摇动患儿的身体，操作时注意保持颈部肌肉的充分伸展。

（3）翻身训练 为仰卧位上的训练方法，翻身是否能够完成，在很大程度上影响小儿的发育以及躯干的回旋。较为常见的操作方法如下：以向右侧翻身为例，治疗师在患儿右侧用一只手从腋窝部使右侧上肢上举，另一手放于患儿的左侧臀部，向对侧推动小儿身体，使身体产生回旋，翻身向俯卧位。诱导患儿从俯卧位向仰卧位翻身，同样以向右侧翻身为例，先上举右侧上肢，治疗师用一只手扶持之，另一只手推动患儿右侧臀部或肩部使身体回旋，产生翻身运动。

（4）坐位训练 坐位时躯干调整能力训练：患儿取坐位，治疗师坐于患儿后方并握住患儿两侧骨盆，令其重心向各方向移动，调整患儿骨盆、腰椎向各个方向倾斜和弯曲，并进行各方向的回旋动作，以诱发出轴性的旋转动作。操作时应循序渐进，适当控制力度及幅度。训练可同时增强患儿头部控制能力及腹肌收缩能力。

（5）爬行训练　从侧坐位到四爬位的转换：从侧坐位自如地转换为四爬位是进行四爬的基础，需要良好的躯干回旋能力。操作时治疗师用自己的膝部支持患儿臀部，两手支持患儿肩部，诱发患儿身体向前，臀部抬起。从侧坐位向四点支持位方向伸出上肢，形成四点支撑位。四点支撑的训练：膝手立位作为身体抗重力上抬离开地面的一个重要阶段，标志着躯干与骨盆及四肢之间的运动分离能力和骨盆离开地面上抬抗重力能力的获得。原始反射的存在及姿势的异常，常会导致脑瘫患儿出现膝手不能平均负重。治疗师帮助患儿形成稳定的四点支撑位后，进行前后重心转移训练。

（6）立位及步行的训练　直立行走也是人类抗重力伸展姿势达到的最高阶段。训练中患儿取立位，治疗师站于患儿身后，两手张开，手指伸展支持患儿的肩以及胸部，使患儿得到确实的姿势控制。如果患儿需要进一步的支持，治疗师可以通过躯干和下肢抵在患儿的髋关节和后背上来完成。当患儿迈步向前、重心在两下肢移动时，治疗师将患儿未负荷体重侧的肩或躯干在对角线上推向下方，然后促通负荷体重侧下肢的重心向前方移动，并将处在摆动期一侧的骨盆推向前方。

（7）异常姿势的矫正

1）头背屈　脑瘫患儿由于颈后部肌群痉挛在仰卧位拉起时出现头背屈，在俯卧位上出现头部被动上举。治疗时患儿取仰卧位，治疗师面对患儿用两前臂压住患儿双肩，两手放于患儿头的后侧向上牵拉颈后部肌群。此手法不适用于伴有肩胛后缩的头背屈脑瘫患儿。

2）坐位骨盆后倾　痉挛型双瘫或者四肢瘫的患儿取长坐位时，由于腘绳肌痉挛或屈曲挛缩，导致坐位支点后移至骶尾骨，需要通过躯干向前方倾斜，来维持坐位稳定，从而使脊柱过度的后弯，呈现“拱背坐”。在治疗及平时日常生活中，除牵拉腘绳肌降低其肌张力外，还应尽量使其保持端坐位，纠正其坐位支点至坐骨结节。

3）膝反张　又称为膝过伸，表现为膝关节向后成角。脑瘫患儿出现膝过伸常见的原因有尖足代偿；膝关节周围关节、韧带松弛；股四头肌和腘绳肌无力；一侧下肢无力、对侧下肢代偿性出现膝反张；股四头肌肌张力过高等。治疗的时候除了利用矫形器等使膝关节保持一定的屈曲角度外，更关键的在于纠正原发病因，相对于治疗其预防的意义更大。

4）Vojta 疗法　是 Vojta 博士根据自己多年研究创立的一种治疗方法。让患者取一定的出发姿势、对身体特定部位给予压迫刺激，诱发出反射性翻身与反射性腹爬两个移动运动的手法。这两种移动运动是人类最原始、最基本的全身移动形式。反射性腹爬是在俯卧位姿势下，促进头部回旋上抬、肘支撑、手支撑、膝关节支撑等功能，以及促进爬行的刺激手法。反射性翻身是诱导患儿从仰卧位翻向侧卧位，用一侧上肢支撑体重诱发坐起功能的一种刺激手法。

2. 物理因子治疗　是应用电、光、声、磁和热动力学等物理学因素结合现代科学技术治疗患者的方法。物理因子治疗在脑瘫康复中应用广泛，但与成年人康复的应用有很多不同。在脑瘫儿童康复治疗中，比较常用的有低中频电疗、仿生物电刺激、肌电生物反馈、磁疗、蜡疗、水疗等。

（1）神经肌肉电刺激法　利用低频脉冲电流刺激神经和肌肉两端使其收缩，以恢复运动功能的方法，称为神经肌肉电刺激法。其电流强度以引起肌肉的强制收缩为准。大部分脑瘫儿存在不同程度、不同部位的肌力低下的情况，通过神经肌肉电刺激，使特定部位的肌肉收缩，可起到增加肌力的目的。

（2）仿生物电刺激法　是一种中枢仿生电物理疗法，研究表明，电刺激小脑或小脑顶核后，通过大脑皮质的纤维联系形成的特殊传导通路，可以使缺血区局部脑血流增加，脑循环改善，脑电图复原，脑损害减轻，直接诱导病灶半影区的脑组织表达生长相关蛋白，提高神经组织可塑性，达到促进神经功能康复效果。

（3）生物电子激导平衡疗法　利用现代电子技术与传统中医理论相结合，使用数千伏高电压的脉冲电流，使患儿机体内病理经络的生物电子运动由不平衡转化为平衡的一种疗法。让患儿在没有针刺或推拿的情况下，有针刺及推拿的感觉，从而起到通调经脉、平衡阴阳，达到治疗疾病的作用。在脑瘫康复中的应用中，主要针对肌张力异常（增高或降低）、感觉异常、姿势协调障碍、流涎、吞咽困难等患儿。

（4）经颅磁刺激疗法　是利用时变磁场作用于大脑皮质产生感应电流改变皮质神经细胞的动作电位，从而影响脑内代谢和神经电活动的生物刺激技术。具有更容易实现颅脑深部刺激、人体不适感小、无创等特点。

（5）蜡疗　将石蜡加热后施用于患部，促进康复的方法称为石蜡疗法。石蜡虽达 55～60℃，但并不会感到很热，而且冷却缓慢。利用蜡疗的温热作用，可以起到很好地减轻疼痛和痉挛的作用。目前蜡疗中比较常用的是蜡饼法。

（6）水疗法　利用水的物理特性使其以各种方式作用于脑瘫患儿，促进康复的方法。通过水中的温度刺激、机械刺激和化学刺激来缓解肌痉挛、改善循环、增加关节活动度、增强肌力、改善协调性、提高平衡能力、纠正步态等。尤其对小儿还可增加训练的兴趣，使其树立自信心，对其智力、个性的发展都有很大的好处。

（二）日常生活活动能力障碍的康复护理措施

1. 抓握的训练　许多患儿表现为拇指内收，其余四指屈曲，手呈握拳状态，腕关节的屈曲。由于手指不能伸展，所以很难抓住东西。针对这些可以做如下训练：向桡侧方向外展大拇指，用一只手通过掌心握住，然后将腕关节背屈并施加一定压力，保持数秒钟，待患儿手伸展后，治疗师可以把玩具放在其手中，并稍用力握患儿的手，促进患儿拿住玩具。

2. 释放的训练　在前面抓物训练的基础上，治疗师可选择一些拿起并放下东西的连续动作让患儿练习，如套圈游戏、捡小食丸等。

3. 手眼协调训练　治疗师选择用手和眼协调的玩具和游戏，可让患儿进行穿珠子，把混合在一起的不同颜色的积木、小食丸等分开，也可以进行解、扣纽扣，拧螺丝，剪纸等训练。

4. 进食训练　喂食时最重要的是保持患儿正确的姿势。用奶瓶喂食时，要鼓励患儿自己拿奶瓶，家长可在患儿吸吮时用手控制其嘴部，并在胸前加压力；用匙喂食时，也要保持正确的姿势。患儿坐稳后，将患儿的两腿分开，跨坐在母亲的大腿上，并控制其肩部保持向前。喂食时，若患儿的腿过分伸展，可把腿垫高，如患儿自己进食，可以先帮助患儿控制肩部，并协助患儿的前臂外旋，大拇指根部往外转，将食物送入口中，使用固定杯碗、盆等装置也有利于帮助进食。

5. 梳洗训练　训练患儿上肢的运动和控制能力，培养自己进行梳洗的能力。婴儿期的口腔清洁可以用棉球或棉棒蘸水清洁口腔及牙齿，两岁以后就可以改用婴儿牙刷蘸水来刷牙，渐渐再使用牙膏。养成患儿餐后漱口的习惯，尽量在餐外少吃甜食。

6. 大小便训练　一般可从两岁开始训练，先准备适合脑瘫儿的前面或两旁带有把手的便盆，给患儿一个稳定的姿势和位置。另外，要养成定时大小便的习惯，学习控制大小便，然后一日中每次大小便都给以训练机会。大小便训练实际亦是综合训练，其中包括穿脱裤子站起、坐位平衡训练，甚至蹲起训练等。

7. 更衣训练　脑瘫患儿学习更衣，必须以坐、立、手部动作训练已有进步为前提，才能逐渐进行。穿衣时，患儿坐于椅上，右手抓住衣领，纽扣面对自己，先将左手交叉穿进衣袖里，右手抓衣领将衣服转向身后并拉向右侧，右手往后伸进另一衣袖里，然后整理衣服。衣服的用料宜选吸汗、有弹性的。为使患儿容易穿着与抓拿，最好选用领子宽大、裤脚管开叉的裤子。

（三）言语功能障碍康复护理措施

语言障碍是脑瘫儿童常见的并发障碍，其发生率占脑瘫儿童的70%～75%。不但阻碍了患儿的语言交流，也会影响其今后的生活、学习，是脑瘫儿童致残的重要原因之一。

1. 语言理解能力训练　一岁小儿在其学会说话以前，就已学会了理解语言。可以先按别人所说的作出反应，因此应当尽早地开始语言训练，最好在婴儿期即开始接受各种刺激，这是语言发展的基础。不论小儿对他人所说的话能不能作出反应，都要与其交谈，经过反复多次的交谈，小儿就会逐渐懂得其发出声音的意义。

2. 语音训练　教会患儿呼吸控制法，学会用嘴和鼻子呼吸。训练患儿听力、视力、感觉、味觉等感觉器官，接受来自各方的刺激。

3. 语句训练　要训练患儿模仿能力，与之谈话。尽量使用单个词和简短的句子，并辅以姿势，便于患儿理解，再逐渐延长句子。语言治疗师的发音要准确，音量要大，语调要有高低，速度要放慢，要带有表情和动作，使患儿感兴趣，要有耐心，使患儿感到亲切、无恐惧害怕等心理。当患儿有进步时，一定要给予鼓励和奖赏。训练过程中可用手势符号及文字符号作为辅助形式，逐渐发展到单纯用言语表达；当言语符号获得困难时，可考虑使用代用性交流手段。

（四）矫形器、轮椅、拐杖等的使用

1. 脑瘫患儿应用矫形器的目的

（1）保持肢体的功能位。

（2）加强肢体的承重能力。

（3）预防或纠正畸形。

（4）促进运动功能发育，从而提高生活活动自理能力。

2. 矫形器　包括对尖足畸形外翻扁平足畸形、内翻足畸形、膝过伸畸形等的配制，例如用踝足矫形器（AFO）来治疗踝部张力低下，其他保持站立位的装置、保持坐位的装置等亦常用。行走困难的患儿重要的移动工具是轮椅，借助轮椅移动可达到代步的目的。必要时可在轮椅上配备适当的托板及靠垫矫正其异常姿势。拐杖、步行器的应用可使患儿身体的支撑面积增大、重心摆幅减小、增加身体的稳定性，从而达到辅助站立和行走的目的。矫形器在治疗小儿脑瘫中首先要充分考虑到关节活动范围，允许四肢有尽量大的活动范围，尽可能减少对正常关节功能的限制作用。

（五）心理护理

脑瘫患儿由于运动功能障碍、动作受限、活动范围小，往往又伴随智力低下，因而经常导致心理上的异常发展及异常行为。针对这些心理障碍，应根据脑瘫患儿心理特点进行心理评定，然后进行心理护理、心理治疗、集体疗法、行为疗法、家庭疗法及其他文体音乐疗法等，加强正面教育，多给予鼓励，创造正常的心理环境，在运动康复的同时注意心理康复，取得家长的配合与支持。

五、康复护理指导

（一）健康宣教

脑瘫患儿的发病给家庭、社会带来很大负担，因此，应以预防为主，加强对脑瘫的宣传教育。同时也应尽可能地做到早发现、早治疗、早康复。在康复治疗过程中，应对脑瘫患儿的家长进行家庭康复训练的教育，提供一些家庭训练的指导方法，使脑瘫患儿在日常生活中得到正确的指导和训练，从而提高患儿的独立能力。脑瘫的康复护理宣教主要应针对以下内容。

1. 脑瘫的预防措施　坚持优生优育，保持胎儿健康发育；积极开展早期产前检查，避免难产；保证孕妇良好的营养，预防早产；孕期避免不必要的药物，怀孕期间做好感染性疾病预防工作；鼓励母乳喂养，增强婴儿免疫力。婴儿出生后定期到医院检查，及早发现发育迟缓的症状，并给予及时指导和治疗；定期进行预防接种；教育家长识别脑膜炎的早期症状及发热的正确处理，有病应及时送医院诊治。

2. 脑瘫的早发现、早治疗 0～2岁是大脑发育最迅速和代偿能力最强的时期，早期发现以及对高危新生儿进行早期干预和早期治疗是保证患儿潜在能力最大限度发挥的唯一途径，是实施脑瘫康复的关键，主要从运动、语言和进食三方面来观察。如有异常现象，应及时就诊，明确诊断，进行针对性治疗。

3. 脑瘫的家庭治疗 对于脑瘫患儿，家庭治疗非常重要。父母除了正确地指导和训练外，还要帮助患儿树立自信心，使患儿学会生活的基本技能，能更多地照顾自己，学会适应环境，步入社会。

4. 脑瘫的康复整体性 在医疗康复的同时要进行教育、心理及社会诸方面的全面康复，促进患儿的身心健康。

5. 父母的培训 通过培训使之参与患儿的治疗，并且经常地、适当地鼓励患儿，并持之以恒。发育是循序渐进的过程，脑瘫的治疗一方面可以改善功能，提高能力，防止并发症；另一方面可以促进患儿的正常发育。

（二）康复护理指导

1. 疾病预防与康复教育 向患儿家长介绍小儿脑瘫的相关知识，告诉家长如何预防脑瘫发生，包括产前保健、围生期保健和出生后预防，以及疾病发生与发展，包括病因、临床表现、康复治疗方法及预后等。

2. 教给家长患儿日常生活活动训练的内容和方法 避免过分保护，应采用鼓励性和游戏化的训练方式。

3. 告诉家长脑瘫患儿正确的卧位姿势 侧卧位适合各种脑瘫患儿；在患儿卧床两边悬挂一些带声响或色彩鲜艳的玩具，吸引患儿伸手抓玩，让患儿经常受到声音和颜色的刺激。

4. 教会家长如何正确抱脑瘫患儿 家长每次抱患儿的时间不宜过长，抱患儿时要使其头、躯干尽量处于或接近正常的位置，双侧手臂不受压。应避免患儿面部靠近抱者胸前侧，丧失观察周围环境的机会。低肌张力的患儿往往维持姿势困难，力量不足，可令其双手抓住抱者的衣服，或将双手搭在抱者的肩上或围住颈部，肌张力的异常是脑瘫康复中最需要处理的问题。

想一想4-7

脑瘫按临床神经病学表现分为哪几型？

答案解析

第十节　脊髓损伤的康复护理

PPT

一、概述

脊髓损伤（spinal cord injury，SCI）是由外伤、炎症、肿瘤等各种原因引起的脊髓结构、功能的损害，造成损伤平面以下运动、感觉和自主神经功能障碍的临床综合征。

脊髓损伤以青壮年为主，年龄在40岁以下者占80%，男性为女性的4倍左右。脊髓损伤是一种严重的致残性损伤，脊柱最易受损伤的部位依次是下颈段（$C_5 \sim C_7$）、中胸段（$T_4 \sim T_7$）和胸腰段（$T_{10} \sim L_2$）。如果得不到及时的康复处理，将会造成患者长期不能生活自理，需要消耗相当大的人力、物力，成为其家庭、单位及社会的沉重负担。

（一）病因

根据致病因素不同分为外伤性脊髓损伤和非外伤性脊髓损伤两种。

1. 外伤性脊髓损伤　最常见，主要因素为交通事故、高处坠落、暴力打击、运动损伤，另外，刀枪伤、自然灾害也易造成脊髓损伤。

2. 非外伤性脊髓损伤

（1）先天性因素　如先天性脊椎裂、脊柱侧弯、脊柱滑脱等。

（2）后天性因素　如横断性脊髓炎、脊柱结核、脊柱肿瘤及医源性疾病等。

（二）分类

1. 按损伤程度分类　分为完全性脊髓损伤和不完全性脊髓损伤。

（1）完全性脊髓损伤　是指脊髓损伤平面以下包括最低位骶段（$S_4 \sim S_5$）运动、感觉功能完全丧失。骶部的感觉功能包括肛门皮肤黏膜交界处感觉及肛门深部的感觉。运动功能检查是通过肛门指检确认肛门外括约肌有无自主收缩。由于脊髓休克的原因，早期完全性脊髓损伤难以确定，一般认为在脊髓休克期结束后确定骶部无运动或感觉残留者为完全性脊髓损伤。

（2）不完全性脊髓损伤　是指脊髓损伤平面以下包括最低位骶段仍有运动或（和）感觉功能存留。不完全性脊髓损伤提示脊髓损伤平面未发生完全性的横惯性损害。

（3）部分保留带　此术语只用于完全性损伤，指在损伤平面以下一些皮节和肌节保留部分神经支配。有部分感觉和运动功能的节段范围称为部分保留带，它们应按照身体两侧的感觉和运动功能分别记录。

2. 按损伤部位分类

（1）四肢瘫　指由椎管内颈段脊髓（$C_1 \sim T_1$）损伤而导致的四肢和躯干的完全或不完全性瘫痪。

（2）截瘫　指由椎管内胸段、腰段或骶段脊髓（T_1 以下，包括马尾和圆锥）损伤导致的下肢及躯干的完全或不完全性瘫痪。

二、主要功能障碍

（一）运动功能障碍

脊髓损伤后，在损伤平面以下的肌肉功能可部分或全部丧失，主要表现为肌力改变、肌张力及反射功能改变。如颈髓损伤的患者可发生四肢瘫痪，上肢瘫痪影响上肢和手功能活动；如腰髓损伤可出现下肢瘫痪、肌肉萎缩、反射消失，导致转移、移动等困难。

（二）感觉功能障碍

脊髓损伤后由于上行感觉纤维的破坏可致损伤平面以下感觉减退或丧失，可有痛觉、温度觉、触觉及本体感觉障碍。感觉功能缺损的临床表现取决于损伤的部位、性质和程度。

（三）呼吸功能障碍

高位脊髓损伤的患者，由于肋间肌和膈肌的呼吸动力肌瘫痪，易发生夜间呼吸暂停、严重打鼾等现象；由于肺功能和咳嗽功能下降，排痰能力降低，易发生肺部感染或肺不张，呼吸道通气不畅而致呼吸功能减退。

（四）膀胱功能障碍

脊髓损伤节段不同所导致膀胱功能障碍类型不同，分为上运动神经源性膀胱和下运动神经源性膀胱两类。

（五）直肠功能障碍

脊髓损伤节段不同，肠道功能障碍的类型不同，分为反射性直肠和无反射性直肠两类。

（六）自主神经反射障碍

自主神经反射障碍是一种急性的交感兴奋综合征，常发生于第6胸椎或以上的脊髓损伤患者，对来自内外环境不良刺激而出现严重高血压、心动过缓、搏动性头痛、视物模糊、损伤平面以上出汗、面部潮红等症状。一般发生于损伤后2个月以上，引起自主神经反射障碍常见的原因有尿潴留、泌尿系感染、便秘、压疮、疼痛、痉挛、局部感染、衣服过紧、矫形器的压迫、过冷或过热等。

（七）心理障碍

几乎所有脊髓损伤患者在伤后均有严重心理障碍，包括极度压抑或忧郁、烦躁、焦虑，甚至出现精神分裂症等。

（八）日常活动能力减退

由于肢体瘫痪、感觉障碍以及痉挛、疼痛等均会不同程度地限制患者的日常生活能力，使其丧失自我照料的能力。

（九）性生活问题

脊髓损伤患者多数有不同程度的性功能和生育功能障碍，影响患者的心理和生活质量。如脊髓损伤男性患者的性功能情况取决于损伤水平、损伤程度，在圆锥反射中枢之上的不完全损伤，局部刺激就可引起阴茎自动勃起，但性交时没有感觉，如果交感神经控制完好，可出现精神性勃起。在T_{12}~L_1以下完全损伤的患者性勃起和射精均不能。女性脊髓损伤患者都会出现月经紊乱，并持续数月到一年，但最终恢复正常。完全性脊髓损伤女性患者，除会阴部无感觉外，性交时没有快感，但生育功能并未受损，仍能怀孕和分娩。

三、康复护理评定

（一）神经学检查评定标准

脊髓损伤水平是指保留身体双侧正常感觉、运动功能的最尾端的脊髓节段水平，即功能存在的最低平面。感觉和运动平面可不一致，左右两侧也可能不同。美国脊髓损伤学会（ASIA）根据神经支配的特点，选择10块关键性肌肉和28对关键性感觉点，通过对这些肌肉和感觉点的检查，可迅速确定脊髓损伤水平和感觉损伤平面。

1. 感觉损伤平面评定 感觉水平是指身体两侧具有正常感觉功能的最低脊髓节段。选择C_2~S_5共28个关键性感觉点（是指标志感觉神经平面的皮肤标志性部位）。每个关键点要检查2种感觉，即痛觉和轻触觉，并按3个等级分别评定打分：0分为感觉缺失；1分为感觉异常（减退或过敏）；2分为感觉正常；NT表示无法检查。分值越高表示感觉功能越接近正常。根据上述感觉皮节的评分确定感觉平面。

2. 运动损伤平面评定 运动损伤平面是对最低的正常运动平面而言。但T_2~L_1损伤无法评定运动平面，所以主要依赖感觉平面来确定损伤平面。选择10块关键性肌肉（表4－14），按照徒手肌力检查法进行肌力测试和分级。肌力为3级的关键肌确定运动平面，但该平面以上的关键肌的肌力必须正常。

运动积分是将肌力（0～5 级）作为分值，把各关键肌的分值相加。正常者两侧运动平面总积分为 100 分。评定时分左、右侧进行，根据所测试到的肌力级别，记录相应的分值。如测得的肌力为 2 级则评定为 2 分，5 级则评为 5 分。最高得分为左侧 50 分，右侧 50 分，共 100 分。评分越高表示肌肉功能越佳，据此可评定运动功能。若将治疗前、后的运动指数进行比较，可以得到运动功能的恢复率。

表 4－14　脊髓损伤水平的确定

运动水平（3 级及以上的肌力）	关键肌（10 块）	皮肤感觉点（28 个）
C_2		枕骨粗隆
C_3		锁骨上窝
C_4		肩锁关节顶部
C_5	屈肘肌（肱二头肌、肱桡肌）	肘窝桡侧
C_6	伸腕肌（桡侧伸腕肌）	拇指
C_7	伸肘肌（肱三头肌）	中指
C_8	中指屈指肌（中指指深屈肌）	小指
T_1	小指外展肌	肘窝尺侧
T_2		腋窝顶部（胸骨角）
T_3		第 3 肋间
T_4		第 4 肋间（乳头联线）
T_5		第 5 肋间（T_4与 T_6之间）
T_6		第 6 肋间（剑突水平）
T_7		第 7 肋间（T_6与 T_8之间）
T_8		第 8 肋间（T_7与 T_9之间）
T_9		第 9 肋间（T_8与 T_{10}之间）
T_{10}		第 10 肋间（脐水平）
T_{11}		第 11 肋间（T_{10}与 T_{12}之间）
T_{12}		腹股沟水平
L_1		T_{12}与 L_1之间上 1/3 处
L_2	屈髋肌（髂腰肌）	大腿前中部
L_3	伸膝肌（股四头肌）	股骨内上髁
L_4	踝背伸肌（胫前肌）	内踝
L_5	趾长伸肌（拇长伸肌）	足背第 3 跖趾关节处
S_1	踝跖屈肌（腓肠肌、比目鱼肌）	足跟外侧
S_2		腘窝中点
S_3		坐骨结节
$S_{4\sim5}$		肛门周围

说明：确定脊髓损伤水平和感觉损伤平面的评定时，需同时检查身体两侧的运动损伤平面和感觉损伤平面，评定后分别记录（右－运动，左－运动，右－感觉，左－感觉）。

练一练4－7

下列关于“脊髓损伤皮肤感觉点水平”评估中，不正确的是（　）。

A. T_2：胸骨角　　B. T_5：乳头连线　　C. T_6：剑突水平

D. T_{10}：脐水平　　E. T_{12}：腹股沟水平

答案解析

（二）脊髓损伤程度的评定

损伤严重程度指的是脊髓完全或不完全性损伤，评定的方法是通过损伤平面以下包括最低位的骶段是否存在部分保留区来确定（表4－15）。

表4－15　脊髓损伤程度分级

损伤程度	临床表现
A 完全性损伤	在骶段（$S_{4\sim5}$）无任何感觉或运动功能
B 不完全性损伤	在受损平面以下包括骶段（$S_{4\sim5}$）有感觉功能，但无运动功能
C 不完全性损伤	在受损平面以下，运动功能存在，大多数关键肌肌力 <3 级
D 不完全性损伤	在受损平面以下，运动功能存在，大多数关键肌肌力≥3 级
E 正常	感觉和运动功能正常，但可遗留肌张力增高

（三）其他康复评定

1. 运动功能评定　包括 ROM、肌张力、反射、平衡功能、协调功能、步行能力等评定。

2. 日常生活活动能力评定　截瘫患者可选用修订的 Barthel（MBI）评定量表，四肢瘫患者应选用四肢瘫功能指数法（quadeiplegic index of function，QIF）评定量表。

3. 心理评定　脊髓损伤后患者会产生感知觉、情感和性格等方面的变化。包括5个典型阶段：震惊阶段、否定阶段、抑郁或焦虑反应阶段、对抗独立阶段和适应阶段。心理评定应贯穿于脊髓损伤康复治疗的各个阶段。

四、康复护理措施

（一）康复护理目标

脊髓损伤患者因损伤的水平和程度的不同，确定的康复目标也是因人而异。同时参考患者的年龄、体质及有无其他并发症等情况。

1. 重获独立能力　是康复的首要目标。独立能力即包括身体或生理功能上的独立，也包括独立作出决定和解决问题的能力。对高位脊髓损伤的患者可通过指导、别人的协助和应用辅助器械达到一种相对独立的生活方式。

2. 重建新生活　加强残存肌肉的功能，补偿不足的肌力，维持和增加关节活动度，防止关节挛缩，掌握轮椅和支具的使用。最大限度地利用残存功能，尽可能在较短时间内最大限度的锻炼生活自理能力，重新开始和建立有意义的新生活，尽量恢复对社会的适应能力及潜在的就业能力。

3. 保持稳定心态　了解患者的心理状况，促使患者能够保持积极、稳定的心态，对于提高治疗效果、尽早独立完成日常生活活动、回归社会有至关重要的作用。

（二）护理措施

1. 早期　在脊髓损伤后的8周之内，患者生命体征和病情基本平稳即可开始康复训练。患者需要卧床和必要制动，所有的康复及治疗均需在床上进行，训练强度不宜过强。

（1）正确卧位　有助于保持骨折部位的稳定，预防压疮、关节挛缩，抑制痉挛的发生。原则上应将肢体安放在与挛缩方向相反的位置上。

1）仰卧位　上肢应保持肘关节伸展，腕背屈约45°，手指屈曲，拇指对掌。双肩下垫枕头，以确保两肩不后缩；髋关节伸展并轻度外展，膝伸直，踝关节自然背屈，脚趾伸展。为保持这一姿势可以在两腿之间放一枕头。

2）侧卧位　患者应屈膝、屈髋，两腿之间垫一枕头，踝关节自然背屈，脚趾伸展。上肢肘伸展，前臂旋后，胸壁和上肢之间垫一枕头。

3）体位变换　为防止挛缩畸形，患者宜卧于硬板床上。一般每2小时翻身一次，翻身时必须稳妥地托住患者再移动，注意沿身体的轴线翻转，防止出现脊柱扭转。翻身后要仔细观察全身皮肤，尤其是压疮好发部位皮肤的颜色，保持皮肤干净，床单平整、柔软、干燥。

（2）手法按摩　按摩可以改善肢体血液循环和淋巴回流，防止和减轻浮肿，防止肌肉萎缩及关节畸形，防止下肢静脉血栓形成，增加感觉输入，促进功能恢复。

（3）关节被动运动　尽早开始肢体各关节的被动运动，每天2次，直至恢复主动运动。进行被动运动时，每个肢体由近端到远端做各个关节活动被动活动20次左右，尤其注意肩胛骨、肘、指、髋、膝、踝关节活动度的保持。防止肩内收挛缩、肘屈曲挛缩及足下垂，良好的关节运动对于患者乘轮椅及完成更衣动作均很重要。

（4）肌力训练　所有能主动运动且不影响骨折稳定性的肌肉都应在床上早期进行训练，特别是肱三头肌、肱二头肌、腰背肌、腹肌的训练，保持急性期患者不发生肌力下降。

（5）呼吸与排痰训练　颈髓损伤的患者，由于损伤部位以下的呼吸肌麻痹，明显降低了胸廓的活动能力，导致肺活量降低，痰不能咳出，易发生坠积性肺炎与肺不张，而导致呼吸功能减退。呼吸训练包括胸式呼吸训练和腹式呼吸训练。重点是通过长呼气和深吸气，增加每次换气量。

（6）直立适应性训练　为防止体位性低血压，应使患者逐步从卧位转向半卧位或坐位，并逐渐增加角度和时间。床头从30°开始摇起，如无不良反应，则每3天升15°，直到90°，以无头晕等低血压症状为度。每日2次，每次30分钟到2小时不等，一般情况下，从卧位转向立位需1～3周的适应时间。

（7）大、小便的训练　脊髓损伤早期的排尿异常主要表现为尿潴留和尿失禁，易导致泌尿系感染。损伤后1～2周多采用留置导尿管的方法，给予足够的饮水量达到2500～3000ml。对于间歇导尿的患者，每4～6小时开放导尿管排尿1次。直肠问题主要是便秘，应进行肠道管理教育，包括摄入足量膳食纤维的饮食、养成有规律的排便习惯，对于排便困难者可用缓泻剂、润滑剂及灌肠等方法。

2. 中后期　脊髓损伤中后期是指受伤后2～6个月。患者骨折部位稳定、神经损害或压迫症状稳定、呼吸平稳后即可进入恢复期治疗。主要围绕功能改善、代偿和替代三方面进行。此期以运动疗法为主，并配合物理治疗、作业治疗、心理治疗等其他疗法。完全性损伤主要是加强残存肌肉的功能，促进关节活动度的恢复，掌握轮椅、支具的使用，使生活自理、重返社会；不完全性损伤主要是加强麻痹肌的功能，减轻肌肉的痉挛以改善功能障碍。

（1）关节活动度及肌肉牵伸训练　通过关节活动训练改善瘫痪肢体的关节活动度。进行肌肉牵伸训练防止关节挛缩，降低肌肉张力，并抑制痉挛，扩大关节活动范围。如腘绳肌牵伸训练是为了使患者直腿抬高大于90°，能独立保持长坐位；牵伸内收肌是为了避免因内收肌痉挛而造成会阴部清洁和行走困难；牵伸跟腱是为了防止跟腱挛缩，以利于步行训练。

（2）肌力训练　脊髓损伤患者为了使用轮椅、助行器或拐，均要重视训练肩和肩胛带的肌肉，特别是肱三头肌、肱二头肌、腰背肌、腹肌的训练。对于下肢有残存肌力的患者，应鼓励其早期进行主动运动。当肌力1级时采用功能性电刺激和被动运动进行；肌力2级时采用助力运动；肌力3级采用主动运动；肌力4级采用抗阻主动运动。早期在床上可采用拉力器、沙袋、哑铃、弹力带、铅球、滑轮、吊环等进行训练；离床时可利用电动自行车、支具、双拐、平行杠进行训练。

（3）垫上训练　在治疗垫上可进行以下训练。

1）翻身训练　翻身时患者平卧在垫上，先头颈屈曲旋转，双上肢上举，做节律性、对称性左右摆动数次，完成向一侧的翻身动作；从俯卧位向仰卧位翻身，可在一侧骨盆或肩胛下放置枕头以帮助最初的旋转，如果翻身仍然困难，可以增加枕头，使得躯干和肢体的转动能够实现。

2）长坐位平衡训练　患者保持长坐位。一手支撑，另一手抬起保持平衡，然后双手抬起保持平衡，治疗师在后方保护。长坐位稳定性增加后，治疗师可在垫上与患者做抛、接球练习，训练长坐位的动态平衡。

3）长坐位支撑训练　即伸膝坐位，躯干前倾，手支撑床上，伸肘使臀部离床并向后提起。三角肌、背阔肌、胸大肌肌力接近正常，肩关节、肘关节和髋关节的活动范围正常是完成支撑动作的必要条件。一般 C_7 以下损伤可完成，开始时可由治疗师辅助托起臀部，撑起动作可以给臀部减压，预防坐骨部压疮。

4）长坐位移动训练　如双手支撑向前方移动训练法，使患者双下肢外旋，膝关节放松，双手靠近身体，在髋关节稍前一点的位置支撑，肘关节伸展，前臂旋后。提起臀部，同时头、躯干向前屈曲，使臀部向前移动；如支撑向左侧方移动训练法，患者右手紧靠臀部，左手放在与右手同一水平而离臀部约 30cm 的地方，肘伸展前臂中立位，躯干前屈，提起臀部，同时头和肩向左侧移动。

（4）轮椅训练　伤后 2 ~ 3 个月损伤部位较低、上肢功能健全、脊柱稳定性良好的患者，可独立坐 15 分钟以上时，开始进行轮椅训练。

（5）站立训练　经过坐起训练后，患者无直立性低血压等不良反应即可进行站立训练。此阶段的站立可在平行杠内进行或治疗师帮助下站立。由于损伤平面以下丧失了姿势感觉和平衡反应能力，可用训练镜增加视觉代偿。四肢瘫患者可双臂环抱治疗师颈部，必要时身体前倾，下颌钩住治疗师肩部保持平衡。治疗师两腿分开跨过患者双下肢，双手置于患者臀下协助其站立。

（6）平衡训练　训练时应保持脊柱的稳定性，佩戴腰围训练，训练时患者在平行杠内，一手扶住平行杠，另一手放开，做躯干的前后移动，也可两手交替进行，治疗师在患者后方给予保护。

（7）步行训练　当患者具有站立能力，且能交替迈步，当肌力不足以支撑体重，平衡控制还不太好时，可采用减重步行训练。

步行训练分为平行杠内步行训练和持拐杖步行训练。持双拐行走包括迈至步、迈越步、三点步和四点步训练；患者耐力增强之后可以练习上下台阶训练、跨越障碍训练、摔倒及摔倒后站起训练等。行走训练时要求身体正直，步伐稳定，步速均匀。

（8）矫形器使用护理　配用适当的下肢矫形器为很多截瘫患者站立步行所必需。通常腰髓平面损伤有踝关节不稳，可用膝踝足矫形器；下胸髓水平损伤，用带骨盆托的髋膝踝矫形器。护理人员应指导患者完成矫形器穿戴和正确使用方法，并及时处理发现的问题。

（9）ADL 能力的训练　脊髓损伤患者特别是四肢瘫，训练日常生活活动能力尤其重要。如吃饭、梳洗、穿衣、洗澡等，可借助自助器利于动作的完成。日常生活活动能力的训练应与手功能训练结合进行。可做剪贴、折纸、刺绣、编织、绘画、下棋、打字、用锤、做木工活、坐位套圈、投球游戏等活动。通过以上活动锻炼躯干、肢体的肌力、耐力及手的灵活性。

（10）心理护理　脊髓损伤给患者精神上带来巨大的痛苦，多数患者经过一段时间的心理治疗与护理后会勇敢地面对现实。针对心理不同阶段，如休克期、否认期、愤怒期、抑郁期等各个阶段，可采用个别、集体、家庭等多种方法制定不同的心理治疗计划。帮助患者重塑自身形象，正确面对新的生活方式，提供必需的社会支持，使患者在社会中找到自己应有的位置。

五、康复护理指导

（一）肌肉痉挛的护理

肌肉痉挛是截瘫的常见并发症，严重影响患者的主动运动恢复和日常生活活动能力。一般在损伤后 3 ~ 6 周开始发生，6 ~ 12 个月左右达到高峰。常见诱因有膀胱充盈、尿路感染、便秘、结石、阻塞、压疮以及机体的其他感染或损伤。

1. 去除诱发因素。

2. 正确姿势的摆放，避免患肢长期处于一个固定姿势。

3. 进行柔和的牵拉及放松训练。

4. 注意会阴部卫生，保持局部干燥，皮肤清洁。

（二）下肢深静脉血栓形成的护理

下肢深静脉血栓形成是脊髓损伤后循环系统的主要并发症。

1. 定时测量大小腿的周径，早期需每日测量，中后期需每周测量。

2. 尽量避免在下肢静脉输液，特别是刺激性液体。

3. 患者长期卧床休息时，适当抬高下肢有助于静脉血回流。

4. 指导患者每日进行下肢被动运动，以踝关节为中心，有助于改善血液循环。

5. 采用裤腿状气囊连续充气及放气，对全下肢施加脉冲机械压力的方法，可加速下肢静脉血液回流。

6. 如患者突然发生胸闷、气促、胸痛、呼吸困难、咳嗽、咳粉红色痰，立即检查是否出现肺栓塞，紧急报告和处理。

（三）自主神经反射亢进的护理

是一种脊髓损伤患者特有的、威胁患者生命的严重并发症，由交感神经和副交感神经平衡失衡引起，在脊髓休克结束后发生。由于损伤水平以下的刺激引起较高神经肾上腺素能的介质突然释放。

引起自主神经反射障碍常见的原因有尿潴留、泌尿系感染、便秘、压疮、疼痛、痉挛、局部感染、衣服过紧、矫形器的压迫或不适、过冷、过热等。这是一种急性的交感兴奋综合征，机体对来自内外环境不良的刺激而发生心动过缓、搏动性头痛、视物模糊、损伤平面以上出汗、面部潮红、血压增高等症状，血压可达300/160mmHg，如不立即处理，即会发生脑血管意外、癫痫甚至死亡。

1. 立即抬高床头或采用坐位，以减少颅内压力，无效时迅速采用药物降压，及时监测血压和脉搏。

2. 尽快寻找诱因，如检查膀胱是否过度充盈、导尿管是否通畅、直肠内有无粪块未排出、指甲有无嵌甲、是否有压疮、残肢部分有无外伤或骨折、局部有无感染、衣服和矫形器有无压迫或不适等，若发现问题应立即予以解决。

（四）异位骨化的护理

异位骨化通常指在身体不应出现骨的部位出现骨组织化生，从而妨碍关节的活动。发病机制不明，好发于髋关节，其次为膝、肩、肘关节及脊柱，一般发生于伤后1～4个月，通常发生在损伤水平以下，局部先肿胀后变硬，多有炎症反应，伴全身低热。

1. 应用消炎止痛药和其他药物。

2. 对局部炎症反应可采用冷敷、超声、深部温热疗法等措施。

3. 在进行关节被动运动时注意不宜过度用力，不能过度屈伸、按压。

（五）康复护理教育

1. 饮食指导 给予高热量、高蛋白、高纤维素食物，及时补充训练时机体消耗的能量；多吃蔬菜和水果减少便秘；少吃高脂肪和碱性食物；防止骨脱钙和尿结石形成。

2. 心理疏导 要贯穿整个治疗始终。要帮助患者接受现实，树立信心，适应新的生活和工作状态。

3. 基本技巧 教育患者和家属掌握康复基本技巧和自我护理知识，如使用轮椅的技巧、关节活动度的练习、自己处理大小便和皮肤的护理等，以提高其功能独立性水平。

4. 正确服药 指导患者按时准确服药。如对抗痉挛药停药时，要注意逐渐减量，以防止出现反跳。

5. 健康教育 给予患者和家属使用药物和性工具的健康教育，以维系家庭完整，得到家属支持，使残疾者拥有精神支柱，勇敢面对未来。

PPT

第十一节 周围神经病损的康复护理

一、概述

周围神经（peripheral nerve）其一端连于中枢神经系统的脑或脊髓，另一端借助各种末梢装置连于身体各系统、器官。周围神经分为脑神经、脊神经和自主神经，遍及全身皮肤、黏膜、肌肉、骨关节、血管及内脏等。周围躯体神经由感觉纤维、运动纤维和自主神经纤维组成，多数为混合神经。

周围神经病损是指周围神经干或其分支受到外界直接或间接作用而发生的损伤。

（一）病因

1. 机械性损伤 大多是由刀、玻璃、电锯及机器造成的损伤，如切割伤、挤压伤、挫伤、撕裂伤和骨折脱位所致的损伤等。其中开放性损伤、牵拉伤和骨折脱位造成的损伤是临床上最常见的神经致伤原因。

2. 医源性损伤 如注射伤、产伤、手术等技术操作有误造成的损伤。

3. 火器伤 由枪弹及爆炸物造成的损伤。

4. 其他

（1）感染 如艾滋病、麻风病、白喉和败血病等。

（2）药物 如氯霉素、乙胺丁醇、呋喃类、异烟肼等诱发神经疾病。

（3）中毒 如有机农药、有机氯杀虫剂、化学品、重金属等中毒。

（4）营养及代谢病 如慢性乙醇中毒、慢性胃肠道疾病。

（5）肿瘤及放射损伤 如淋巴瘤、肺癌、多发性骨髓瘤等引起癌性远端轴索病。

周围神经损伤的原因有多种，其中习惯上将属于炎症性质的称为神经炎；将受外力作用而发生损伤的称为周围神经损伤；将由于中毒、缺血、营养缺乏、代谢障碍等所致的称为周围神经病。

（二）分类

临床按外伤对轴突造成的损伤程度分为三类。

1. 神经失用 为轻度损伤，使神经传导功能暂时丧失称为神经失用。多为牵拉、短时间压迫、邻近组织的震荡波及所致。此时神经纤维无明显的解剖和形态改变，连续性保持完整，远端神经纤维无华勒变性。表现为肌肉瘫痪，但无萎缩；痛觉迟钝，但不消失；通常无自主神经功能丧失。神经传导功能于数日至数周内自行恢复。

2. 神经轴突断裂 为中度损伤，多为挤压、牵拉、骨折、药物刺激等所致。神经轴突部分或完全断裂，损伤远端神经纤维发生退行性华勒变性，但神经髓鞘及内膜的连续性没有破坏。表现为肌肉瘫痪、肌肉萎缩、感觉丧失，自主神经功能也有不同程度的丧失。经过一段时间后神经功能可自行恢复，但轴突需要较长时间从损伤部位向远端再生，再生速度每天为 1 ~ 2mm，恢复较慢，需数月甚至超过1年。

3. 神经断裂　为重度损伤，多为严重拉伤或切割伤、化学性破坏、严重缺血等所致。神经干完全断离，神经失去连续性，运动和感觉功能完全丧失，必须手术修复，术后神经功能可恢复或恢复不完全。

二、主要功能障碍

（一）感觉障碍

感觉障碍包括主观感觉障碍（即在没有任何外界刺激的情况下出现的感觉障碍）和客观感觉障碍。一般情况下，患者的主观感觉障碍比客观感觉障碍多而且明显，如患肢痛、刺痛、跳痛、刀割痛、牵拉痛、灼痛、胀痛、触痛、撕裂痛、酸痛、钝痛等都属于主观感觉；客观感觉障碍具有感觉丧失、感觉减退、感觉过敏、感觉倒错等。由于传入神经纤维受损的部位和程度不同，临床上出现不同的表现。

（二）运动障碍

肌肉失神经支配出现该神经支配的某些肌力减退或肌瘫痪，导致随意运动功能障碍。常出现一些特殊的畸形和运动异常，如桡神经肘上损伤的"垂腕"畸形，尺神经腕上损伤的"爪形手"、坐骨神经损伤者出现异常步态和行走困难等障碍。可不同程度地影响患者进食、个人卫生、家务活动以及写字等日常生活。

（三）反射障碍

周围神经病损后，其所支配区域的深浅反射及腱反射减弱或消失。

（四）并发症

周围神经病损伤后常见的并发症有肢体肿胀（静脉与淋巴回流受阻所致）、肌肉、肌腱挛缩（肢体肿胀、疼痛、不良肢位所致）及其他继发性损伤（烫伤、使用支具导致的压疮等）。

（五）自主神经功能障碍

自主神经功能障碍是一个牵涉交感神经系统功能障碍的综合征。当发生刺激性病损时，患者出现皮肤发红、皮温升高、潮湿、角化过度及脱皮等；当有破坏性病损时，则表现为皮肤发绀、冰凉、干燥、无汗或少汗，皮下组织轻度肿胀，指甲（趾甲）粗糙变脆，毛发脱落，甚至发生营养性溃疡。

（六）心理问题

主要表现有急躁、焦虑、忧郁、躁狂等。担心神经损伤后不能恢复，承受不了长期就诊的医疗费用。

三、康复护理评定

周围神经病损后，应仔细全面地采集病史、进行全身体格检查与功能评定，以了解周围神经病损的程度，作出预后判断，确定康复目标，制订康复计划及评定康复效果等。

（一）运动功能的评定

1. 观察　观察肢体有无畸形、肌肉萎缩、有无肿胀、程度及范围如何、对患侧肢体进行周径测量，并与健侧对比。

2. 肌力和关节活动范围测定　可用徒手肌力检查法（按0～Ⅴ级的肌力检查记录）和器械检查（包括关节活动范围测量器、捏力计、握力计、拉力计等）测定肌力。

3. 反射功能检查　包括桡骨骨膜反射、膝腱反射、跟腱反射等，并进行双侧对比检查。

4. 运动功能恢复情况评定 由英国医学研究院神经外伤学会将神经损伤后的运动功能恢复情况分为六级（表4－16），这种分法对高位神经损伤很适用。

表4－16 周围神经损伤后的运动功能恢复等级

恢复等级	评定标准
0级（M0）	肌肉无收缩
1级（M1）	近端肌肉可见收缩
2级（M2）	近、远端肌肉均可见收缩
3级（M3）	所有重要肌肉能抗阻力收缩
4级（M4）	能进行所有运动，包括独立的或协同的运动
5级（M5）	完全正常

（二）感觉功能评定

检查内容包括浅感觉（触觉、温觉和痛觉）和深感觉（位置觉、两点分辨觉及振动觉）。周围神经病损后感觉消失区往往较实际损伤小，且感觉消失区边缘存在感觉减退区。

对感觉功能的恢复情况，英国医学研究院神经外伤学会将周围神经损伤后的感觉功能恢复分为六级（表4－17）。

表4－17 周围神经损伤后的感觉功能恢复等级

恢复等级	评定标准
0级（S0）	感觉无恢复
1级（S1）	支配区皮肤深感觉恢复
2级（S2）	支配区浅感觉和触觉部分恢复
3级（S3）	皮肤痛觉和触觉恢复且感觉过敏消失
4级（S3+）	感觉达到S3水平外，两点分辨觉部分恢复
5级（S4）	完全恢复

（三）自主神经检查

采用出汗试验。无汗表示神经损伤，从无汗到有汗则表示神经功能恢复，而且恢复早期为多汗。

1. 碘淀粉试验 在患肢检查部位涂抹2%～5%碘酒，待其干燥后再扑以淀粉，若有出汗则局部变为蓝色。

2. 茚三酮试验 将患手指腹印压在涂有茚三酮的试纸上，出现蓝紫色指纹，则表示有汗。

（四）神经干叩击试验

神经干叩击试验可帮助判断神经损伤的部位，亦可检查神经修复后再生神经纤维的生长情况。

四、康复护理措施

（一）康复护理目标

1. 早期 除去病因，应用神经营养药物及物理因子治疗。消除炎症、水肿，减少卧床并发症，预防伤肢肌肉萎缩和关节挛缩。

2. 中后期

（1）促进神经再生，恢复肌力，增加关节活动度和感觉功能的恢复。

（2）防止关节畸形。及早进行主动或被动运动，防止关节挛缩，辅以必要的支具支持。

（3）提高日常生活活动能力。康复治疗贯穿于日常生活活动之中。

（4）改善心理状态。减轻或解除因损伤带来的焦虑、忧虑、躁狂等心理障碍。

练一练4–8

以下哪一项不属于周围神经病损的早期康复目标（　）。

A. 消除炎症　　B. 水肿　　C. 减少卧床并发症

D. 预防伤肢肌肉萎缩和关节挛缩　　E. 回归工作岗位

答案解析

（二）护理措施

1. 早期康复护理

（1）保持功能位　周围神经病损后，为了预防关节挛缩，应将损伤部位及神经所支配的关节最大限度地保持在功能位。

（2）被动运动　为了保持和改善关节活动度、防止肌肉挛缩变形以及保持肌肉的生理长度和肌张力，治疗师可直接或借助器械对受累处进行被动运动，或患者用健侧帮助患侧自主运动。被动运动时应注意只在无痛关节的正常活动范围内进行，不能过度牵拉、麻痹肌肉；运动速度要慢；周围神经和肌腱缝合术后，要在充分固定后进行。

（3）主动运动　如神经病损程度较轻，肌力在2～3级以上，在早期也可进行主动运动。注意运动量不能过大，尤其是在神经创伤、神经和肌腱缝合术后。

（4）理疗

1）温热疗法　早期应用短波、微波透热疗法消除炎症、促进水肿吸收，有利于神经再生；应用热敷、蜡疗、红外线照射等，可改善局部血液循环、缓解疼痛、松解粘连、促进水肿吸收。治疗时要注意温度适宜，尤其是有感觉障碍和局部血循不良时，容易发生烫伤。

2）激光疗法　常用氦–氖激光或半导体激光照射病损部位或沿神经走向选取穴位照射，每部位照射5～10分钟，有消炎、促进神经再生的作用。

3）水疗法　用温水浸浴、旋涡浴，可以缓解肌肉紧张，促进局部循环，松解粘连。

（5）矫形器应用护理　周围神经损伤后，由于神经修复时间很长，容易发生关节挛缩。因此，在损伤早期使用夹板将关节固定于功能位，可以防止挛缩等畸形发生；在恢复期使用矫形器，可以矫正畸形。例如上肢腕、手指肌肉无力者可使用夹板固定；胸神经损伤致前锯肌麻痹时，可使用肩胛固定架；足部肌力不平衡所致足内翻、外翻、足下垂，可用下肢短矫形器矫正等。

2. 中后期康复护理

（1）促进神经再生

1）理疗　对保守治疗与神经修补术后患者早期应用超短波、微波、紫外线、超声波、磁疗等可促进水肿消退、炎症吸收，改善组织营养状况，有利于受损神经的再生过程。

2）药物　根据医嘱早期应用具有营养神经作用的药物，如神经生长因子（NGF）、成纤维细胞生长因子（FGF）、神经节苷脂、B族维生素（维生素B_1、维生素B_6、维生素B_{12}）等，以促进神经再生。

（2）减慢肌肉萎缩，促进神经再支配

1）受累肌肉完全瘫痪　在肌电图检查尚无任何动作电位或只有极少的动作电位时，可采用电针、电刺激疗法以及按摩、被动运动等方法，以防止、延缓、减轻神经肌肉萎缩，保持肌肉质量，促进神经再支配。

2）受累肌肉有极弱收缩　可采用肌电生物反馈疗法以帮助恢复肌力。

3）增强肌力　当神经再生进入肌肉内，肌电图检查出现较多的动作电位时，就应开始增强肌力的训练，以促进运动功能的恢复。根据病损神经和肌肉瘫痪程度，选择合适的训练方法，运动量由助力运动→主动运动→抗阻运动循序渐进，动作应缓慢，范围应尽量大。

4）增强肌肉的灵活性和耐力　根据功能障碍的部位及程度、肌力和耐力的检测结果，进行有关的作业治疗。比如ADL训练、编织、打字、木工、雕刻、缝纫、刺绣、泥塑、文艺和娱乐活动等。治疗中不断增加训练的难度与时间，以增强肌肉的灵活性和耐力。应注意防止由于感觉障碍而引起机械摩擦性损伤。

（3）促进感觉功能的恢复　周围神经病损后，出现的感觉障碍各异，不同的症状应采用不同的治疗方法。

1）局部麻木感、灼痛者　可采用TENS、干扰电疗法、超声波疗法、磁疗、激光照射、直流电药物离子导入疗法、电针灸等。

2）实体感缺失者　当患者指尖感觉有所恢复时，可在布袋中放入日常熟悉的物体（如手表、钥匙等）或用各种材料（如纸、绒布、皮革等）卷成的不同圆柱体，让患者用患手进行探拿，以训练实体感觉。

3）感觉过敏者　可采用脱敏疗法。脱敏的第一步是指导患者如何保护过敏的伤处，进而对皮肤或瘢痕处给予适量的刺激，逐渐使患者能够适应和接受该刺激。采用的方法包括震动、按摩、叩击、浸入疗法，选用不同质地、不同材料的物品如棉球、棉布、毛巾、毛刷、豆子、米粒、沙子等刺激敏感区，刺激量逐渐加大，使之产生适应性和耐受力。

（4）解除心理障碍　周围神经病损患者，往往伴有急躁、焦虑、忧郁、躁狂等心理问题，担心病损后不能恢复、就诊的经济负担、家庭和工作等方面的问题。可采用医学教育、心理咨询、集体治疗等方式来消除或减轻患者的心理障碍，使其发挥主观能动性，积极地进行康复治疗。

五、常见周围神经病损的康复护理

（一）臂丛神经损伤

本病较为常见，其损伤的原因很多，如上肢过度牵拉或过度伸展、锁骨骨折、第一肋骨骨折、肩关节脱位、锁骨上窝的外伤、产伤及颈部手术等，皆可引起臂丛神经的损伤。根据受伤部位的高低，可分为以下三类。

1. 上臂型（臂丛上部瘫痪）　为$C_5 \sim C_6$神经受伤。主要表现为上肢近端瘫痪，臂及前臂外侧面有感觉障碍，肱二头肌反射及桡骨骨膜反射减弱或消失。此类患者一般预后良好。

康复护理：采用外展支架保护患肢，手部带外展支具，同时可按摩患肢各肌群，被动活动患肢各关节，并可选用温热疗法、电疗法。在受累肌肉出现主动收缩时，应根据肌力选用助力运动、主动运动及抗阻运动。

2. 前臂型（臂丛下部瘫痪）　较少见，为$C_8 \sim T_1$神经受损。引起尺神经、臂及前臂内侧皮神经功能障碍以及正中神经部分功能障碍。其主要特点是上肢远端瘫痪，臂及前臂内侧皮神经感觉障碍。

康复护理：采用支具使腕关节保持在功能位，患侧腕关节及掌指、指间关节的被动运动，同时视病情选用其他康复治疗方法。

3. 全臂型（混合型）　比较少见，严重，臂丛神经束从$C_5 \sim T_1$都有不同程度的损伤，不局限于任何一个神经束。引起整个上肢下运动单位性瘫痪及感觉障碍、腱反射消失、肌肉萎缩、自主神经功能障碍。

康复护理：为患肢各关节的被动运动及配合其他康复治疗。如患肢功能不能恢复，应训练健肢的代偿功能。

（二）桡神经损伤

常见原因为肱骨上部骨折、长期使用腋杖压迫、手术、刀枪伤等直接损伤该神经。出现垂腕、垂指畸形，前臂伸肌群萎缩，2～5指掌关节不能伸，拇指内收，手臂桡侧及1、2、3指背侧感觉减退或消失。

康复护理：适当的理疗，使用支具使腕背伸30°、指关节伸展、拇外展，以避免肌腱挛缩，并进行受累关节的被动运动，以避免关节强直。

（三）腓神经损伤

腓神经损伤在下肢神经损伤中最多见。膝关节外侧脱位、膝外侧副韧带撕裂伤、腓骨头骨折、小腿石膏固定太紧、手术时绑膝带过紧、臀部肌内注射等可引起腓神经损伤。临床表现为患足不能背伸、外展，足下垂并转向内侧，足趾下垂，出现“马蹄内翻足”，行走时呈“跨越步态”；小腿前外侧及足背感觉障碍。

康复护理：可用超短波、中低频电疗；可用足托或穿矫形鞋使踝保持90°位。如为神经断裂，应尽早手术缝合。

第十二节　颈肩腰腿痛的康复护理

PPT

一、概述

（一）颈椎病（cervical spondylosis）

颈椎病又称颈椎综合征，是由于颈椎间盘退变及椎间结构继发性病理改变，刺激或压迫颈神经根、脊髓、椎动脉或交感神经等周围组织所引起的一系列临床症状和体征。颈椎病受累节段依次为$C_{5\sim6}$、$C_{6\sim7}$、$C_7\sim T_1$。本病是一种常见病与多发病，影响人群范围较广，多见于中老年人，近年来有年轻化的趋势。

1. 病因

（1）颈椎间盘退变　颈椎间盘的生理性退变是本病的内因。一般在20岁以后颈椎间盘开始退变，髓核含水量逐渐下降，纤维环的纤维变粗变脆，很容易造成损伤或裂隙，髓核易由此突出。

（2）先天性发育畸形　颈椎先天性发育畸形如颈椎椎体融合、先天性椎管狭窄、先天性颈椎畸形等。

（3）颈部慢性劳损　一些职业如会计、统计人员、教师、绘图员、打字员、外科医生、缝纫工、钳工等患颈椎病的颇为多见。长期伏案工作、长期不良姿势、床上看书、长期高枕等，均可造成椎间盘、韧带、后关节囊等组织不同程度的损伤，椎间隙变窄，从而使颈椎稳定性下降，产生相关的症状，常引起小关节错位，导致落枕等颈背部不适。

（4）颈部急性损伤　不适当的锻炼使颈部过度屈伸、突然急刹车导致的挥鞭样损伤，在瞬间发生屈曲性颈部损伤，造成软组织的伤害，甚至还可能发生颈椎脱位或半脱位、工作和生活中的意外、不得法的推拿、牵引等，均可导致颈部关节囊松弛、韧带、肌肉损伤、颈椎间盘突出。

（5）骨质增生　由于后关节囊松弛，关节腔减少，关节面易磨损而发生增生，同时钩椎关节面也因间隙小而磨损形成骨赘，各增生部位易压迫血管、神经而发病。

2. 分型及临床特点　由于颈椎间盘突出程度、部位及骨质增生的部位不同，目前临床上将颈椎病分为颈型、神经根型、脊髓型、椎动脉型、交感型和混合型6型。

（1）颈型　该型是颈椎病退变的起始阶段，多在晨起、过劳、姿势不当及寒冷刺激后发病。临床表现为反复落枕、颈部酸胀痛、颈项僵硬、活动受限，有自然缓解和反复发病的特点。

（2）神经根型　临床表现为颈肩臂痛、颈部僵直、活动受限，常伴有患侧上肢麻木和手指麻木，手或臂无力感，持物不稳易坠落为常见症状。部分患者有肱二头肌或肱三头肌萎缩，腱反射异常。

（3）脊髓型　是颈椎病中最严重的类型，多为颈椎间盘病变、椎体后缘骨赘、发育性椎管狭窄以及外伤等压迫、刺激脊髓所致。常见下肢麻木无力，足下踩棉花感、抬步沉重，渐至踱行，步态笨拙，行走困难等。一侧或双侧上肢可出现麻木、疼痛或无力，握物不稳、易坠落，严重者可出现胸或腹部束带感、大小便功能障碍，甚至瘫痪。

（4）椎动脉型　为椎间关节退变、骨质增生压迫或刺激椎动脉而导致的椎动脉发生痉挛，造成瞬间或长期血管腔狭窄、椎－基底动脉供血不足。常因头颈部突然旋转而诱发，易出现发作性眩晕、恶心、呕吐，甚至发生猝倒。

（5）交感神经型　为颈部交感神经受到激惹所致，可表现为交感神经兴奋或抑制症状，而且涉及多系统、多器官。

（6）混合型　具有以上两型或两型以上的临床表现，常以某一类型为主，其他类型的症状不同程度地合并出现，病变范围、部位不同，其临床表现也各不相同。

（二）肩关节周围炎

肩关节周围炎（scapulohumeral periarthritis）简称肩周炎，又称肩周炎、凝肩、冻结肩、五十肩、漏风肩。是指肩关节周围肌肉、韧带、肌腱、滑囊、关节囊等软组织损伤、退变而引起的一种慢性无菌性炎症。

1. 病因　肩关节在日常生活中活动比较频繁，周围软组织经常受到摩擦挤压，并且随着年龄的增长而易发生退行性改变。多见于50岁左右的中老年人，女性发病率高于男性，比例约为3∶1。

（1）软组织退行性病变　如冈上肌腱炎、肱二头肌腱炎、肩峰下滑囊炎、关节囊炎症和损伤，均可波及肩部软组织，引起慢性炎症和粘连。

（2）肩关节损伤　如肩部挫伤、肱骨外科颈骨折和肩关节脱位等，由于局部炎性渗出、疼痛及肌肉痉挛，会导致肩关节囊和周围软组织粘连，而发生肩关节冻结。

（3）肩关节制动　如肩关节脱位、上肢骨折、外科手术后固定或脑外伤、脑卒中后瘫痪侧肢体肩关节活动减少，造成局部血液循环不良，淋巴回流受阻，炎性渗出淤积，日久导致关节囊挛缩和软组织粘连。

肩周炎是在肩关节周围软组织退变基础上发生的，部分患者可有局部外伤史或某些诱因如慢性劳损、局部潮湿受寒等，或继发于肩部软组织及全身性疾病等所产生的慢性致伤是主要的诱发因素。

2. 分期　临床将肩周炎可分为三期：早期（疼痛为主）、中期（活动受限）、恢复期（功能恢复）。

（1）早期　患者通常出现渐进性的弥散性肩关节疼痛，夜间加重，不能入眠，并且在患侧卧位、肩关节受压时，症状更加明显。

（2）中期　患者为了使疼痛减轻，常限制肩关节的活动，梳头、穿衣服等日常生活活动受限。

（3）恢复期　随着炎症逐渐消退，肩关节活动度的增加，疼痛减轻。

（三）腰椎间盘突出症

腰椎间盘突出症（lumbar disc herniation，LDH）是常见的腰椎疾病，是由于腰椎间盘的退变，在外力作用下纤维环部分或全部破裂、髓核突出，刺激压迫相应水平的一侧或双侧神经、血管或脊髓等组织，所引起的一系列症状和体征。

腰椎间盘突出症好发于20～50岁的青壮年，以劳动强度较大的行业多见，男女比例约为3∶1。临床上以腰4～5、腰5～骶1两节段发病率最高，可达90%以上。其他椎间盘也可发生，可以单节或多节段发病。

1. 病因

（1）腰椎间盘退行性改变　随着年龄的增长，椎间盘退变，水分减少，失去弹性，周围韧带松弛，如有突然较大的外力作用或反复劳损，可导致椎间盘纤维环破坏，髓核突出。

（2）损伤　急性损伤或慢性扭伤。约有1/3的患者有不同程度的外伤史。如弯腰搬重物时腰部的超荷负重，在腰肌尚未充分舒张情况下的搬动或举动重物，各种形式的腰扭伤，长时间弯腰后突然直腰，臀部着地的摔倒等，这些外伤均可使椎间盘在瞬间髓核受压张力超过了纤维环的应力，造成纤维破裂，髓核从破裂部突出。

（3）诱发因素　寒冷或潮湿、腹压增高，如剧烈咳嗽、打喷嚏、大便干结、用力屏气、妊娠、姿势不当、体育活动、肥胖等也是造成椎间盘压力增加、髓核突出的诱发因素。

2. 分类

（1）按突出程度分类（CT表现）

1）椎间盘膨出　移位的髓核向外膨大，但仍在纤维环内。

2）椎间盘突出　纤维环已破裂，移位的髓核已从纤维环裂隙突出，但止于后纵韧带前方，对相邻组织造成压迫。

3）椎间盘脱出　髓核离开突出的纤维环裂口，穿过后纵韧带进入椎管内，下沉或贴附于神经或其他组织。

（2）依据突出部位分类　可分为中央突出型、外侧突出型、偏侧突出型。

二、颈椎病的康复护理

（一）主要功能障碍

1. 疼痛　是常见症状，以慢性疼痛为主，反复发作，常常有劳累、受凉、受伤、姿势不当等诱因。疼痛的部位、性质及持续时间不尽相同。

2. 运动功能障碍　表现有颈部、肩关节活动受限，上肢肌力和手握力减退。

3. 感觉功能障碍　表现有颈、肩、背、上肢疼痛，皮肤麻木、蚁走感、触电样感觉，手指发热、发冷，躯干部紧束感等。

4. 日常生活活动能力障碍　因患者有运动功能障碍、疼痛及其他感觉功能障碍，还可有头晕、眩晕、听力下降、视物模糊、大小便障碍等，常导致日常生活活动能力下降，如梳头、穿衣、提物、个人卫生、站立行走等基本生活活动明显受限。

5. 心理障碍　由于颈椎病病程长，加上各种功能障碍影响患者日常生活和工作，使患者产生焦虑、恐惧、暴躁、抑郁、悲观、失望等心理问题。

（二）康复护理评定

1. 病史　颈椎病多发生于一些长期从事低头伏案或长时间保持一种姿势工作的人员，要询问职业、生活习惯、爱好以及有无颈背部受凉、受伤史等。

2. 特征性检查

（1）压顶试验（椎间孔挤压试验）　患者坐位，全身放松，检查者站在患者身后，双手重叠放在患者头顶，向下加压。若患者出现一侧或双侧手臂痛、麻者为阳性，说明神经根受压。

（2）臂丛牵拉试验　患者取坐位，检查者一手抵于患侧颞顶侧，将患者头推向健侧，另一手握住患者手腕向相反方向牵拉。如患肢出现放射性疼痛或麻木者为阳性，说明臂丛神经受压。

(3) 低头旋颈试验　患者坐位、头颈放松，检查者站其身后，双手将其头部后仰并向左或右旋转后停约15秒，如出现头晕、恶心等症状为阳性，提示椎动脉受压。

(4) 低头试验（屈颈试验）　患者直立，双手自然下垂，双足并拢，低头看自己足尖1分钟。如出现头痛、手麻、头晕、耳鸣、下肢无力、手出汗等症状为阳性。说明有神经受压或椎－基底动脉供血不足。

(5) 仰头试验（伸颈试验）　姿势与低头试验相同，改低头为仰头看屋顶1分钟。出现低头试验的各种症状者为阳性。

3. 影像学与其他检查

(1) X线平片检查　诊断颈椎病重要依据。X线平片表现为颈椎生理曲线变直、发育畸形等改变，前纵韧带、后纵韧带钙化，锥体前后缘增生，椎间隙狭窄，椎体移位，钩椎关节增生，椎管狭窄，椎间孔变小，小关节骨质增生等。

(2) CT检查　椎间盘突出、后纵韧带钙化、椎管狭窄、神经根管狭窄、横突孔变小等。

(3) MRI检查　椎间盘突出类型（膨出、突出、脱出）、硬膜囊和脊髓受压情况，髓内有无缺血和水肿的病灶，脑脊液是否中断，有无神经根受压，黄韧带肥厚，椎管狭窄等。

（三）康复护理目标与措施

1. 康复护理目标

(1) 减轻颈神经及组织的受压与刺激。

(2) 解除神经根的粘连与水肿。

(3) 缓解颈、肩、臂肌痉挛。

(4) 增强颈部肌肉力量，重建和保持颈椎稳定性。

(5) 避免诱发颈椎病的因素，预防复发。

2. 康复护理方法

(1) 卧床休息　是颈椎间盘疾病治疗的基础，对急性椎间盘突出，休息可促使软组织损伤修复；对慢性椎间盘病变，可减轻炎症反应。卧床休息时要注意枕头硬度适中、高低适宜，以维持颈椎的生理曲度，避免神经、血管受压，使颈部和肩胛带的肌肉放松，解除颈肌痉挛。

(2) 保持正确的工作坐姿　颈椎病的发生、发展与头部长期所处的某一位置有一定关系，长期伏案工作是颈椎病发病的重要原因，因此，应注意调整桌面或工作台的高度，原则使头、颈、胸保持正常生理曲线标准，避免颈部长久维持某一种姿势导致疲劳，应每隔1～2小时让头颈部向各个方向缓慢转动数次。

(3) 保持良好睡姿　良好的睡眠体位，既能够维持整个脊柱的生理曲度与支撑性，又使患者感到舒适，应注意枕头的选择，枕头不应过硬，枕头高度一般为10～12cm或与肩同宽，确保在睡眠体位变化时始终能支撑颈椎。

(4) 颈椎牵引　是目前疗效较好、应用较广和较方便的治疗方法。对颈型、神经根型颈椎病疗效最好，常采用颌枕吊带牵引法。在牵引时应为患者选取好体位，牵引过程中观察患者身体反应，注意有无头晕、恶心等不适情况，如有不适及时停止牵引。

(5) 推拿按摩　也是应用相当普遍而且比较有效的疗法。一般采用推摩、揉捏、滚法等手法按摩头颈、肩背和手臂等部位，以舒筋活络、减轻疼痛，常用的穴位有风池、天柱、大椎、肩髃、肩井、手三里、内关及外关等。

(6) 理疗　可根据患者病情选用直流电药物离子导入治疗、超短波治疗、调制中频电治疗、超声波治疗及红外线治疗等。治疗过程中要注意观察患者的皮肤情况、治疗效果和不良反应。

（7）运动疗法　对各型颈椎病症状缓解期或术后均可应用，是提高和巩固疗效的重要手段。锻炼内容包括保持和恢复颈部与肩部活动范围的练习，以改善颈椎各关节功能；加强颈部和肩胛带肌肉力量的练习；可采用医疗体操的方式，如颈功操。

（8）佩戴颈围的护理　颈椎病急性发作时，使用颈围有制动和保护作用，有助于组织的修复与症状缓解，但避免长期使用，以免肌肉萎缩，影响颈部功能。可按照患者需要选用高度合适的颈围领或颈托，保持颈椎处于功能位。

（四）康复护理教育

1. 避免颈部过度负荷　避免头颈长时间处于某一固定姿势，1 小时左右要变换位置，并进行头颈的多方向活动。

2. 保护颈部免受外力伤害　乘车外出应系好安全带，并避免在车上睡觉，以免急刹车时因颈部肌肉松弛而损伤颈椎。

3. 注意颈部的保暖　避免寒冷、受凉。冬季可用围领或围巾保护，夏天注意避免风扇、空调直接吹向颈部，出汗后不要直接吹冷风。

4. 合适的枕头高度　选择符合颈椎生理曲度的、合适的枕头高度，能防止颈椎病的发生与发展。

5. 纠正不良姿势　在日常生活和工作中，注意保持良好姿势和习惯，避免在床上屈颈看书、看电视时间过长。坚持正确的功能训练，防止病情复发。

三、肩关节周围炎的康复护理

（一）主要功能障碍

1. 疼痛　是突出的症状。主要为肩前外侧疼痛，也可放射至三角肌、前臂或颈部。常因天气变化及劳累而诱发。

2. 肩关节活动障碍　常因肩部疼痛、肌肉痉挛、关节囊和肩部其他软组织的挛缩及粘连而导致肩关节的前屈、后伸、外展、内旋、外旋等活动范围受限。

3. ADL 能力下降　患者由于疼痛及肩关节活动受限，导致日常活动明显受限，穿脱衣、手叉腰、插衣兜、刷牙、洗脸、梳头等日常活动均感困难。

4. 心理障碍　患者可因严重而持续的疼痛造成情绪波动，严重者产生焦虑和忧郁。

（二）康复护理评定

1. 肩部功能障碍的动态观察　通常依据肩关节三个轴位的活动功能进行评定，肩关节前屈、后伸、外展、内旋、外旋等活动范围受限，因而严重影响日常生活活动。

2. Constant – Murley 肩功能评定法　其具体评定标准见表 4 – 18。

表 4 – 18　Constant – Murley 肩功能评定标准

项目	评分
1. 疼痛（最高 15 分）	无疼痛 15 分；轻度疼痛 10 分；中度疼痛 5 分；严重疼痛 0 分
2. ADL（最高 20 分）	（1）日常生活活动的水平　全日工作 4 分；正常的娱乐和体育活动 3 分；不影响睡眠 2 分
	（2）手的位置　上抬到腰部 2 分；上抬到剑突 4 分；上举到颈部 6 分；上举到头顶部 8 分；举过头顶部 10 分

续表

项目	评分
3. ROM（最高 40 分）	（1）前屈、后伸、外展、内收　4 种活动分别按下列标准评分（每种活动最高 10 分，4 项最高 40 分）：0°～30°为 0 分；31°～60°为 2 分；61°～90°为 4 分；91°～120°为 6 分；121°～150°为 8 分；151°～180°为 10 分
	（2）外旋（最高 10 分）　手放在头后肘部保持向前为 2 分；手放在头后肘部保持向后为 2 分；手放在头顶肘部保持向前为 2 分；手放在头顶肘部保持向后为 2 分；手放在头顶再充分向上伸直上肢为 2 分
	（3）内旋（最高 10 分）　手背可达大腿外侧为 0 分；手背可达臀部为 2 分；手背可达腰骶部为 4 分；手背可达腰部（L_3 水平）为 6 分；手背可达 T_{12} 椎体水平为 8 分；手背可达肩胛下角水平（T_7 水平）为 10 分
4. 肌力（最高 25 分）	0 级为 0 分；Ⅰ级为 5 分；Ⅱ级为 10 分；Ⅲ级为 15 分；Ⅳ级为 20 分；Ⅴ级为 25 分

3. ADL 评定　由于肩关节活动受限，常严重影响患者的日常生活活动，对于这类患者的患臂需进行 ADL 能力评定，如患者是否有穿脱上衣困难的情况，询问入厕、梳头、刷牙、洗澡等受限的程度，了解从事家务劳动如洗衣、切菜、做饭等受限情况。常用 Bartherl 指数和 FIM 评定法。

（三）康复护理目标与措施

1. 康复护理目标　肩周炎的康复目标以缓解疼痛、松解粘连、恢复肩关节活动度及提高肌力为主。其发病分为急性期、中期和恢复期，每期康复目标各有侧重。

（1）急性期康复　治疗以止痛、改善血液循环、解除肌肉痉挛、加速炎症吸收、预防肩关节功能障碍的发生为主。

（2）中期和恢复期康复　治疗应以主动或被动运动为主，使粘连减少到最小程度，恢复肩关节活动功能为主。

2. 康复护理方法　肩周炎和其他软组织慢性损伤性炎症一样，是自限性疾病，预后良好，但若不配合治疗和功能锻炼，即使自愈也会遗留不同程度的功能障碍。

（1）缓解疼痛

1）药物治疗　早期可服用消炎镇痛或舒筋活血药物，也可以外用止痛喷雾剂、红花油等。

2）物理因子治疗　可采用高频透热治疗、超声波治疗、热疗、中频电疗、磁疗等方法进行治疗，也可用其他物理因子联合应用并积极治疗原发病等。

（2）保护肩关节

1）在同一体位下避免长时间患侧肩关节负荷，例如患肢提举重物等。

2）维持良好姿势，减轻对患肩的挤压。

3）维持足够关节活动度范围和肌力训练。

（3）良肢位　仰卧位时在患侧肩下放置一薄枕，使肩关节呈水平位，此种体位可使肌肉、韧带及关节获得最大限度的放松与休息。健侧卧位时，在患者胸前放置普通棉枕，将患肢放置上面。一般不主张患侧卧位，以减少对患肩的挤压。避免使用俯卧位，此种体位既不利于保持颈、肩部的平衡及生理曲度，又影响呼吸道的通畅。

（4）关节松动术　主要是用来活动、牵伸关节。可改善血液循环、减轻肌痉挛、松解关节的粘连等。

（5）按摩　常用的手法有松肩、通络、弹筋拨络、动摇关节等，按摩治疗每日 1 次，10 次为 1 疗程。用抖法、搓法结束治疗。

（6）功能锻炼

1）下垂摆动训练　在身体前屈位，使患臂自然下垂，注意将肩关节周围肌肉放松；然后交替做前后、左右摆动练习，幅度可逐渐增大。

2）棍棒操　双手体前握棒，臂前屈上举、放下动作；双手体前握棒，臂前屈上举左右摆动作；双手背后握棒，臂后伸、放下动作；双手背后握棒，臂后伸左右摆动及屈肘上提动作；双手背后握棒，以健手握棒上端，患手反握棒下端，斜背棒并向健侧后伸上提；双手握棒两端，向左右侧上方交替外展。

3）吊环操　坐位或立位，双手握住吊环，通过滑轮，以健肢拉动患肢前屈上举、两侧外展、后伸上拉。

（7）日常生活活动练习　肩周炎患者在医院治疗一段时间后，出院回家最有效的治疗是自我锻炼。

1）梳头　双手交替动作，由前额、头顶、枕后、耳后向前，纵向绕头一圈，类似梳头动作，每组可 15～20 次，每日 3～5 组。

2）手指爬墙练习　面对墙壁，患肢上举，手指徐缓向上爬行，使患肢尽量上举，然后缓慢回到原处，反复进行。

3）揽腰　即将两手在腰后相握，以健手拉患肢，使肩内旋、内收，逐渐增加摸背程度。

（四）康复护理教育

1. 指导患者避免肩部受寒受湿　特别要注意夏季不要靠窗睡觉、离开空调吹风的位置方向。

2. 指导患者避免肩关节损伤　日常注意劳逸结合，避免发生疲劳性损伤，如使用患肢提举重物或过多活动肩关节等。

3. 指导患者合理运动　避免肩部长时间不动，如因疼痛而自我制动，导致肩周炎的发生，要根据病情做主动或被动运动，以防粘连。

4. 指导患者功能锻炼　可进行太极拳、太极剑、保健操等适合自身特点的体育锻炼，但要注意运动量，以免造成肩关节及其周围软组织的损伤。

5. 纠正不良姿势　对于经常伏案、双肩经常处于外展工作的人员，应注意调整姿势，避免长期的不良姿势造成慢性劳损和积累性损伤。

练一练4-9

下列哪项不属于引发肩关节周围炎的病因（　）。

A. 软组织退行性病变　　B. 肩关节损伤　　C. 肩关节活动减少
D. 肩关节感染　　E. 其他疾病引发

答案解析

四、腰椎间盘突出症的康复护理

（一）主要功能障碍

1. 腰痛及放射性下肢痛　是大多数本症患者最先出现的症状，多数患者先有腰痛后有腿痛，部分患者腰痛和腿痛同时发生。咳嗽、喷嚏或用力时疼痛加重，一般休息后疼痛减轻。

2. 麻木无力　突出的椎间盘组织刺激本体感觉、触觉纤维，可引起下肢麻木、发冷、发凉、发胀、间歇性跛行等。受累神经根受到较重损害时，所支配的肌肉力量减弱，出现无力症状。

3. 步态和姿势异常　轻者无明显变化，较重者步态拘谨、步行缓慢，常伴有间歇性跛行，同时可伴有脊柱侧弯。

4. 心理问题 部分慢性患者对疾病产生恐惧心理，影响治疗效果，加重原有的功能障碍，或导致心因性躯体功能障碍。很多患者在治疗中及痊愈后采用消极的保护措施，如过度的休息和限制活动、保护腰部等，降低了正常的生理功能，而且易致复发。

（二）康复护理评定

1. 临床评定 主要通过病史、症状及体格检查，结合X线片、CT、MRI等物理检查方法，对病变间隙、突出方向、突出物大小、神经受压等情况作出判断。

2. 量表法

（1）腰痛评价表 表4-19用于腰痛患者的日常生活活动能力和工作能力的评估，由日本骨科学会创立。

表4-19 下腰痛评价表

项目	评分
1. 主观症状（9分）	
（1）下腰痛（3分）	
无	3
偶有轻痛	2
频发静息疼痛或偶发严重疼痛	1
频发或持续性严重疼痛	0
（2）腿痛或麻木（3分）	
无	3
偶有、轻度	2
频发轻度痛麻或偶有重度痛麻	1
频发或持续重度	0
（3）步行能力（3分）	
正常	3
能步行500m以上，可出现痛、麻、肌肉无力	2
因痛、麻、肌肉无力而步行<500m	1
因痛、麻、肌肉无力而步行<100m	0
2. 体征（6分）	
（1）直腿抬高试验（2分）	
正常	2
30°~70°	1
<30°	0
（2）感觉障碍（2分）	
无	2
轻度	1
明显	0
（3）运动障碍（MMT）（2分）	
正常（5级）	2
稍弱（4级）	1
明显弱（3~0级）	0

续表

项目	评分		
3. ADL 受限（12 分）	重	轻	无
卧位翻身	0	1	2
站立	0	1	2
洗漱	0	1	2
身体前倾站立	0	1	2
坐 1 小时	0	1	2
举重、持物	0	1	2
4. 膀胱功能（-6 分）			
正常		0	
轻度失控		-3	
严重失控		-6	
		满分 27 分	

（2）腰痛疗效的评定　可利用表 4-20 了解腰痛患者的疗效。

表 4-20　腰痛疗效的评定

症状和体征	得分
1. 疼痛和麻木	
剧烈疼痛和持续麻木，需服止痛药	5
间歇性疼痛和持续麻木，晚间服止痛药	10
仅夜间疼痛，偶有麻木，不需服止痛药	15
无明显疼痛和麻木	20
2. 行走	
<100m	4
100~500m	8
500~1000m	12
>1000m	16
3. 生活及工作能力	
不能工作，日常生活不能自理	4
不能工作，日常生活部分自理	8
半日工作，日常生活能自理	12
坚持工作，日常生活能自理	16
4. 压痛	
压痛、放射痛明显	4
压痛、无明显放射痛	8
压痛	12
无明显压痛	16
5. 直腿抬高试验	
0°~30°	4
31°~60°	8
61°~90°	12
阴性	16

续表

症状和体征	得分
6. 膝、跟腱反射	
未引出	4
明显减弱	8
减弱	12
无明显减弱	16

腰痛疗效评定说明：评分 >90 分，疗效为优；评分 75 ~ 90 分，疗效为良；评分 <50 分，疗效评定为差。

（三）康复护理目标与措施

1. 康复护理目标

（1）减轻椎间的压力，促进突出物缩小回纳，解除神经根压迫。

（2）解痉、镇痛，促进炎症的消退。

（3）松解粘连，缓解肌肉痉挛，减轻疼痛。

（4）增强腰背肌肌力训练，改善脊柱稳定性，巩固疗效，减少复发。

（5）恢复腰椎及其周围组织的正常结构和功能。

2. 康复护理方法

（1）体息和制动　适用于急性发作期症状较重的患者，通常采用卧硬床，取自由体位，症状改善后，应尽可能进行一些简单的日常生活活动。活动时可以佩戴腰围，同时要注意保持正确的活动姿势或动作。

（2）物理治疗　可选用干扰电、音频电、超声波、超短波、磁疗、红外线等疗法，改善损伤局部血液循环，促进炎症消散，松解粘连，减轻疼痛。

（3）腰椎牵引　牵引治疗腰椎间盘突出症效果显著。分为骨盆持续牵引法、动力骨盆牵引法、屈曲旋转快速牵引法，目前临床上以骨盆持续牵引多见。

（4）推拿　推拿治疗是目前临床上应用最广和效果较好的方法之一。推拿可以使突出物回纳、消炎镇痛。一般首次发作，病程在 3 个月以内者，或症状和体征较轻者，或不能耐受手术者，推拿治疗有明确的效果。每次推拿 15 ~ 20 分钟，每日或隔日进行 1 次。

（5）运动疗法　运动训练的作用有维持患者的正常脊柱形态，提高腰背肌力量，增强椎体周围韧带弹性等。急性期 1 周以内，以卧床休息为主，可以适当垫高下肢以减轻脊柱应力。缓解期逐步开始腰腹肌训练，注意避免腰椎过度屈曲或过伸。每日 2 ~ 3 组，每组 10 ~ 15 次，每次持续 5 ~ 10 秒。常用的腰肌锻炼方法有仰卧挺胸、仰卧半桥、仰卧飞燕式。腹肌锻炼方法可采用俯卧抬上体、俯卧抬下肢、俯卧飞燕式。

（四）康复护理教育

1. 指导患者正确姿态　指导正确的卧、坐、站、行等姿态，卧具选择硬板床；坐位选择应高度适合，工作时注意身体与桌子的高度；站立时尽量使腰部平坦伸直、收腹、提臀；行走时挺胸、抬头、收腹。

2. 指导患者省力动作　正确运用人体力学原理进行劳动，如搬重物时避免直腿弯腰搬物，应采取下蹲，腰部挺直，用腿部力量站起方式；移动重物时应向前推，而不是向后拉；避免腰椎长时间前弯姿势等。要注意变换姿势和体位，结合放松运动。

3. 指导患者正确的运动　教会患者增加腰部柔韧性和稳定性的体操，如腰椎活动、软组织牵拉、腰背肌和腹肌的肌力训练等。

4. 指导患者日常保健　饮食中摄入足够的优质蛋白质、钙、维生素；肥胖者适当减肥；避免穿高跟鞋，不能避免时尽量缩短穿高跟鞋的时间；注意腰部保暖。

PPT

第十三节　关节炎的康复护理

一、骨性关节炎

（一）概述

骨关节炎（osteoarthritis，OA），又称骨性关节病、增生性关节炎、退行性关节炎（病）等，是最常见的一种慢性、进展性关节病。本病病因尚不明确，其发生与年龄、肥胖、炎症、创伤及遗传因素等有关。

骨关节炎好发于中老年人，女性略多于男性。其患病率随年龄增长而增加，60 岁以上的人群中患病率可达50%，75 岁的人群则达 80%。该病的致残率高达 53%。骨关节炎好发于负重大、活动多的关节，如膝、脊柱、髋、踝、手等关节。其病理改变为多因素引起的进展性关节软骨变性、破坏及丧失，关节软骨及软骨下骨边缘骨赘生成。

（二）主要功能障碍

1. 关节疼痛　常为受累关节的钝痛或酸胀痛，初期为轻微的钝痛，活动多时，疼痛明显，休息后好转。如果活动量大时，因关节摩擦也可产生疼痛，关节内有各种不同的响声，如摩擦声。关节疼痛与天气变化、潮湿受凉等因素有关。

2. 关节晨僵　晨僵是指在早晨起床时关节僵硬及发紧感，活动后可缓解。持续时间较短，常为几分钟至十几分钟，一般不超过 30 分钟。

3. 关节肿胀　手部关节肿大变形明显，可出现 Heberden 结节和 Bouchard 结节。部分膝关节因骨赘形成或关节积液也会造成关节肿大。

4. 关节畸形　随着病情的进展，晚期患者可出现受累关节邻近肌肉萎缩、关节畸形，最终导致功能障碍。

5. 活动受限　由于关节炎症病变或附近肌腱和韧带被破坏、骨赘形成等均可导致关节活动受限，可出现持物、行走和下蹲困难。

（三）康复护理评定

1. 关节活动度评定　通过 ROM 测定可了解关节活动度受限的程度以及康复治疗后关节功能的恢复情况。常用方法为量角器测量法。中晚期骨关节炎患者主要表现为关节僵硬和 ROM 减少。

2. 肌力评定　肌力测定是测定患者在主动运动时肌肉或肌群的力量，对骨关节炎患者十分重要。常用的方法有徒手肌力测定法（MMT）和器械肌力测定。对骨关节炎患者，在关节有明显疼痛、关节活动度明显受限或明显畸形时不进行肌力测定。

3. 日常生活活动能力评定　日常生活活动（ADL）是人在独立生活中反复进行的最必要的基本活动。在治疗前、中、后对骨关节炎患者进行 ADL 评价，可正确掌握患者的综合生活能力和康复效果。常用的 ADL 评定的方法为 Barthel 指数。

4. 步态分析　下肢骨关节炎患者会出现膝关节内翻步态，步行时还会出现“疼痛步态”，临床表现为减慢行走速度，足尖着地以避免足跟撞地冲击带来的疼痛，患侧支撑相缩短，健侧支撑相延长，以代偿形式活动等。此外，还会出现肌无力步态、关节强直步态等。

（四）护理措施

1. 康复护理目标

（1）消炎退肿，缓解疼痛。

（2）保持关节和肢体活动功能。

（3）增强患肢肌力，预防和治疗肌萎缩。

（4）增加关节稳定性，防止关节畸形和疼痛复发。

2. 康复护理原则 根据患者的功能障碍，制定有效的康复护理计划，正确选择康复护理措施，有效缓解疼痛，阻止和延缓疾病的发展及保护关节功能。

3. 康复护理措施

（1）休息与运动 一般骨性关节炎患者无需卧床休息，对急性期肿痛严重的关节宜局部休息，以利于缓解疼痛、炎症和预防挛缩。如为多个关节受累、应用抗炎药物治疗后未能控制症状者，则宜卧床休息，但过多休息会引起关节僵硬。应有适当活动，但不应引起关节的明显疼痛。

（2）运动训练 包括被动活动、主动助力活动、主动活动、增强肌力活动、肌耐力练习和牵张练习等。关节活动练习是防止和矫正畸形的基础，在早期可进行肌肉等长收缩练习，或者做轻柔的被动活动，以缓解疼痛，防止肌肉萎缩及粘连，保持关节活动度。只要病情许可，在无其他禁忌证的情况下，可鼓励患者休闲散步、慢舞、慢跑等。

（3）物理因子治疗 可根据患者不同的情况采取不同的物理治疗方法。

1）热疗 包括热水浴、热敷、蜡疗、温泉浴、红外线疗法等，有利于关节炎患者缓解疼痛。

2）低中频电疗法 如音频电疗法、干扰电疗法、调制中频电疗法等，可促进局部血液循环。

3）高频电疗法 如短波、超短波、微波等，具有消炎、镇痛、缓解肌肉痉挛、改善血液循环作用。

（4）针灸推拿 针灸具有疏通经络、活血行气、温经散寒的功效，腰部常用腧穴有腰夹脊、腰眼、肾俞、大肠俞、命门、腰阳关等，下肢部常用腧穴有阳陵泉、阴陵泉、足三里、血海、梁丘、委中、绝骨、昆仑、太溪、商丘、照海等。推拿具有松解粘连、矫正关节畸形、促进炎症介质的吸收等作用，常用手法有点按、搓、揉、拿、拔、伸等理筋手法和正骨手法。

（5）支具和辅助器具 支具包括上肢、下肢和脊柱支具，常用于不能正常负重的关节、炎性疼痛或不稳定的关节，保护、固定或支持关节，有利于消肿止痛或保持关节功能位，也可应用动力性支具来增进关节活动。辅助器具如拐杖、轮椅、穿衣钩、系扣器等。

（6）宣教 适当进行体育锻炼，避免长期剧烈的运动。在最佳体位下工作或活动，避免同一姿势长时间负荷。应尽量减少关节的负重和大幅度活动，以减少关节软骨的磨损。肥胖的人，应鼓励其减重，从而有效减少关节负荷。关节有病变时，及时治疗关节的损伤。多晒太阳，注意关节部位的防寒保暖。

练一练4-10

关于骨性关节炎的康复护理评定，一般不需要进行（ ）。

A. 肌力评定　　B. 肌张力评定　　C. 关节活动度测量

D. 疼痛评定　　E. 步态分析

答案解析

二、类风湿关节炎

（一）概述

类风湿关节炎（rheumatoid arthritis，RA）是以对称性、侵蚀性的多关节炎为主要特征的慢性多系统炎症性的自身免疫性疾病。它是一种常见的疾病，可发生于任何年龄，随着年龄的增长，发病率也有增高的趋势。女性为多，男女比例为1：4。病因至今尚且不明，一般与遗传因素、环境因素、免疫因素等相关，但多数患者患病前常无明显诱因可查。基本病理改变为关节的滑膜炎、类风湿血管炎、类风湿结节。类风湿关节炎主要侵犯手、腕、足、踝、肘、肩等具有滑膜组织的可动关节。主要表现为晨僵、关节疼痛或压痛、关节肿及关节畸形。

类风湿关节炎是全身性疾病。除关节及一般的全身症状外，关节外表现主要有类风湿结节、类风湿血管炎、心包炎、肺部慢性纤维性肺炎、胸膜炎、胸腔积液和肺结节样改变等。

（二）主要功能障碍

1. 晨僵　早晨或睡醒后出现关节周围僵硬，活动不灵活，严重时可有全身僵硬感。一般持续时间1小时以上。95%以上的类风湿患者会出现晨僵，晨僵是重要的诊断依据之一。晨僵常伴有肢端或指（趾）发冷和麻木感。

2. 关节痛与压痛　关节疼痛多为最早症状，常见于双手关节（尤其是近端指间关节及掌指关节）与腕关节，其次为趾、膝、肘、踝、肩等关节。关节痛常伴有关节压痛，受累关节可伴有褐色素沉着。疼痛多呈对称性、持续性、时轻时重。

3. 关节肿胀　绝大多数患者是从关节肿胀开始发病的。肿胀是由关节腔内渗出液增多及关节周围软组织炎症改变而致，表现为关节周围均匀性肿大。手指近端指关节的梭形肿胀是类风湿患者的典型症状之一。关节肿时可伴有皮温增高，但表皮很少发红。关节肿胀多为对称性，常见于近端指间关节、掌指关节、腕关节、膝关节等。

4. 关节畸形　常见于中、晚期患者，多由于炎症肌肉和肌腱的影响使局部力平衡遭到破坏而造成。腕关节多表现为掌侧半脱位。手指的畸形多为尺侧偏斜“鳍形手”或呈现“天鹅颈畸形”与“纽扣花畸形”。膝、肘多固定在屈位，肩、髋关节受累时各方向活动均可受限。除四肢关节外，颞颌关节及颈椎也易累及。颞颌关节受累时可表现为张口疼痛或受限，颈椎受累时患者出现颈痛和活动受限，有半脱位时可出现脊髓受压症状。关节的畸形可以严重影响患者的正常活动，甚至生活不能自理。

（三）康复护理评定

1. 关节活动度的评定　关节活动度的测量是类风湿关节炎功能评定的重要方面。类风湿关节炎患者由于滑膜炎引起关节疼痛、肿胀、软骨破坏、融合、脱位导致关节活动功能减退而受限，表现为僵硬和ROM减少。ROM评定常用量角器测量，左右对比，主动ROM与被动ROM对比，健患侧对比。同时应注意患者关节紧张感或挛缩、交锁现象、关节囊松弛所致的过伸与ROM增大，以及神经系统损害所致的肢体瘫痪。

2. 功能评定　美国风湿病协会将类风湿关节炎分为4级。

Ⅰ级：功能状态良好，能完全完成日常工作。

Ⅱ级：能从事正常活动，但有一个或多个关节活动受限或不适。

Ⅲ级：只能胜任一小部分或完全不能胜任一般工作或自理生活。

Ⅳ级：大部分或完全丧失能力，需要卧床或依靠轮椅，很少或不能自理生活。

3. 肌力评定　肌力测定反应受累关节周围肌肉的状态。类风湿关节炎患者的肌力评定一般采用徒手肌力测定法，对手的肌力测定一般采用握力计法。测定时要注意规范化，治疗前后的肌力测定最好由同一治疗师来进行。在关节有明显疼痛、肿胀或关节活动度明显受限、关节明显畸形时不进行肌力测定。

4. 步态分析 下肢关节受累的患者会出现异常步态，包括疼痛步态、肌无力步态、关节挛缩步态等。疼痛步态主要表现为患者的支撑相缩短、健肢摆动速度加快、步长缩小。①肌无力步态：如股四头肌无力时，患者在支撑相不能充分伸膝，需以手扶膝帮助，同时身体前倾。②关节活动受限步态：髋关节活动受限步态表现步幅减小，步态拘谨。③关节挛缩步态：如踝关节挛缩，患肢出现马蹄足，行走时患肢在摆动相过度屈髋屈膝，以替代屈踝不能或出现类似偏瘫患者的画圈步态；膝关节挛缩多为屈曲挛缩，患者步态表现为短肢步态。

5. 日常生活活动能力评定 日常生活活动（ADL）能力评定是功能评估和康复诊断的重要组成部分，类风湿关节炎患者功能障碍的评定可采用功能病损信号评定法（signal of function impairment，SOFI）、Fries 功能障碍调查表等方法。

（1）Fries 功能障碍调查表 该表共有 8 个大项目：穿衣打扮、起立、进食、步行、梳洗、上肢上举、手的功能、活动。每项里有若干小项目，患者能无困难完成为 0 分，有困难完成为 1 分，需要帮助为 2 分，不能完成为 3 分。分值越高，功能受限越严重。

（2）SOFI 评定表 包括手功能、上肢功能、下肢功能测定 3 个大项，每项有 3～4 个具体完成活动，能完成为 0 分，部分完成为 1 分，不能完成为 2 分。总分越高，病损程度越重（表 4－21）。

表 4－21 SOFI 评定量表

部位	方法	评分
手	1. 能握住直径 6cm（女性）或 8cm（男性）的管子，手指与手掌均能紧贴管壁	0 分
	手指能紧贴管壁，手掌不能	1 分
	仅能用 1～4 个手指抓住	2 分
	2. 手指能握紧铅笔	0 分
	手指能握紧直径 2.5cm 的管子	1 分
	手指不能紧握物体	2 分
	3. 拇、示指能对指并成圆形	0 分
	拇、示指能对指并成半圆形	1 分
	拇、示指不能对指	2 分
	4. 拇指可对掌并达到小指掌指关节处	0 分
	拇指可对掌并达到示指掌指关节处	1 分
	拇指不能对掌达到小指掌指关节处	2 分
上肢	1. 肩外展 90°时屈肘，手能触及颈部棘突	0 分
	肩外展＜90°是屈肘，手能触及颈部棘突	1 分
	不能完成以上动作	2 分
	2. 肘屈曲 90°，前臂处于正中位并旋后时整个手背能平放在桌面	0 分
	肘屈曲 90°，前臂处于正中位并旋后时第 4～5 掌指关节能平放在桌面	1 分
	不能完成上述动作	2 分
	3. 肘关节伸直可达 180°	0 分
	肘关节不能完全伸直，≤5°	1 分
	肘关节不能完全伸直，＞15°	2 分

续表

部位	方法	评分
下肢	1. 坐位时足跟能放在对侧膝上	0 分
	坐位时足跟能放在对侧小腿中部	1 分
	不能完成上述动作	2 分
	2. 膝关节伸直达 180°	0 分
	膝关节不能完全伸直，≤10°	1 分
	膝关节不能完全伸直，>10°	2 分
	3. 单侧赤足站立在一下方垫有直径 40cm 圆柱体的木板上，能使木板倾斜并使木板侧缘触地	0 分
	能使木板倾斜，但不能使木板侧缘触地，距离<20cm	1 分
	不能完成上述动作	2 分
	4. 能完成起踵动作且无疼痛	0 分
	能完成起踵动作但有疼痛	1 分
	不能完成上述动作	2 分

（3）其他的 ADL 评定　可以采用 Barthel 指数分级法、Katz 指数分级法、PULSES 功能评定量表等方法。

6. 畸形分析　类风湿关节炎疾病晚期可出现不同程度的关节畸形，如手指、足趾屈曲成爪形，肘关节、膝关节屈曲不能伸直等，以手为例，常见的有以下 5 种畸形。

（1）尺偏畸形　因软组织松弛无力，除拇指外，其余四指的远端，均以掌指关节为轴心，向小指一侧偏斜，导致手的“之”字形。

（2）“鹅颈”畸形　掌指关节屈曲，近端指间关节过伸，远端指间关节屈曲。从侧面看上去，很像鹅的颈部。

（3）“纽扣花”畸形　近端指间关节完全丧失主动伸直能力，固定于屈曲位，远端指间关节过伸。

（4）“望远镜”畸形　因掌指骨骨端骨质大量吸收，以致手指明显缩短，手指皮肤有明显“风琴样”皱纹，手指关节松弛不稳，且有异常的侧向活动。受累手指可被拉长或缩短，好像古老的望远镜。

（5）“槌状指”畸形　指伸屈肌腱不完全撕裂，使肌腱延长，而形成远端指间关节的屈曲畸形。

7. 心理功能评定　中重度类风湿关节炎患者由于肢体不同程度的障碍，其心理活动有着与一般人群不同的特点，并在日常行为中不自觉地表现出来，比如焦虑、敏感、自卑而孤僻、情绪反应强烈。在对患者进行针对性的心理干预之前，必须进行心理功能评定。一般可采用焦虑自评量表（self - rating anxiety scale，SAS）和抑郁自评量表（self - rating depression scale，SDS）对患者进行调查并评定。

（四）康复护理措施

1. 康复护理目标　类风湿关节炎是一种致残率高的慢性疾病，康复的早期介入，可以延缓关节畸形的发生，改善患者活动功能。其治疗目标是镇痛、维持受累关节的正常功能、维持患部周围肌肉的正常肌力、保护关节免受进一步器质性破坏或畸形的外加损伤。

2. 康复护理原则　护理原则是解除疼痛、控制炎症、保持良好的全身状态、预防或改善功能障碍。在疾病的不同时期，康复护理的重点是不一样的。急性期的重点是关节休息，尽可能使关节处于接近功能位置的舒适位置上，以减轻疼痛、控制炎症、避免关节负重；亚急性期以维持关节活动度，进行适当的主动和被动运动，以不加重疼痛为度；慢性期以预防和矫正畸形为主，可以通过体力训练，增加关节活动度和增强肌力等手段来实现。

3. 护理措施

(1) 适当休息　类风湿关节炎患者无论是活动期还是稳定期均需要适当的休息。患者在急性期需要完全卧床休息，并要采取正确的体位，以防止畸形强直的发生。宜卧硬板床，枕头宜低或不用枕头；仰卧位时上肢取外旋位，下肢保持伸直中立位；膝下不宜垫枕，以免屈曲挛缩；足蹬垫板以防足下垂。坐位宜用平板靠背椅，挺直靠在椅背上，两脚平放地面。休息是否适宜，以休息后能消除疲劳、减轻或解除关节局部肿痛为标准。

(2) 运动治疗　可防止及矫正畸形、预防肌萎缩、保持日常生活活动能力。主要是关节活动范围及肌力的练习，在练习前可先进行热疗，以使肌肉等软组织松弛和增加患部的血液供应。每个关节活动应达到最大范围，每日 2～3 次，可逐步增加次数，但不应引起疼痛加重，防止过度运动。可借助器械练习，如滑轮练习、各种关节活动器练习、等张练习及抗阻训练等。

运动治疗包括关节被动活动、主动助力活动、关节主动活动、等长肌肉收缩、等张肌肉收缩、抗阻力活动、肌耐力训练、牵引训练等。

1) 关节被动活动　在急性期，为防止关节活动度受限，关节挛缩，应对关节进行被动活动，动作要轻柔，并避免可能导致关节畸形被动加重的活动，活动频率每日 2～3 次即可。

2) 关节主动运动　对病变关节进行主动活动时，应在关节能承受的疼痛范围内进行。运动初始会有轻微疼痛，但坚持运动会改善血循环而消除局部淤血，多数能收到良好的止痛效果。运动量因人而异。如果训练后疼痛和疲劳持续 1～2 小时，意味着运动量过大，应慎重。患者过于虚弱或关节活动度受限时，可采用关节主动助力运动。

在急性期，制动的关节周围肌肉应做等长肌肉收缩，防止肌肉萎缩。等长收缩的强度，频率随病情好转可逐步增加，但前提是不加重关节的疼痛。在慢性期，在关节炎症稳定后，可进行等张肌力训练。包括应用高阻力低重复法（Delorme 法），负荷逐渐增加至最大负荷量；恒定负荷重复法（Delateur 法），采用恒定负荷量，重复训练，直至肌肉疲劳。

(3) 物理因子治疗

1) 冷疗　方式有冷泉、冷水浴、冰（冰袋）、液氮冷冻喷雾等，使其于20℃以下作用于人体，具有减少组织渗出、促进炎症消退、水肿吸收和镇痛的作用，同时还可改善关节的活动度，促进功能的恢复，仅适用于急性炎症期。

2) 温热疗法　可以起到改变局部循环、加速炎症消退、缓解肌肉痉挛、增加软组织伸展性及毛细血管通透性的作用。温热疗法对类风湿关节炎的晨起肢体僵硬也有效。主要包括全身温热疗法、局部热疗、电热手套等。目前认为，关节内部温度一般在30℃左右，低于人体体温。关节温度升高至 35～36℃时，可激活关节内的软骨降解酶，破坏关节软骨。因此，在急性期禁用。

3) 电疗　包括直流电离子导入、低中频脉冲电治疗、高频脉冲电治疗等。

4) 光疗　急性期可用紫外线照射、激光照射治疗等。

(4) 作业疗法　对类风湿关节炎患者，自我的残存功能评价较低，且病变在四肢，日常生活能力受损，应进行作业治疗和使用自助器以使病者独立完成日常生活所需要的动作。在炎症稳定后，开始进行作业训练。作业训练应根据部位不同作适当的选择，上肢肩、肘关节的伸屈功能训练可选择拉锯、刨削等活动；手指关节活动能力及手指精细活动训练可选择绘画、书法、刺绣、缝纫、编织、弹琴等；下肢的功能练习，可采用脚踏缝纫机、功率自行车等，增强髋、膝、踝关节的活动功能。作业疗法能改善患者功能，提高社会适应能力，是对患者身心健康都有利的一种综合疗法。

(5) 心理疗法　类风湿关节炎患者由于病情反复、功能受损重，患者常产生焦虑、无助、绝望等心理障碍，主张对患者进行适当的心理治疗。康复医师与治疗师在治疗患者时，应帮助患者树立信心，鼓励患者。包括支持疗法、暗示疗法、心理疏导、适当的文体娱乐活动，使患者摆脱忧虑、悲观、抑郁状态，增强战胜疾病和自我生活的信心。

（6）推拿疗法　推拿能够改善病损关节的血液循环，降低炎症发生，改善症状，防止骨、关节、肌肉、肌腱等组织发生萎缩，松解粘连，从而防止关节挛缩、僵直，改善关节活动度。常用的手法有推、拿、揉、捏等。对已畸形的关节切忌使用暴力，以免症状加重。

（7）关节防护

1）避免过度使用小关节，尽量利用较大和有力的关节，以免引起关节损伤。

2）避免关节长时间处于变形位置，无论是睡眠、走路或坐下，都要保持良好的姿势。

3）急性疼痛应避免关节过度使用。

4）必要时可采用支具制动，可以固定病变组织，消肿止痛，同时又能保证关节活动保持良好的功能。

5）恢复期症状控制后，患者可针对自己的病变关节来选择不同部位的关节体操。关节体操可对关节进行功能锻炼，使关节保持良好的功能状态，简单易行，应于起床后和睡前进行，每个动作最少做十次。

（8）有氧训练　常用的方法有游泳、步行、慢跑、骑自行车等低冲击性有氧运动。应根据关节炎情况和心肺功能确定适当的运动。

（9）支具和辅助具　炎症急性期使用支具制动关节，使之固定于功能位，具有保护及固定急性炎症组织，并可以防止关节因重力而导致关节畸形。辅助具的应用可以减轻关节畸形发展，缓解疼痛，防止关节由于不稳定而进一步受损。

练一练4-11

下列哪个不是类风湿关节炎的临床表现（　）。

A. 晨僵　　B. 关节肿胀　　C. 骨擦音

D. 关节痛与压痛　　E. 关节畸形

答案解析

三、强直性脊柱炎

（一）概述

强直性脊柱炎（ankylosing spondylitis，AS）是脊柱关节炎（spondyloarthritis，SpA）的一种常见临床类型，是一种慢性自身炎症疾病，临床上多以中轴关节病变为主，有时可伴发关节外表现，严重时可发生脊柱和关节强直。

强直性脊柱炎多发于青壮年，发病年龄多在20～30岁，45岁以后很少发病。强直性脊柱炎患病率与种族、地区、性别、年龄等密切相关，我国普通人群患病率为0.25%～0.3%。男女比例为6～8：1，女性患者发病病情较轻，一般以外周关节表现为常见。本病病因至今未明，从流行病学调查发现，可能与基因遗传和环境因素有关。

强直性脊柱炎的早期主要表现为骶髂关节炎，晚期表现为椎体方形变、韧带钙化及脊柱“竹节变”等。其病理特点主要包括附着点炎和滑膜炎，其病理过程类似于类风湿关节炎变化，但关节软骨和滑膜腐蚀较轻，主要改变是关节囊、滑膜、韧带、纤维环和肌腱骨附着点等非特异性炎症、逐渐纤维化、骨化。

（二）主要功能障碍

1. 疼痛、晨僵　本病起病缓慢隐匿，早起多表现为腰背或骶髂部疼痛、晨僵，部分患者也可表现为臀部和腹股沟区下肢放射性酸痛。症状在夜间、久坐或休息时加重，活动后减轻。

2. 关节活动受限 晚期表现腰椎各方向活动受限和胸廓活动减少，甚者脊柱由下而上发生强直。本病也可侵犯脊柱外关节，多为非对称性大关节肿痛，最终形成关节强直。部分强直性脊柱炎患者以外周关节受累为首发症状，以膝、髋、踝和肩关节居多，肘及手和足小关节偶有受累。

3. 关节压痛 常见体征为骶髂关节压痛，“4”试验阳性，肌腱附着点压痛或肿胀。

（三）康复护理评定

1. 疼痛评定

（1）总体疼痛评定　采用目测类比评分法，在纸上或尺上画一条10cm长的直线，左端表示无痛，右端表示剧痛，让受试者根据自己体验到的疼痛程度用手指或笔在线上画出某一位置，再进行测量、分析。

（2）夜间痛评定　0分：总体上无疼痛；1分：有时有疼痛；2分：经常疼痛或断断续续疼痛，通常影响睡眠；3分：夜间持续疼痛，严重影响睡眠。

（3）脊柱痛评定　0分：触诊和叩诊无疼痛；1分：触诊和叩诊或活动时有轻度疼痛；2分：触诊和叩诊或活动时有中度疼痛；3分：轻度触诊和叩诊或活动时有疼痛，并有中度到重度的活动受限；4分：轻度触诊和叩诊时及脊柱基本不动时也有不能耐受的疼痛。

2. 功能检查与评定

（1）脊柱运动功能　除了常规的颈、胸、腰椎前屈、后伸、侧弯及旋转功能的测定外，常用的评定有以下几项。

1）改良Schober试验（腰椎活动度试验）　患者直立位，在髂嵴连线与正中线交点向上10cm处及向下5cm处分别划一线作标志。令患者腰椎前屈（保持双膝伸直），在弯腰情况测量两点之间的距离，如大于14cm则表明患者腰椎前屈功能良好，如小于14cm表示胸腰椎前屈功能受限。

2）指地距离（脊柱前屈功能评定）　用以评定前屈功能。患者直立位，膝关节伸直，向前用力弯腰以中指指尖触地，测量中指尖与地面距离，正常为0～10cm，距离越大说明脊柱前屈功能障碍越严重。注意髋关节病变将影响结果。

3）脊柱侧屈评定　患者直立位，尽可能地侧屈脊柱，测量侧屈侧中指指尖与地面的距离。

4）下颌胸骨距　此法主要评定颈椎前屈功能，患者取坐位，颈部前屈，测量下颌至胸骨体上缘距离，正常为0cm，大于0cm为异常。

（2）胸廓活动度评定　患者直立，在第四肋间隙水平（女性乳房下缘）测量深呼吸气和深呼吸气时的胸围差，差值<2.5cm则胸廓活动度减小，活动受限。

（3）Keitel功能试验　是评定脊柱功能的试验，主要包括枕墙距、Schober－Wright征、指尖与地距离、胸围呼吸差、单腿站立及下蹲等，具体评定方法见表4－22。最高分为18分，0分为正常，分数越高表示障碍越严重。

表4－22　Keitel功能试验

试验	评分		
	3	1	0
Schober－Wright征	<2cm	≥2，<4cm	≥4cm
指尖与地面距离	>30cm	>10，≤30cm	<10cm
枕墙距	>3cm	>0，≤3cm	0cm
胸围呼吸差	<2cm	<4cm	≥4cm
单腿站立	完全不能	单侧不能	双侧均能
下蹲	1/4蹲	半蹲	全蹲

（4）其他功能评定　包括“4”字试验、骨盆分离挤压试验、四肢关节活动范围测量、肌力评定、心肺功能检测等，可根据情况选择运用。

（5）专项评定量表　目前较为成熟的AS评定量表如下。

1）Dougados强直性脊柱炎功能性指数和关节指数评定量表。

2）Bath强直性脊柱炎疾病活动性指数（BASDAI）。

3）Bath强直性脊柱炎计量指数（BASMI）。

4）Bath强直性脊柱炎功能性指数（BASFI）。

5）Leeds失能问卷（修订版）等。

3. 心理功能评定　强直性脊柱炎的病程较长，病情易于反复，严重者又可以致残。相关资料显示，有超过半数的患者存在心理问题，心理状态的影响包括抑郁、焦虑、消沉、悲观等。其心理功能的评定常采用焦虑自评量表SAS和抑郁自评量表SDS。

（四）康复护理措施

1. 康复护理目标　不同的临床阶段采用不同的康复护理方法可提高疗效，有效控制炎症发生、发展，缓解疼痛；改善指地距、枕墙距、腰椎和胸廓活动度；提高肌力，延缓或阻止疾病发展，防止出现关节僵直畸形；维持并增加关节活动度，保护关节正常功能，最终使患者维持正常的工作及生活能力。

2. 康复护理原则

（1）早期　为强直性脊柱炎的初始阶段，此时患者以腰背部和骶髂部疼痛为主，脊柱活动多无困难。康复护理主要是控制炎症，减轻疼痛，保持脊柱等中轴大关节的正常活动。

（2）中期　炎症已从骶髂关节扩展到脊柱胸段、腰段，可波及髋、膝、肩等大关节，临床主要表现为关节疼痛，脊柱活动受限，但尚未完全强直。康复护理主要是消除炎症、缓解疼痛，提高肌力、维持并增加受累关节活动度，防止出现关节僵直畸形。

（3）晚期　脊柱出现纤维性、骨性强直。此时疼痛多已减轻，缓解疼痛的各种方法已不重要。对未完全强直的患者应积极通过康复护理让患者将来能生活自理，使患者保持独立工作及日常生活的能力，同时注意增进患者适应社会的能力。

（4）术后　后期患者出现脊柱强直或髋关节、肩关节甚至膝部的强直，需进行矫正手术或人工关节置换术。此阶段康复护理主要是术前教会患者术后的康复训练方法，术后早期开展有计划的关节功能训练。从而减少术后并发症的发生，提高关节功能恢复满意度，达到改善患者的生活能力和工作能力的目的。

3. 护理措施

（1）健康教育　积极有效的健康教育不仅有助于AS的早期诊疗，还可以帮助患者改变不良生活方式，以良好的心态坚持长期正规的治疗，延缓畸形的发生发展，降低致残率。

1）帮助患者了解AS的发生、发展，认识到治疗的意义及长期性，从而充分调动患者的积极性，让患者主动自愿地参与治疗。

2）帮助患者了解药物可能发生的副作用及正确处理方法，从而避免不必要的停药及不良后果的发生。

3）鼓励和促进患者之间相互交流沟通，加强相互有效经验的吸取。

4）培养患者养成定期测量身高的习惯，及早发现脊柱弯曲。

5）指导患者在生活中采取正确合适的卧、立、坐、行姿势，利于畸形的预防和矫正。

6）鼓励患者保持积极乐观的精神，正确处理各种人际关系。

（2）运动治疗　对于强直性脊柱炎患者尤为重要，其治疗作用为减轻疼痛，缓解症状；维持脊柱生理曲度、防止畸形；保持良好的胸廓活动度，避免影响呼吸功能；防止或减轻肢体因失用而引起的肌肉萎缩，维持骨密度和强度；延缓受累关节僵直，防止畸形；增强心肺功能，提高运动能力。运动疗法主要包括以下几种类型。

1）维持胸廓活动度的运动　如深呼吸、交替呼吸（胸式呼吸和腹式呼吸交替进行）、扩胸运动等。

2）保持脊柱灵活性的运动　如颈、腰各个方向的运动、转动等。

3）四肢关节运动　主要以人体大关节为主的运动，如肩关节的肩上耸和肩胛内收、髋关节的屈曲运动等。

4）健身和体育锻炼　种类很多，简单的如散步、慢跑、俯卧撑、各类拳操等。游泳既包括肢体运动，又有扩胸运动，还有利于维持脊柱正常生理曲度，值得采用。

5）维持体位和姿势纠正的运动　可在日常活动中进行。活动期可依照正确休息姿势的保持方法，若髋关节受累时，可采用俯卧位。

需要注意的是，上述运动可在医生的指导下，根据自身的病情特点及所处的时期进行选择和组合，开始运动量要小，必要时分次完成，适应后逐渐增加。运动可能会增加疼痛，但如能经短时间休息后缓解，应视为正常，不必终止。如运动后增加的疼痛持续 2 小时以上，且休息后不能缓解，则说明运动过度，应适当调整运动量和运动类型，或暂行休息。但有些运动对强直性脊柱炎不宜，如跑步可能会加重症状，尤其是髋关节受累者更不宜提倡。

（3）物理因子治疗　强直性脊柱炎物理治疗的主要作用在于减轻症状、维持关节活动度、防治畸形。

1）温热疗法　可增加病变部位的血液循环，消炎消肿，解痉止痛，有助于缓解临床症状，多用于疾病的急性期，常用方法有红外线、蜡疗、超短波、微波、超声波等。

2）电疗　常用方法有低频脉冲电疗法、音频电疗法、调制中频电疗法、药物离子导入疗法等。低中频电疗法具有促进代谢、消炎止痛的作用，还可以锻炼肌力，改善受累关节的功能活动。药物离子导入疗法根据病情配置相关药液，药物离子既可以加强物理因子消炎镇痛作用，又具有与药物相似的疗效，同时可避免口服药物的不良反应，值得临床推广使用。

3）水疗法　非常适合强直性脊柱炎患者，不仅因为一定温度的水疗可以解痉镇痛，增加关节活动度，还可以借助水的浮力，有助于病变关节进行各种运动，从而增强肌腱、韧带的柔韧性，缓解或消除关节部位的炎症，临床尤其适合疼痛严重或关节受损不能负重的患者。脊柱病变广泛或病变累积多个关节的本病患者则更适合选择全身水浴或矿泉浴。

（4）作业治疗　强直性脊柱炎患者作业治疗的重点主要在于解决脊柱及外周大关节功能障碍所造成的日常生活能力不足或丧失。包括 ADL、工作、娱乐再训练和家庭工作环境改建等。所有的防护和康复措施都是为了确保达到最大的功能水平和心理、职业上的调试。

（5）心理治疗　因强直性脊柱炎最终会导致脊柱的骨性强直，有较高致残率，从而影响人的正常生活。这给患者造成沉重的心理压力从而影响康复治疗效果。及时恰当的心理治疗可以帮助患者正确认识强直性脊柱炎的性质及特点，消除患者的抑郁、焦虑、自卑等心理障碍，树立起战胜疾病的信心，增强面对现实的勇气。本病患者常用的心理干预措施包括疾病知识的教育、心理的支持和疏导、自我放松技术、心理应激的处理以及心理咨询等。

（6）其他措施　拔罐疗法、刮痧疗法、推拿按摩、中药熏蒸及外敷治疗、牵引、软组织松解术等。

想一想4-8

强直性脊柱炎患者不同临床阶段的康复护理原则是什么？

答案解析

第十四节　骨折后的康复护理

PPT

一、概述

（一）定义与分类

1. 定义　骨的完整性或连续性的中断称为骨折。

2. 分类　根据骨折处是否与外界相通可分为闭合性骨折和开放性骨折；根据骨折的损伤程度可分为单纯骨折、复杂骨折、不完全骨折和完全骨折；根据骨折整复后的稳定程度可分为稳定性骨折和不稳定性骨折；根据骨折后就诊时间可分为新鲜骨折和陈旧骨折；根据受伤前骨质是否正常可分为外伤性骨折和病理性骨折。

（二）病因及主要临床表现

1. 病因

（1）直接暴力　外部暴力直接作用于骨骼而引发骨折。

（2）间接暴力　外部暴力能量通过传导的方式将部分能量间接施加于骨骼而引发骨折。

（3）肌肉拉力　肌肉的猛烈收缩可导致肌肉附着处骨骼发生骨折。

（4）劳损累积　长期、反复的外力作用会导致劳损处骨折。

（5）病理性骨折　某些疾病（如肿瘤等）可引起骨质破坏而引发骨折。

2. 临床表现

（1）全身表现　骨折部位大量出血或剧烈的疼痛可导致患者休克；骨折部位的血肿吸收时患者可出现低热，通常体温不超过38℃。

（2）局部表现　骨折的一般表现包括局部疼痛、肿胀和瘀斑、骨折肢体功能障碍等；骨折的专有体征包括骨折肢体畸形、骨折断端异常活动、骨擦音或骨擦感等。

（三）骨折的愈合过程

1. 血肿机化期　骨折后4～5小时，骨折处血液凝固，形成血凝块，因骨折断端毛细血管、成纤维细胞等再生，血凝块逐渐被肉芽组织代替，肉芽组织再转化为纤维组织，上述过程2～3周完成。

2. 骨痂形成期　骨折后1周，骨膜内的成骨细胞增生活跃，将连结骨折断端的纤维组织变成骨组织。上述过程4～8周完成。此时骨折肢体不能持重，否则容易导致骨折断端成角变形。

3. 骨性愈合期　骨折后8～12周，连接骨折断端的新生骨内骨小梁逐渐增加，骨折间隙完全骨化，X线片上显示骨折线消失。此时骨折肢体可以负重活动，不会产生成角变形。

4. 骨折改造塑形期　骨折处通过成骨和破骨过程进行骨质的修正与塑形，逐渐在形态结构上恢复或接近正常骨组织。

练一练4-12

原始骨痂形成期一般是骨折后（　）。

A. 2～3 周　　B. 4～8 周　　C. 8～12 周

D. 1 年以上　　E. 2 年以内

答案解析

（四）骨折治疗的三大原则

骨折治疗的三大原则是复位、固定和功能锻炼。

1. 复位　是将移位的骨折段恢复正常或使之接近正常的解剖关系，重建骨骼的支架作用。复位方法包括手法复位和手术复位。

2. 固定　是用一定的方法，将骨折维持于复位后的位置，待其坚固愈合。固定的方法包括以下几种。

（1）外固定　常用的外固定物有小夹板、石膏绷带、持续牵引、外固定支架等。

（2）内固定　切开复位后，可用对人体组织无不良反应的金属内固定物将骨折断端固定，从而达到解剖复位和相对固定的要求。常用的内固定物有接骨板、螺丝钉、髓内针等。

3. 功能锻炼　是骨折后康复治疗的重要手段，可以促进骨折愈合，预防和减少骨折后的并发症、后遗症，故应鼓励患者尽早进行功能锻炼；但功能锻炼必须按一定方法循序渐进，否则也可引起不良后果。

二、主要功能障碍

（一）关节活动受限

可因疼痛、肿胀或关节周围组织挛缩等引起，可导致骨折肢体甚至全身性关节活动受限。

（二）肌力低下

骨折后短期制动可促进骨折断端愈合，但是制动时间过长就会产生系列并发症，如失用性肌萎缩，从而导致肢体活动障碍。

（三）感觉障碍

若骨折合并周围神经损伤，也可导致该神经支配区域的感觉障碍。

（四）关节稳定性降低

若骨折合并关节周围的稳定装置（如韧带、关节囊、肌腱等）受损，或制动导致关节周围稳定装置强度降低，均会导致关节活动的稳定性降低。

（五）骨质疏松

长期卧床会导致破骨过程大于成骨过程而产生骨质疏松。

（六）日常生活活动能力下降

患者的自理能力受到骨折的影响，如穿衣服、转移等活动不能独立完成。

三、康复护理措施

（一）骨折的基本康复护理措施

骨折患者的康复护理目的是通过各种康复手段，最大限度地保持和恢复患者的肌肉功能与关节活动度，防止失用性关节挛缩的发生。方法包括物理因子疗法、运动疗法、作业疗法、心理护理等。康复护理工作可根据功能锻炼内容分两期进行。

1. 骨折早期康复护理　骨折早期即骨折固定期。此时骨折断端不稳定，容易再移位，伤肢的肿胀和疼痛是骨折复位固定后最主要的症状和体征，持续性肿胀是骨折后致残的最主要原因。因此，功能锻炼的主要目的是促进血液循环，以利消肿和固定。形式是伤肢肌肉做等长收缩，加强未制动肢体和关节的功能训练，预防肌肉萎缩和关节僵硬。

（1）肌力训练　骨折后因肢体制动，主动运动停止，肌肉的失用性萎缩很快发生，故患肢肌力训练应在复位稳定1～2天后局部疼痛减轻时，即应开始被固定区域肌肉有节奏的等长收缩练习。骨折后，复位、固定一旦牢固，应立即进行固定关节周围肌肉的等长收缩训练，用力在最大肌力的50%以上，每日数次。

（2）关节活动训练　关节主动运动是消除水肿的最有效、最可行的方法。因为制动会使关节周围的纤维组织如关节囊、关节韧带和疏松结缔组织缺乏必要的被动牵张，可逐渐缩短，使关节活动受限，韧带抗张力强度下降。而且制动影响关节滑液的分泌，造成软骨组织营养障碍及萎缩，最终可导致关节粘连、僵硬、畸形。因此，伤肢近端与远端未被固定的关节，需行各个方向的全幅度运动，一天数次，以保持各关节活动度，防止其挛缩。尽可能进行主动运动和抗阻运动，以防止肌萎缩及促进患肢血液循环。有困难时，可进行被动运动。上肢应特别注意肩外展及外旋，掌指关节的屈曲及拇外展；而下肢则注意踝关节的背屈运动。

（3）早期负重训练　制动停止了骨骼的应力负荷，同时使骨组织血液循环减少，血流缓慢，这都会妨碍骨无机盐的代谢，引起骨无机盐的流失，造成明显的骨质疏松。在骨松质区及肌腱、韧带附着区的骨质代谢活跃，骨质疏松更加明显，可显著降低骨强度，为再次骨折或在粗暴的被动活动中造成撕脱性骨折制造了条件。以上改变也可影响骨痂形成，延缓骨折愈合。早期负重训练有助于防止上述情况的发生。下肢骨折只要病情许可应尽早进行负重练习，可在支具保护下进行，术后2～3天在疼痛、肿胀减轻后，应鼓励患者扶拐下地进行负重训练；卧床时可在床尾放置坚硬物，让双足支撑其上，进行负重练习。

（4）其他　患肢抬高，有助于肿胀消退，肢体的远端必须高于近端，近端要高于心脏平面；也可用物理因子治疗促进消肿，预防肌萎缩等。

2. 骨折后期康复护理　骨折后期即指骨折愈合期。此期骨折临床愈合或已去除外固定，康复护理的目的主要是消除残存肿胀，软化和牵伸挛缩的纤维组织，增加关节活动范围和肌力，恢复肌肉的协调性和灵巧性，促进肢体功能恢复正常。训练的主要方式是加强主动活动和抗阻练习，恢复日常生活活动能力和工作能力。

（1）关节活动度训练　轻度的关节活动度障碍经过主动、助力及被动运动练习，可以逐步消除。关节活动度训练前做适当的热疗也可增强训练的效果。治疗中宜经常做关节活动度检查，以观察疗效。对于日常生活及工作有明显影响者，则应考虑施行关节松动术，通过利用关节的生理运动和附属运动被动地活动患者关节，以改善关节活动范围。对于术后患者，则应早期开始关节活动度练习及持续被动运动（CPM），以防止再次粘连。

（2）肌力训练　骨折时，如不伴有周围神经损伤或特别严重的肌肉损伤，伤区肌力常在3级以上，则肌力训练应以抗阻练习为主，可以按渐进抗阻练习的原则做等长、等张练习。抗阻练习可用橡皮筋、拉力器、沙袋、弹簧或器械进行。需要注意的是肌力训练应在无痛范围内进行，若运动时出现疼痛，则应减小运动幅度。

（3）作业治疗　在康复过程中随着关节活动度和肌力的恢复，应逐步增加动作的复杂性、精确性，以恢复其实用功能。如果在下肢骨折后平衡协调功能恢复不佳，则容易引起踝关节损伤或跌倒而导致再次骨折及其他损伤。因此，要注重速度的训练及恢复静态、动态平衡与防止倾倒的练习。

看一看

骨折后如何补钙

很多人认为骨折后多喝骨头汤可以补钙促进骨折愈合。然而，骨折患者喝骨头汤过多，弊大于利。原因是骨头汤里的钙含量微乎其微，且缺少促进钙吸收的维生素D。所以，多喝骨头汤并不能达到补钙效果。另外，骨头汤脂肪含量很高，对于需要长期卧床的骨折患者来说，反而容易引起高脂血症、高血压等疾病。专家建议：骨折患者想要补钙不妨多喝牛奶、羊奶，多吃虾米等真正含钙高的食品。骨折后患者机体处于高代谢状态，也会出现负氮平衡和钾、磷丢失，所以更需要均衡合理地补充营养。

（二）常见骨折的康复护理

1. 肱骨干骨折 肱骨干是指肱骨外科颈下1cm至肱骨髁上2cm之间的部分。肱骨干中下1/3交界处后外侧有桡神经沟，骨折易伤及桡神经。此外，肱骨骨干骨折也有可能伤及由上臂经过的肱动脉、肱静脉、正中神经和尺神经，具体康复护理措施如下。

（1）各部位骨折经处理后即开始主动握伸拳、屈伸腕练习及主动耸肩练习。禁止做上臂旋转活动，直至外固定去除。

（2）第2～3周开始做整个患肢的前屈、后伸练习，及前臂内、外旋活动，并逐渐从肘关节的被动屈、伸运动过渡到肘关节的主动屈、伸运动。

（3）去除外固定后，增加肩、肘关节各个方向的活动，逐渐增加患肢关节主动活动的幅度，加强恢复肩带肌力的训练。

2. 肱骨髁上骨折 指肱骨髁上约2cm以内的骨折。此处前方有冠状窝，后方有鹰嘴窝，骨质薄弱容易发生骨折。最常见于10岁以下儿童，其中伸直型占90%以上，多由间接暴力引起，即跌倒时手掌着地，暴力将骨折远端推向后方，引起向后移位，近断端向前移位，可压迫或损伤正中神经、桡神经、肱动静脉。屈曲型少见，多由直接暴力所致，跌倒时肘后着地，远折段向前上方移位，合并血管神经损伤者较少。康复护理措施如下。

（1）临床复位及固定后，即日开始做握、伸拳练习。

（2）第3天即可开始指、腕的主动屈、伸练习和患肢三角巾胸前悬挂位，做肩前后、左右摆动练习；做指与腕的抗阻练习。

（3）1周后增加肩部主动练习，包括肩屈、伸、内收、外展与耸肩，并逐日增加其运动幅度。

（4）外固定去除后加强关节活动度练习，主要是肘屈伸、前臂旋转的主动训练。伸展型患者可增加肱三头肌抗阻练习和肘关节屈曲牵引；屈曲型患者则可增加肱二头肌抗阻肌力练习和肘关节伸直牵引。

3. 尺桡骨干双骨折 是最常见的前臂骨折，多发生于青少年，可因直接暴力或间接暴力所致，常合并软组织严重损伤。这种骨折治疗复杂，固定期长，后遗的功能障碍多，包括影响较大的前臂旋转功能障碍。所以，尺桡骨干双骨折后的康复护理应及时、细致地进行。康复护理措施如下。

（1）复位后即可做握拳、屈伸手指、对指练习，站立位时在前臂用三角巾悬吊胸前的情况下，用健肢帮助做患肢肩关节前后、左右摆动及水平面上的绕圈运动。练习过程中，禁忌做前臂的旋转运动。

（2）第2周开始，患肢可做肩关节主动活动训练及手指抗阻训练。

（3）第3周开始进行肱二头肌、肱三头肌等长收缩训练，做肩关节各方向运动训练。

(4) 第4周后可做肘关节主动运动训练。

(5) 去除外固定后，可进行各关节的充分运动，尤其要进行前臂内、外旋主动训练或助力训练，逐渐恢复前臂的旋转功能。

4. 股骨干骨折　股骨干骨折按骨折的部位分为上1/3、中1/3、下1/3骨折，各部位骨折因肌肉牵拉和暴力不同而发生不同的畸形，如成角、短缩和旋转畸形。而下1/3骨折，因远折段受腓肠肌牵拉向后屈曲，可刺伤或压迫腘动脉、腘静脉和腘窝神经，要注意观察，早发现、早处理。康复护理措施如下。

(1) 患者做牵引术后第2天开始做大腿、小腿肌肉的等长收缩练习，同时做踝与足趾主动运动和髌骨被动运动（即左右推动髌骨），防止关节面粘连。

(2) 骨折后3~4周，指导患者开始做髋关节和膝关节的主动屈、伸运动，并逐渐增大运动幅度。同时应做积极的上肢支撑练习及扩胸、深呼吸、抬起躯干、健肢等活动。

(3) 6周后，如骨折恢复良好，可去除牵引，在外固定的保护下，进行全面的关节和肌肉锻炼，可以练习在床沿上坐，并于坐位做躯干运动及髋、膝、踝的主动运动。积极进行双上肢支撑练习。腿部力量恢复后，逐步开始扶双拐站立、行走。双拐下地2周后逐渐过渡到扶单拐行走，一般为6个月可去拐行走。

5. 胫腓骨骨干骨折　在临床上的发病率为各部位骨折之首，占8%~10%，其中约半数为胫腓骨双骨折。因其表浅，开放性骨折也最多见。另外，胫腓骨中下1/3处的骨折，因该段血供不佳，可能会导致骨延迟愈合或假关节形成，必须加以重视。康复护理措施如下。

(1) 闭合性稳定型胫腓骨骨折　如横断、短斜行骨折，复位后用石膏固定，待石膏干后可做未被固定关节的主动运动、股四头肌静力性收缩运动。1周后增加踝屈伸静力性收缩练习和趾抗阻练习，并做髋部肌抗阻练习。第2个月可用双拐做患肢不负重的步行，年老体弱者需要进行斜板床上练习及平行杆内练习，再过渡到正常步行。

(2) 不稳定的长斜行、螺旋形骨折和粉碎性骨折　用持续牵引和长腿石膏外固定者，石膏干后开始做未被固定关节的主动运动、股四头肌静力性收缩运动。切开复位内固定术后用石膏外固定者，术后3~5天开始康复训练。2周后开始做抬腿练习和膝关节的屈伸练习。如扶杆做坐位起立与坐下练习。再过2周，开始扶双拐步行，以后逐步增加患肢步行时的负重，并改用单拐。术后6周外固定去除后，充分进行髋、膝、踝关节各方向的主动运动练习。

想一想4-9

骨折后主要功能障碍有哪些？骨折早期的基本康复护理措施有哪些？

答案解析

第十五节　截肢后的康复护理

PPT

一、概述

（一）概念

截肢（amputation）是指切除没有生命及功能或者威胁人体生命的部分或全部肢体，以挽救患者生命。截肢单纯从部分来说可分为上肢截肢和下肢截肢。虽然截肢挽救了患者生命，但也给患者带来不可逆的身体伤害和一系列并发症，使患者出现严重的心理问题等。截肢后通过残肢训练和安装假肢，以代偿失去肢体的功能。因此，截肢的康复护理早已被列为康复医学的一项重要内容。

（二）病因

1. 外伤 占截肢原因首位，如不可修复的严重创伤、严重感染，肢体无功能、坏死等。

2. 周围血管疾病 如阻塞性动脉硬化症、血栓闭塞性脉管炎、糖尿病伴动脉硬化等。

3. 其他 如骨肿瘤、神经性疾病、先天性畸形等。

（三）术后并发症

1. 残端伤口出血、血肿 因手术过程中止血不彻底、手术创面渗血、结扎线头脱落、伤口加压包扎松脱、假肢局部摩擦、患者本身凝血机制障碍等所致。

2. 残端感染 因术前未能消除感染源，术中术后污染，止血不彻底，佩戴假肢后残端皮肤清洁操作不规范等所致。

3. 残端皮肤溃疡或坏死 假肢接受腔的压迫摩擦，尤其是残端皮肤瘢痕更易破溃。

4. 残端骨刺 术中残留骨膜较多，骨髓腔未用骨膜封闭；术中截骨后残留的骨组织未彻底去除；肌肉未行固定成形术，止血不彻底引起血肿，血肿机化后引起异位骨化等均会导致残端骨刺的发生。

5. 残肢关节挛缩 术后关节长期置于不合适体位、术后残肢关节没有合理固定、瘢痕挛缩等。

6. 残肢痛 常见原因有神经瘤、残端循环障碍、残端骨刺、中枢神经性疼痛等。

7. 幻肢觉和幻肢痛 发生率为5%～10%，机制不清，多数认为是与运动知觉、视觉、触觉等有关的一种心理学生理学上的异常现象。幻肢痛表现为持续性疼痛，夜间尤甚。

二、主要功能障碍

根据《国际功能残疾与健康分类》（ICF），截肢患者的功能障碍主要表现为结构异常与功能障碍、日常生活活动受限和参与受限三个方面。

（一）结构异常与功能障碍

结构异常基本表现为局部肢体缺如、残端肿胀、瘢痕。功能障碍主要表现为感觉功能、运动功能及下肢截肢者平衡功能障碍等。患者大多数有严重的焦虑和抑郁等心理障碍。

（二）日常生活活动受限功能障碍

截肢可导致日常生活活动出现不同程度受限。感觉功能、运动功能及下肢截肢者的平衡功能障碍是导致日常生活活动受限的主要原因。上肢截肢者吃饭、穿衣以及个人修饰受限，下肢截肢者主要表现为站、行走、上下楼梯等活动受限。

（三）参与受限

社会参与受限主要表现在学习、工作、与他人交往、休闲娱乐、社会适应等方面。

三、康复护理评定

（一）一般情况

了解患者年龄、性别、身高、体重、职业、家庭经济状况、截肢原因、是否有系统性疾病、其他肢体情况、能否安装假肢、能否承受佩戴假肢后的康复训练、心理变化及有无终身利用假肢活动的能力等。

（二）残肢情况

皮肤情况，残肢畸形，残肢外形、长度、关节活动度，残端神经瘤情况等。

（三）穿戴临时性假肢的评估

1. 接受腔适合程度 观察接受腔的松紧度是否合适，是否接触良好、全面负重，有无压迫和疼痛。

2. 假肢悬吊能力 观察是否存在移动现象。检查假肢悬吊装置的位置、松紧度和悬吊能力。

3. 临时假肢对线 评估患者穿戴临时假肢后额状面、矢状面和水平面的对线是否正常，并评估患者站立时有无身体向前或向后倾倒、向侧方倾斜的感觉等。

4. 穿戴假肢后残肢情况 脱下假肢后，评估皮肤有无红肿、硬结、破溃、皮炎及局部肿胀等。

5. 步态 观察行走时的步态有无异常，分析原因，予以纠正。

（四）安装和穿戴永久性假肢评估

经穿戴临时假肢的康复训练，待残肢定型良好，就可以安装和穿戴永久性假肢。

1. 上肢假肢的日常生活评定 观察其辅助正常手的功能。

2. 下肢假肢的步态评定 根据患者行走的姿势，评定下肢假肢合适与否。

3. 行走能力的评定 评定行走的距离、上下台阶及跨越障碍物等。一般来说，截肢水平越高，行走能力越差。

四、训练目标与计划

（一）使用假肢前的目标

1. 运动功能 改善关节活动度，增强肌力，消除残端肿胀，提高平衡能力，增强机体体能。

2. 健康教育 使患者正视现实，接受穿戴假肢，配合治疗与护理；患者及其家属了解患肢安装假肢后功能锻炼的方法，学会使用相关辅助器具。

（二）穿戴临时假肢后的目标及计划

1. 训练目标 掌握穿戴假肢的正确方法；提高平衡能力，不使用辅助器具行走，上、下台阶，提高步行能力。

2. 训练计划 穿戴假肢训练、站立位平衡训练、步行训练、应用动作训练。

（三）穿戴正式假肢后的目标及计划

1. 训练目标 减少异常姿势，对突然的意外作出反应的能力；提高步行能力；假手达到日常生活活动自理。

2. 训练计划 步行训练、矫正异常姿势、假手抓握动作及灵活性训练。

五、训练方法及护理措施

（一）物理治疗

1. 保持功能位 截肢后由于残端肌肉肌力不平衡，容易导致关节挛缩。一旦出现挛缩，对后期假肢的设计、安装带来重要影响。因此，早期保持正确的功能位，避免容易出现的错误体位是非常重要的。

2. 残端角质化及负重训练 为加强残肢末端承受能力，可取治疗用泥，对残肢末端进行挤压、旋转。尽早进行残肢负重训练，可以用保护垫对残肢进行包扎练习，如双下肢截肢的患者，可借助支撑架练习残端负重行走。

3. 运动疗法 术后第二天即可进行，主要方法有关节活动度训练、肌力训练及肺功能训练等。具有预防肌肉萎缩，关节粘连、僵硬，改善关节活动度，增强肌力，预防肺部感染及缓解疼痛等作用。

4. 物理因子治疗 应用声、光、电、磁、热等人工或自然物理因子对残肢进行治疗。主要作用有消炎、止痛、促进血液循环、松解粘连、促进瘢痕软化、增强肌力、调节神经系统等。

（二）假肢技术

为弥补肢体缺如，可代偿损失的肢体功能，利用康复工程技术为患者安装假肢。安装假肢后最首要的任务就是训练。

1. 穿戴临时假肢训练

（1）穿戴临时假肢方法的训练。

（2）站立位平衡训练 患者在平行杠内，反复练习双下肢站立、重心转移，体会假肢承重和用假肢支撑体重的控制方法。逐渐脱离双杠进行患肢单腿负重平衡训练。

（3）迈步训练 假肢先迈步，逐渐过渡到假肢侧站立、健肢迈步。

（4）步行训练 由双杠内训练过渡到双杠外训练，可借助辅助器，最后到独立步行。

（5）上下台阶训练 上台阶时，健侧先上，假肢轻度外展再上；下台阶时，假肢侧先下台阶，躯干稍向前弯曲，重心前移，然后健肢下台阶。

（6）跨障碍物训练 靠近障碍物站立，假肢侧承重，身体前倾，健肢先跨越，假肢髋关节屈曲，带动假肢跨越。

2. 穿戴正式假肢后的训练 临时假肢训练后，假肢的代偿功能已达到预期目标，即可更换正式假肢。主要进行适应性训练、假肢的控制训练、巩固强化以前的训练，使患者尽快接受正式假肢成为身体的一部分。

（三）作业疗法

主要进行术后日常生活活动能力的指导。术后第一天就可在床上进行辅助的移动训练，如翻身、坐起、上下床、进出轮椅等操作。

（四）佩戴假肢后的残端护理

每次佩戴假肢训练不超过 1 小时，训练后注意观察残端情况，包括皮肤颜色、磨损情况、感觉有无异常等。注意卫生清洁工作，保持残端干燥，预防残肢并发症。

（五）心理护理

截肢患者一般经过震惊、回避、承认和适应 4 个阶段。常常会出现痛苦、低落、自卑等情绪，对生活失去信心，拒绝治疗甚至轻生，严重影响患者的身心健康。心理护理目的在于帮助患者迅速度过前两个阶段，正确认识自我价值，重新树立自信、自尊、自强、自立，以最佳的心理状态面对现实，配合医护人员进行康复训练，最终能重返社会。

六、常见残肢并发症的康复护理

（一）幻肢痛

目前尚无通用、有效的治疗方法。术前做好宣教解释工作，让患者充分建立思想准备，接受截肢事实；术后尽早佩戴假肢，及时采取弹力绷带包扎，避免和消除肿胀，缓解部分幻肢痛。对疼痛史较长者，可采用经皮神经电刺激、热敷、红外线、超声波、离子导入等物理疗法。心理治疗对预防幻肢痛有不可忽视的作用，可进行暗示疗法、心理支持技术、放松技术等。不主张对幻肢痛应用镇痛药物治疗，不能解决根本问题，且易形成药物依赖性。

（二）残肢痛

常见为神经瘤，可局部应用普鲁卡因封闭、超声波、经皮电刺激、穴位刺激等，若不能缓解，可考虑手术切除。

（三）肿胀

轻度肿胀，休息后可自行缓解，可不做特殊处理。如肿胀较重，可采用绷带缠绕，改善静脉循环，减轻肿胀。缠绕时应以斜“8”字形进行，由远心端向近心端包扎，每 4 小时更换缠绕 1 次，夜间可持续包扎。

想一想4-10

截肢患者的康复护理措施有哪些？

答案解析

七、康复护理指导

（一）保持残肢清洁、防止残肢肿胀

每天清洁残肢，残肢套每天至少更换 1 次，防止皮肤出现红肿、溃疡等。残肢有损伤时应及时停止使用假肢。脱掉假肢后，残肢应用弹力绷带包扎，防止残肢肿胀，促进残端定型。

（二）肌肉力量训练

尽早进行肌力训练，防止肌肉萎缩，避免残端周径变小，出现残端与接受腔不匹配的情况。同时残肢肌肉力量的增强，可使残肢的操控更灵便。

（三）假肢定期保养

假肢的关节或结合部分若产生松动，会影响其使用性能，因此应经常进行维护和检查，最好 3 个月至 1 年检修 1 次。

（四）安全

合理安排训练和与休息，训练应循序渐进，训练过程中避免跌倒等意外事件发生。

第十六节　关节置换术后的康复护理

PPT

一、概述

（一）定义

人工关节置换术是指通过人工关节替代或置换病伤关节。目前已被广泛应用，包括髋、膝、肩、肘等，人工关节置换术后康复在最大程度上可恢复患者的日常生活活动能力，能够减少术后并发症。帮助患者回归家庭、社会，重返工作。

（二）人工关节置换术后的问题

1. 疼痛　接受关节置换术的患者，术前因长期关节疾患，如类风湿关节炎、骨关节炎等，出现关节反复、进展性疼痛，活动后加重，药物和保守治疗效果不明显。关节置换术后，因手术造成创伤，患者会感到剧烈的术后急性疼痛；后期因关节被动运动使部分挛缩的肌肉伸展出现疼痛，可通过药物、理疗等方式缓解疼痛。

2. 感染 是人工关节置换术后极为严重的并发症，如术前牙龈炎、扁桃体炎等引起的血源性感染；术中植入物未经严格消毒灭菌、手术区污染；术后伤口引流不畅，康复护理时未严格遵守无菌操作等。

3. 神经损伤 如人工髋关节置换术后患者有神经损伤，可表现为感觉、运动功能障碍，小腿后外侧麻木，膝及足背伸展无力，足趾背伸肌力下降等。

4. 关节挛缩 多为屈曲挛缩，常见原因为早期未及时进行关节活动或体位不当，使关节不能有效伸展。

5. 日常生活活动能力受限 术后短期的关节制动和疼痛使关节活动受限，降低患者转移、步行、上下楼梯等活动能力。

（三）康复护理评定

1. 术前评定 包括对全身整体状况和肢体功能状态的评定。

（1）上、下肢肌力 采取手法肌力检查，了解上、下肢肌肉力量及手术关节周围肌肉肌力。

（2）关节活动度 评定各关节特别是手术关节的关节活动度，判断有无关节挛缩畸形。

（3）步态 观察步态类型，有无使用助行器。

（4）测量患肢长度 用卷尺测量患肢的绝对长度。

2. 术后评定 主要在术后 1 ~2 天、1 周、2 周、1 个月、3 个月和 6 个月进行评定，内容如下。

（1）伤口愈合情况 局部有无红、肿、热、痛等感染体征，伤口有无渗出等。

（2）关节情况 首先了解关节有无肿胀，浮髌试验用于判断关节腔内有无积液及其程度，而关节周围软组织肿胀可测量关节周围软组织的周径作为客观指标判断。其次了解关节有无疼痛，术后 2 天内，患者主要感觉伤口疼痛，随着功能性活动训练，出现活动后疼痛。疼痛程度可采用视觉模拟评分法评定。最后要了解关节活动情况，可应用量角器测量关节的活动范围，进行被动和主动关节活动度测量，以了解造成关节活动功能障碍的原因，如疼痛、软组织挛缩等。

（3）肢体肌力 采用徒手肌力检查评定，不仅包括对关节周围肌肉，还包括相邻关节周围肌肉的力量评定，在评定肌肉力量的同时，判断是否影响手术关节的稳定性。

（4）活动及转移的能力 根据患者不同阶段，评定患者活动及转移的能力，坐位能力（主要包括坐床边及坐座椅的能力），站立、行走、上下楼梯、跨越障碍物等的活动能力。在训练患者行走时，首先要评判患者的一般步态，观察患者在行走过程中站立相和摆动相步态，了解异常步态的原因，如疼痛、肌力降低、感觉尤其本体感觉下降等。

（四）康复目标

消除患者的恐惧、焦虑的心理，减轻疼痛，促进体力恢复，改善平衡协调能力，恢复日常生活活动能力。

二、髋关节置换术后的康复护理

全髋关节置换术后通常需要长期卧床，卧床会影响患者功能恢复，早期开始康复训练对患者肢体功能恢复十分重要，直接影响到手术效果及生活质量。

（一）术前指导

1. 术前康复教育，帮助患者了解手术、并发症以及术后康复护理的重要性。

2. 尽量保持患肢于中立位，即患肢处于伸直状态，无内旋、外旋。

3. 重点应加强髋外展肌群、股四头肌等长收缩及踝、足趾的主动活动；加强健侧各关节的主动活动和肌力训练；进行呼吸、咳嗽训练，预防术后长期卧床引起的肺部感染。

4. 帮助患者了解术后应用的康复护理方法，如床上转移活动、关节的主动－助力活动、助行器的使用等。

（二）术后康复护理

1. 术后第1周 本周康复护理重点是减轻患者的症状、促进伤口愈合、防止肌肉萎缩、改善关节活动度。

（1）体位 髋关节置换术后相对制动，保持髋关节中立位，取轻度外展位（20°～30°），防止患者内收、内旋。两腿间可放置软枕，穿防外旋鞋。有四种危险而应避免的体位：患髋关节屈曲超过90°、患肢内收超过身体中线、患肢伸髋外旋、患肢屈髋内旋。

（2）肌力及关节活动范围训练 术后当天即可从患侧足背进行向心性按摩，进行足踝主、被动活动。术后1～2天可进行手术关节周围肌肉的等长收缩，以及非手术关节下肢、双上肢的主动活动和抗阻训练，保持机体的柔韧性和力量。每天1～2次，每次30～60分钟。增加上肢的肌肉力量可帮助患者自理及转移。术后第2～3天即可取半坐位，继续进行健侧各关节主动活动及肌力训练；进行患侧髋、膝被动活动，动作要求缓慢，以不引起疼痛为宜，活动中避免髋内收、旋转。术后第3～4天，在膝关节下方垫枕，以膝部为支点，将小腿抬离床面并做伸膝动作，保持10秒，重复10～20次。术后第5天，进行日常生活能力的练习，如上肢日常活动训练、床上转移等。在膝下垫枕是髋关节屈曲10°～20°，以膝部为支点做挺髋动作，即抬臀动作。另外，加强上肢肌力训练，方便日后使用拐杖。

2. 术后第2周 本周康复护理重点是加强患侧下肢不负重状态下的主动运动，恢复关节活动度，进一步提高肌力。

（1）卧位训练 仰卧位或健侧卧位髋膝关节伸直，进行髋关节内收、外展运动。仰卧屈膝双下肢外展位，锻炼髋关节内旋、外旋，进行膝关节分开、靠拢运动，对于外旋位不稳定的患者应避免做外旋动作。还可通过滑轮装置，分别做主动辅助屈曲、髋外展和内收、主动伸膝和抗阻伸膝、俯卧位和侧卧位伸髋等练习。

（2）坐位训练 协助患者将患侧肢体移向床边，坐起时双手后撑，髋关节屈曲不大于80°。由于髋关节在坐位下最容易出现脱位及半脱位，术后6～8周，应以躺、站或行走为主，坐的时间每次不超过30分钟，每日可坐4～6次，若关节不稳定，可放弃坐位功能训练。

（3）立位训练 若患者坐起无头晕或其他不适，可进行由坐－站的体位变换训练，并可进行扶拐立位训练。

3. 术后第3周 继续巩固之前训练效果，提高日常生活自理能力，逐渐恢复患肢的负重能力。可在仰卧位下做踏车、四点支撑半桥运动等，每个动作要求缓慢进行；继续加强步行训练，开始在平衡杠内进行前后交替迈步训练，逐步地过渡到拐杖步行；继续加强患侧股四头肌肌力训练；教患者借助辅助设备，独立完成日常生活自理能力，如穿衣、洗澡、移动、取物等，必要时进行适当的环境改造，如加高床、椅、坐厕的高度等。

4. 术后4周～3个月 此阶段康复重点为改善髋关节的活动范围，增加负重能力，使人工髋关节的功能逐渐接近正常水平，达到全面康复的目的。为了进一步提高步行能力，可由扶拐杖步行逐步过渡到扶手杖步行，应具备以下两个条件：患者有足够的支撑力，能够在手杖的帮助下完成步行静止期患肢的负重；患侧股四头肌抗阻至少8kg以上。上下楼梯过程中，要求健腿先上、患腿先下，以减少患髋关节的屈曲和负重。

练一练4-13

全髋关节置换术后早期康复的目标是（　）。

A. 恢复肌肉力量　　B. 恢复步行　　C. 恢复关节活动度

D. 恢复正常生活能力　　E. 恢复体力

答案解析

三、膝关节置换术后的康复护理

（一）术后4天内

目的在于促进伤口愈合，增强肌力，防止肌肉萎缩，改善关节活动范围，减少并发症。此阶段疼痛较重，冰袋冷敷、经皮神经电刺激等物理因子疗法可减少出血、消除肿胀，进一步减轻疼痛。

1. 术后当天　为防止患肢外旋压迫腓总神经引起麻痹，将患肢抬高，使之保持中立位；踝关节进行被动屈伸及旋转活动，患肢可穿弹力袜促进血液循环。

2. 术后第1天　行股四头肌等长收缩训练，尽可能背屈踝关节、伸膝，使髌骨向近端牵拉。

3. 术后第2~3天　进行膝关节持续被动活动，常用CPM器辅助，此活动速度比较缓慢、均匀，易被患者接受，其活动范围可以随时调节，逐步增加，每天2次，每次1小时，每天增加5°~10°。股四头肌及腘绳肌肌力恢复到一定程度，进行主动膝关节屈伸活动，训练屈伸肌肌力。

（二）术后4天~2周

目的在于训练关节活动度及肌力。

1. 继续CPM和主动膝关节屈伸活动。

2. 牵伸练习　膝关节屈曲最大角度在术后1周一般要达到90°，2周达120°。如果出现膝关节屈曲或伸展挛缩，可以对膝关节进行屈曲或伸展的牵伸练习，牵伸练习可以利用患者自身重力或外界的力量，方向应与肌肉或软组织挛缩的方向相反，在关节可动范围内，先主动、后被动活动到受限处；伸展时，固定关节近端，牵伸关节远端，牵伸过程中不可使用暴力，不能使关节超过正常活动范围，每次牵伸持续5~10秒，5~10次为一组，每天牵伸1~2组。

3. 当患者具备一定的肌力和平衡能力时，可练习下地行走。

4. 坐位主动伸膝训练　训练股中间肌及内、外侧肌；仰卧位抗阻和不抗阻支腿抬高、主要锻炼股直肌。

（三）术后2周~6周

目的在于增强肌力及保持关节活动度。

1. 进行主动抗阻力运动，可利用沙包、滑车、重锤等进行练习。

2. 生活能力训练，包括蹲起、坐—站转移、上下台阶等。

3. 其他日常生活活动训练、理疗、作业治疗等。

护爱生命

由于各种伤病导致的功能障碍者是康复医学服务的主要对象。康复的目的旨在协调利用各种有效措施，最大限度地帮助患者恢复功能，重返社会，提高其生存和生活质量。

作为医学生，肩负“健康中国梦”的使命与担当，要始终秉承“以患者为中心，以健康为根本的初衷”，除认真学习相关医学知识，掌握常见伤病的康复护理技能外，还应作为健康宣教者，积极传播卫生知识，帮助人们树立健康观念，建立卫生行为，从而为实现社会的全面健康发展贡献自己的力量。

目标检测

答案解析

一、选择题

【A 型题】（最佳选择题）

1. 脑卒中早期患侧卧位的不正确姿势是（　）。

A. 前臂旋前　　B. 肘伸直　　C. 膝下垫枕
D. 手指张开　　E. 患侧上肢前伸

2. 下列关于冠心病的康复护理指导，不正确的是（　）。

A. 控制体重　　B. 保持大便通畅　　C. 培养良好饮食习惯
D. 运动后即时热水浴　　E. 戒烟

3. 多次重复测量（　），则可确诊为高血压。

A. 收缩压≥140mmHg 和（或）舒张压≥90mmHg
B. 诊室收缩压≥135mmHg 和（或）诊室舒张压≥85mmHg
C. 诊室收缩压≥140mmHg 和（或）诊室舒张压≥90mmHg
D. 收缩压≥140mmHg 和诊室舒张压≥85mmHg
E. 收缩压≥130mmHg 和诊室舒张压≥85mmHg

4. 体质指数的计算方法（　）。

A. $[体重(kg)]^2 \div [身高(cm)]^2$　　B. $体重(kg) \div [身高(m)]^2$
C. $[身高(cm)]^2 \div [体重(kg)]^2$　　D. 身高(cm) ÷ 体重(kg)
E. 身高(cm) − 体重(kg)

5. 恶性肿瘤的分化程度是指（　）。

A. 生长速度　　B. 浸润深度　　C. 肿瘤细胞与正常细胞的区别程度
D. 有无转移　　E. 组织学类型

6. 缩唇呼吸训练的目的是（　）。

A. 提高支气管内压，避免塌陷　　B. 降低胸腔压力
C. 增强肺活量　　D. 提高膈肌肌力
E. 改善肺循环

7. 下列关于骨质疏松症的患者护理措施错误的是（　）。

A. 服用促进骨矿化剂药物　　B. 加强体育运动
C. 少晒太阳　　D. 防止跌倒
E. 避免吸烟、酗酒

8. 下列关于颅脑损伤患者的护理不正确的是（　）。

A. 卧床，头抬高 15°～30°
B. 昏迷者要保持仰卧位
C. 保持呼吸道通畅
D. 注意翻身，避免压疮
E. 预防深静脉血栓

9. 关于脑瘫定义，下列错误的是（　）。
A. 发生时间为出生前至出生后1个月
B. 表现为多种功能障碍
C. 主要表现为中枢运动障碍及姿势异常
D. 一种进行性损害
E. 是脑损伤综合征

10. 下列不是类风湿关节炎临床表现的是（　）。
A. 晨僵　B. 关节肿胀　C. 骨擦音
D. 关节痛与压痛　E. 关节畸形

11. 当肌力2级时，适宜的肌力训练方法为（　）。
A. 被动运动　B. 助力运动　C. 主动运动
D. 抗阻运动　E. 不做运动

12. 下列关于截肢后的康复说法不正确的是（　）。
A. 从近端向远端包扎残端　B. 残端负重训练
C. 步行训练　D. 增加关节活动度训练
E. 肌肉力量训练

13. 关于人工全髋关节置换术后的康复护理措施，错误的是（　）。
A. 先进行肌肉的等长收缩练习
B. 术后严禁患肢内收和外旋
C. 术后第三天开始行患侧髋关节的被动活动
D. 尽早进行肌力训练
E. 手术8周后方可部分负重

【X型题】（多项选择题）

14. 脑卒中软瘫期康复护理的措施有（　）。
A. 保持良肢位　B. 关节活动度训练　C. 体位转换训练
D. “桥式”运动　E. 排泄护理

15. 冠心病Ⅰ期、Ⅱ期患者康复护理的措施有（　）。
A. 床上活动　B. 呼吸训练　C. 坐位训练
D. 步行训练　E. 心理康复

16. 关于诊室血压测量的注意事项有（　）。
A. 静坐、放松3～5分钟　B. 排空膀胱
C. 测量前30分钟避免吸烟　D. 测上臂血压，上臂置于腹部水平
E. 卧床休息30分钟

17. 乳腺癌根治术后行腋窝淋巴结放疗最常引起的并发症是（　）。
A. 患肢坏死　B. 放射性皮炎　C. 患肢淋巴水肿
D. 患肢疼痛　E. 皮肤溃烂

18. 颅脑损伤急性期康复护理的措施有（　）。
A. 促醒治疗　B. 维持合理体位　C. 关节被动活动
D. 定时翻身、叩背排痰　E. 言语功能康复

19. 关于小儿脑瘫临床表现正确的是（　）。

A. 肌张力正常　　B. 动作及姿势异常　　C. 反射异常

D. 运动发育迟缓　　E. 肌张力异常

20. 骨折愈合过程包括（　）。

A. 血肿机化期　　B. 骨痂形成期　　C. 骨性愈合期

D. 骨折改造塑型期　　E. 肌力下降期

21. 关节置换术预防并发症的练习包括（　）。

A. 深呼吸练习　　B. 咳嗽练习　　C. 踝泵练习

D. 床上活动　　E. 下床活动

二、综合问答题

1. 什么是良肢位？脑卒中患者的良肢位主要有哪些？摆放要点是什么？
2. 什么是心电运动试验？常用运动试验的类型有哪些？
3. 慢性阻塞性肺疾病患者的主要功能障碍有哪些？
4. 简述脊髓损伤按损伤程度的分类标准。
5. 脑瘫按临床神经病学表现分哪几型？
6. 强直性脊柱炎患者不同临床阶段的康复护理原则是什么？

书网融合……

重点回顾　　微课　　习题

第五章　老年人及社区康复护理

学习目标

知识目标：

1. **掌握**　老年人主要功能障碍。
2. **熟悉**　老年人及社区康复护理的内容、特点。
3. **了解**　我国老年人及社区康复护理的现状及存在的问题。

技能目标：

通过实验课和临床见习学习，让学生去社区通过观察社区康复护理方法学会照顾老年人及患者，从而提升自己的能力。

素质目标：

通过本课程的学习，引导学生加强理论学习和实践锻炼，传承中华传统文化，并能够结合中医药传统，讲仁爱、守诚信。

导学情景

情景描述：患者，男，72岁，患有高血压10年，冠心病7年，为了能使其得到更好的照顾，子女将他送到了医护一体的老年公寓。一周前该患者晨起后发现左侧肢体无力，被急诊送入老年公寓附属医院，查头颅CT：右侧基底节区脑梗死。于5天前左侧肢体完全瘫痪，近4天病情无明显变化。查体：血压160/90mmHg，神志清楚，言语流利，心肺查体大致正常。饮水偶有轻度呛咳，左鼻唇沟浅，左侧肢体Brunnstrom1级，肌张力低，腱反射稍弱，左侧巴宾斯基征（+），右侧正常。

情景分析：结合患者症状，对于患者现在的身体状况，进行康复护理。

讨论：作为该患者的照护员，为了使其能够尽早康复，并预防出现各种并发症，应如何对其进行康复护理？

学前导语：社区康复应先查清本社区残疾人员数量和分布情况并登记；进行残疾总数、分类、原因等的统计分析，为制定预防和康复计划提供资料。还应该对需要进行功能训练的残疾人，开展必要的可行的功能训练。

老年人是身体功能障碍和致残性疾病的高发群体，往往在住院治疗后仍需要专业的康复训练，以促进身体恢复。社区康复护理通过最基层医疗机构的健康服务，为老年人防病、治病发挥着重要的作用。社区康复护理的重点是协助指导患者进行有效的功能锻炼，或正确使用保护性矫形工具，以达到改善和治愈疾病的目的。

第一节　老年人的康复护理

PPT

一、概述

以老年人或老年患者为对象，以“自我康复”为中心，采用与日常生活活动密切联系的运动功能训练等方法，改善因伤病衰老、残疾或自理能力减退引起的老年人生理、心理和社会功能障碍的技术。与治疗、护理不同的是，老年康复护理内容更全面，不仅涉及创伤和疾病导致的残疾和功能障碍，还包括衰老导致的日常生活能力下降、心理和社会适应能力改变等。

护爱生命

“老吾老以及人之老，幼吾幼以及人之幼。”孟子教导我们要推己及人地敬重长辈，爱护幼子。现在无论是国家养老还是社会养老亦或是家庭养老，都离不开中国传统的尊老文化，这是中国尊老文化的传承与发展。如“子孝则家齐”是家庭养老甚至是完全积累制的传统根基；“老吾老以及人之老”是社会化养老甚至是自保公助型养老方式的文化基础；“天子养老，孝治天下”则是国家养老乃至福利型国家模式的文化渊源。

总之，人创造着社会，社会也创造着人。在社会发展过程中，中国传统的孝文化在中国家庭养老中曾经起到重要的作用，当前，这种孝文化还会继续传承下去，而且无论是走养老保障社会化之路还是倡导政府责任和国家养老，都可以在中国传统文化中找到深厚的文化背景和理论根基。所以，在建立现代社会养老保障制度时必须明确，我们不能抛弃中国的传统文化，而是要去深入挖掘它的内在价值，使之古为今用。

二、主要功能障碍

（一）运动功能障碍

1. 运动障碍　可分为运动传导通路病变引起的运动障碍、椎体外系统病变引起的运动障碍、迟发性运动障碍、面－口运动障碍、肌肉病变引起的运动障碍、骨骼病变引起的运动障碍、痛性运动障碍、间歇性运动障碍、职业性运动障碍、情绪紧张引起的运动障碍。

2. 常见的护理诊断

（1）躯体移动障碍　与大脑、小脑及神经肌肉受损或运动协调异常有关。

（2）潜在并发症　失用综合征，与机体活动障碍有关。

（二）感觉功能障碍

1. 刺激性症状　感觉径路刺激性病变引起。

（1）包括感觉过敏、感觉倒错、感觉过度、感觉异常、疼痛等。

（2）疼痛根据病变部位及疼痛特点又分为局部性疼痛、放射性疼痛、扩散性疼痛、牵涉性疼痛。

2. 抑制性症状　感觉径路破坏性病变引起。

（1）感觉减退或缺失，完全性感觉缺失，同一部位各种感觉均缺失。

（2）分离性感觉障碍，同一部位仅痛温觉缺失，而触觉保存。

（三）共济障碍

1. 表现为随意运动的速度、节律、幅度和力量的不规则，即协调运动障碍，还可伴有肌张力减低，眼球运动障碍及言语障碍。

2. 额桥束和颞枕桥束是大脑额、颞、枕叶与小脑半球的联系纤维，病损可引起共济失调，症状轻，较少伴发眼震。

3. 前庭病变使空间定向功能障碍，以平衡障碍为主，表现为站立不稳、行走时向病侧倾倒、不能沿直线行走、改变头位症状加重、四肢共济运动正常，常伴严重眩晕、呕吐和眼震等。

4. 内耳变温（冷热水）试验或旋转试验反应减退或消失，病变愈接近内耳迷路，共济失调愈明显。

（四）言语障碍

1. 失语症 是言语获得后的障碍，是由于大脑损伤所引起的，言语功能受损或丧失，表现为听、说、读、写、计算等方面的障碍。

2. 运动性构音障碍 是由于神经病变引起的构音器官的运动障碍，出现发声和构音不清等症状。

3. 听力障碍所致的言语障碍。

4. 儿童发育迟缓 是指儿童在生长发育过程中，其言语发育落后于实际年龄。

5. 器质性构音障碍 是指由于构音器官形态异常，所致的构音障碍。

6. 口吃 是言语的流畅性障碍。

7. 发音障碍。

8. 功能性构音障碍 多见于学龄前儿童。

（五）认知障碍

1. 认知障碍既是一个独立的证候，又是多种疾病中的一个症状，它包括记忆障碍、失语、视空间障碍、执行功能障碍、计算力障碍、失用、失认等。

2. 表现为失语、失用和视空间障碍。

3. 患者常有说话口齿不清、词汇减少、找词困难、命名困难、表达词不达意、错语和理解障碍。

4. 多数患者阅读尚可保留，但理解困难。

5. 计算错误常常出现，表现为购物时付账错误，重则一般的日常生活处理均困难。

6. 视空间障碍表现为地理方位认识困难。出门后常常找不到自己的家，穿错衣服、裤子，不认识简单的几何图形，无法走出迷宫图形，照镜时不认识自己的脸孔等。

（六）心理障碍

1. 焦虑 是一种朦胧预感，感到不幸及危险即将来临，且将降临在自己或家人的头上，由此而产生的消极情绪状态称为焦虑。主要表现有紧张、害怕、烦躁不安、心神不宁、担心、忧虑。

2. 抑郁 以情绪低落为主要表现，伴有思维迟缓、意志活动减退，如情绪低落，眼下垂、语声低、话少、食欲差、消瘦、性欲低下、月经不调或停经、悲观、无用感、自卑、缺乏自信、自我评价低下。

3. 精神紧张 内心烦躁及心理紧张、肌肉紧张。

4. 恐惧及愤怒 均具有较高的紧张性，恐惧是由于自身的安全及个人价值、信念受到了明显的威胁而产生的情绪体验。

（七）ADL 能力障碍

1. 基本的活动和起居动作 步行障碍、挥手减少、站起和翻身困难。

2. 日常动作 入浴、更衣、进餐、排泄整理周围物品等困难。

3. 应用动作 家务、购物、乘坐交通工具、书写等障碍。

4. 交流 会话障碍、书写和打电话困难引起会话量减少和表达意志下降。

5. 其他 社会生活范围缩小，服务社会能力下降，工作能力下降。

三、康复护理评定

（一）概念

康复评定是收集患者功能障碍资料，并与正常标准进行比较和分析，对患者功能状态和潜在能力进行判断的过程。世界卫生组织将功能障碍分为功能形态障碍、能力障碍和社会因素障碍。

康复护理评定是收集康复护理对象的功能形态、能力和社会环境资料，并与正常标准进行比较和分析，确定康复护理问题，为制定康复护理措施提供参考依据。是康复评定的重要组成部分，贯穿于社区康复护理过程的始终。

（二）目的

1. 确定患者存在的康复护理问题，制定康复护理目标。

2. 为制定和修改康复护理措施提供依据，并评定康复治疗的效果。

3. 比较康复护理方案的优劣，选择投资少而收益大的康复护理计划加以实施，使康复护理取得最佳的社会效益。

4. 进行预后评估，为残疾等级的划分提供依据。

（三）内容

1. 躯体功能评定　包括形态学、肌力、关节功能、感觉、反射、平衡协调、心肺功能、日常生活活动能力、神经电生理检查等的评定。

2. 语言功能评定　包括构音障碍评定、失语症评定、语言发育迟缓评定、言语失用评定、实际语言交流能力评定等。

3. 认知心理评定　包括认知、知觉、智力、情绪、人格、神经、心理等的评定。

4. 社会功能评定　包括环境评定、社会生活能力评定、职业能力评定、生活质量评定。

（四）康复护理评定方法

1. 交谈。

2. 观察。

3. 调查。

4. 量表。

5. 体格检查。

（五）老年人社区康复护理评定步骤

1. 收集资料。

2. 分析资料。

3. 确定康复护理诊断、目标和措施。

4. 记录。

（六）老年人社区康复护理评定分期

1. 初期评定　在制订康复护理计划和开始康复治疗前进行的评定。

2. 中期评定　在经过一段时间的护理和治疗后进行的评定，目的是了解康复对象功能改善情况。

3. 末期评定　对经康复护理与治疗后，对康复对象进行总的状况评估，判断康复护理与治疗的效果，评估是否达到预期目标，对尚存或潜在的问题提出进一步解决的方法与建议。

（七）康复评定的注意事项

1. 根据疾病、功能、能力和障碍诊断的不同特点以及社区实际情况选择正确的、恰当的评定方法和评定内容。

2. 进行评定时应先从筛查开始，然后再进行深入的检查。

3. 首次评定时应对患者进行心理、生理和社会等全面评定。

4. 选择操作简单、易于推广和普及的评定方法。

5. 选择信度、效度和灵敏度高的评定工具，以及国际通用的标准化的评定方法。

四、康复护理措施

1. 目标 采用一切有效的措施，预防可能发生的残疾和并发症，改善受损的功能（如感觉、运动、语言、认知和心理等），提高患者的日常生活活动能力和适应社会生活的能力，即提高患者的生活质量，帮助其重返家庭和工作岗位，最终成为独立的社会人。

2. 原则

（1）选择合适的早期康复时机。

（2）康复治疗计划是建立在康复评定的基础上，由康复治疗小组共同制订，并在治疗方案实施过程中逐步加以修正和完善。

（3）康复治疗始终贯穿于疾病治疗的全过程，做到循序渐进。

（4）康复治疗要有患者的主动参与和家属的积极配合，并与日常生活和健康教育相结合。

（5）采用综合康复治疗，包括物理治疗、作业治疗、言语治疗、心理治疗、传统康复治疗等方法。

五、康复护理指导

1. 预防疾病的发生和复发。
2. 营造良好的康复环境。
3. 帮助患者正确对待疾病及其残疾。
4. 进行自我健康管理的指导和宣教。
5. 对患者进行心理健康指导。

第二节　社区康复护理

PPT

一、社区康复的发展背景

康复医学是医学的一个重要分支，目的是促进伤、病、残患者功能恢复，帮助其达到尽可能高的健康水平。康复包括医疗康复、教育康复、职业康复、社区康复四个方面，综合地应用各种措施，最大限度地恢复和挖掘病、伤、残者的身体、心理、社会、职业、娱乐、教育和周围环境相适应的潜能。其中社区康复是指利用社区本身的人力资源，建立一个有社区行政领导、医护人员、志愿者、病伤残者及其家属参加的康复体系，在社区内向病伤残者提供全面连续的康复服务。康复护理是医疗康复和社区康复的重要组成部分。康复护理是以康复的整体医疗计划为依据，以最大限度恢复功能、减轻障碍为目标，采取功能训练及运动疗法等措施，帮助残疾者提高自理能力的护理过程。社区康复护理是实施社区康复的一种重要形式。认为在生物心理－社会－环境医学模式的发展过程中，社区康复护理以其独有的优势将会发挥越来越重要的作用。

二、社区康复的目标和内容

（一）目标

1. 使病残人和慢性病患者、老年人的身心得到康复。

2. 使病残人在社会上能享受正常的公益服务机会，平等地享受入学和就业的机会，为社区和社会作出积极贡献。

3. 使病残人能融入社会，通过社区内部改变方式促进和保护他们的人权，消除参与社会活动的障碍，真正地回归社会。

（二）内容

1. 提供病、伤、残的预防与宣教

（1）普及残疾预防知识　依靠社区力量，落实各项有关残疾预防的措施，如做好优生优育工作，对适龄儿童进行相应的预防接种，开展环境卫生、营养卫生、精神卫生、保健咨询、安全防护、卫生宣传教育等工作。以上工作一般都要与卫生院、社区医院的初级卫生保健工作结合进行。

（2）参与残疾普查　依靠社区力量，开展社区内残疾调查，查出本社区的病残人员及其分布，并做好登记，进行残疾总数、分类、残疾原因等的统计分析，为制订残疾预防和康复计划提供资料。开展康复咨询活动，发放普及读物，传授残疾预防知识和康复训练方法，增强残疾预防和康复的自我意识和群体意识。

2. 提供非医疗服务

（1）教育康复　帮助残疾儿童解决上学问题，或组织社区内残疾儿童的特殊教育学习班。

（2）职业康复　对社区内还有一定劳动能力、有就业潜力的青壮年病残人，提供就业咨询和辅导，或介绍到区、县、市的职业辅导和培训中心，进行就业前的评估和训练，对个别病残人，指导自谋生计的本领和方法。社区内病残人的就业如有可能，尽量安排在社区开办的工厂、车间、商店、公司等单位。

（3）社会康复　建设和维护社区无障碍环境。依靠社区的力量，组织病残人与非病残人在一起的文娱体育和社会活动，以及组织病残人自己的文体活动。

3. 提供各种康复服务 微课 1、2

（1）提供康复咨询和心理支持　主要为社区内的康复对象提供有关的功能评定、康复治疗、康复护理、家庭康复病床服务等，帮助病、伤残者树立康复信心，积极配合康复治疗。

（2）实施康复治疗　在家庭和（或）社区康复站，对那些需要进行康复的对象制订具体的康复计划，实施必要的、可行的具体康复方案，评估康复治疗效果。

1）肢体病、伤、残者　包括偏瘫、截瘫、截肢、脊髓灰质炎后遗症、骨关节疾病等运动功能障碍者。主要训练运动功能、生活自理能力和社会适应能力三个方面。

2）脑瘫儿童　对 14 周岁以下的脑瘫儿童，如果以运动障碍和姿势异常为主要表现，主要训练运动功能、姿势矫正、语言交往和生活活动能力。如果以智力发育低下为主要表现，同时伴有明显的社会生活适应能力困难，主要训练运动、感知、认知、语言交往、生活自理和社会适应能力。

（3）协助与上级医院的转介服务　转介服务是一种双向康复服务。一方面对那些经过机构内康复、病情稳定的康复对象及时向社区转介，在社区内接受进一步或后续的康复；另一方面，某些在社区康复中难以解决的问题或经过社区康复治疗效果不理想的对象，适时向上级医院康复科或康复医院转诊。转介服务是社区康复可持续发展的保障，没有由上向下的转介服务，社区康复难以生存，缺乏由下向上的转介服务，社区康复也难以发展。此外，有些需要政府和社会共同帮助解决的非医疗问题，如就业、劳动、教育、养老等，则需要横向转介系统支持。

（4）提供慢性病独立生活指导　协助病、伤、残者组织，诸如“独立生活互助中心”“脑卒中康复之家”“糖尿病之友”等，提供有关独立生活的咨询和服务，如有关经济、法律、权益的咨询和维护，有关病、伤、残者用品用具的购置、使用和维修服务，独立生活技能咨询和指导等。

4. 提供社区康复护理　社区康复护理是针对不同疾病恢复阶段的需要，指导病、伤、残者及其家属根据不同病情和体质，采取必要的安全护理措施，对常见的压疮、呼吸系统、泌尿系统、骨与关节系统的并发症进行相应的护理，对坠床、摔伤、骨折、脱臼等意外伤害要防患于未然，最大限度地减少和避免患者痛苦，预防并发症和致残因素。

三、社区康复护理的特点

（一）概述

社区康复护理是把整体护理与社区康复融为一体，根据总的社区康复计划，围绕全面康复目标，在社区的层次上实施的康复训练及家庭护理，使社区广大的残疾人和社会群体都能够受益。

（二）社区康复的具体特点

1. 以社区为基地，由社区组织领导、社区成员全面参与。

2. 依靠社区康复原有的卫生保健、社会保障、社会服务网络等多方共同协力开展康复服务。

3. 按照全面康复的原则为社区残疾人提供医疗、教育、职业、社会等方面的康复服务。

4. 康复训练就地就近；方法简单易行、技术实用有效；器材因陋就简、就地取材；训练对象为社区残疾人、老年人、慢性病患者；训练时间应长期持久。

5. 充分发挥残疾人本人、残疾人家庭和残疾人组织（如残联、残疾人协会等）在康复中的作用。

6. 社区康复投资少、服务覆盖广、康复效果好。

想一想

社区康复特点包括哪些？

答案解析

四、社区康复存在的问题

（一）重视不够

部分责任部门认为社区康复是可有可无的事情，不能把社区康复纳入社区总体规划之中，是社区康复难以开展的主要原因。

（二）认识不够

人们对社区康复的理解混同于综合医院所开展的现代康复诊疗技术，认为在现有条件下很难开展工作。残疾人本人及其家人对康复的认识及参与性也较差，使社区康复的推广受到影响。

（三）专业人才匮乏

我国康复机构、专业康复人员都严重不足，社区卫生服务机构的全科医师又普遍缺乏康复知识，没有接受过正规康复知识系统培训，所以这项技术性很强的工作很难得到持续的强有力的技术支撑。

（四）经费短缺

当前对社区康复投入资金还远远不足，有些地区在搞试点时，由国家拨给经费，试点结束，经费用完后，社区康复也随之陷入窘境；有些社区因经费困难，社区康复工作难以起步。

（五）康复设备资源不均

社区康复的设备主要是社区申请设立康复站，残联配备一定的设备，设备的多少、好坏，均根据当地的经济和重视程度来定，有需求的地方可能没钱配备，配备好的地方可能缺少技术支撑，往往造成设备的资源不均，甚至是空置浪费。

目标检测

答案解析

一、选择题

【A 型题】（最佳选择题）

1. 康复评定一般至少进行（ ）。
   A. 1 次　B. 2 次　C. 3 次　D. 4 次　E. 5 次
2. 功能独立性评定内容不包括（ ）。
   A. 自理活动　B. 运动与活动　C. 括约肌控制
   D. 交流　E. 肢体畸形
3. ADL 交流方面的内容不包括（ ）。
   A. 打电话　B. 使用交流板　C. 书写
   D. 化妆　E. 识别环境标志
4. 康复的主要对象是（ ）。
   A. 患者　B. 病伤残者　C. 有功能障碍者
   D. 疼痛者　E. 所有人
5. 关于康复论述不正确的是（ ）。
   A. 康复是一种理念、指导思想
   B. 康复在疾病后期进行
   C. 康复需要环境和社会作为一个整体来参与
   D. 康复必须渗透到整个医疗计划中去
   E. 康复训练促进残疾、残障者提高功能
6. 康复护理的中心指导思想是（ ）。
   A. 替代护理　B. 自我护理　C. 整体护理
   D. 心理护理　E. 生活护理

二、综合问答题

1. 什么是功能评定？
2. ADL 评定内容包括哪些方面？
3. 社区康复护理的内容有哪些？

书网融合……

重点回顾　微课 1　微课 2　习题

实训指导

实训一　关节活动度（四肢）测量

【实训目的】

1. 能对常见的四肢关节活动范围进行测量，并和正常参考值比较。

2. 熟悉量角器的使用方法及注意事项。

【实训准备】

1. 用物准备　量角器、皮尺、握力器。

2. 环境准备　创建宽敞、整洁、舒适、安全的康复环境。

【实训方法】

关节活动度（四肢）测量主要包括肩关节活动度测量、肘关节活动度测量、前臂活动度测量、腕关节活动度测量、膝关节活动度测量和踝关节活动度测量。

（一）肩关节活动度测量技术流程

训练要点为肩关节屈曲和伸展，肩关节外展，肩关节内旋和外旋，肩关节水平内收、水平外展。

1. 肩关节屈曲和伸展

（1）受试者一般采取坐位或站立位。

（2）测量肩关节屈曲和伸展时的轴心是肩峰。

（3）将量角器的“0”点对准肩峰。

（4）将量角器的固定臂与腋中线平行。

（5）将量角器的移动臂与肱骨纵轴平行。

（6）肩关节屈曲至最大限度，正常活动范围应是0°~180°。

（7）肩关节的伸展称为后伸，正常活动范围应是0°~50°。

2. 肩关节外展

（1）受试者一般采取坐位或站立位。

（2）测量肩关节外展时的轴心是肩峰。

（3）将量角器的“0”点对准肩峰。

（4）将量角器的固定臂与身体中线平行。

（5）将量角器的移动臂与肱骨纵轴平行。

（6）肩关节外展至最大限度，正常活动范围应是0°~180°。

3. 肩关节内旋和外旋

（1）受试者一般采取仰卧位，肩关节外展90°，肘关节屈曲90°。

（2）测量肩关节内旋和外旋时的轴心是尺骨鹰嘴。

（3）将量角器的“0”点对准鹰嘴。

（4）将量角器的固定臂与地面垂直。

（5）将量角器的移动臂与桡骨纵轴平行。

（6）肩关节内旋至最大限度，正常活动范围应是0°～90°。

（7）肩关节外旋至最大限度，正常活动范围应是0°～90°。

4. 肩关节水平内收、水平外展

（1）体位坐位，肩关节90°外展，肘关节伸展，掌心向下。

（2）量角器摆放轴心位于肩峰突，固定臂与肩峰至头顶的连线平行，移动臂与肱骨纵轴平行。

（二）肘关节活动度测量技术流程

训练要点为肘关节屈曲和伸展。

（1）受试者取坐位，上臂在体侧自然下垂，前臂旋后掌心向前。

（2）测量肘关节屈曲时的轴心是肱骨外上髁。

（3）将量角器的“0”点对准肱骨外上髁。

（4）将量角器的固定臂与肱骨纵轴平行。

（5）将量角器的移动臂与桡骨纵轴平行。

（6）肘关节屈曲至最大限度，正常活动范围应是0°～150°。

（7）肘关节伸展至最大限度，正常活动范围应是0°。

（三）前臂旋前和旋后测量技术流程

训练要点为前臂旋前和旋后。

1. 前臂旋前和旋后方法一

（1）受试者取坐位，上臂置于体侧，肘屈90°前臂中立位。

（2）测量前臂旋前和旋后的轴心是尺骨茎突。

（3）将量角器的“0”点对准尺骨茎突。

（4）将量角器的固定臂与地面垂直。

（5）将量角器的移动臂与腕关节背面（测旋前）或掌面（测旋后）平行。

（6）掌心向下测旋前，正常活动范围应是0°～90°。

（7）掌心向上测旋后，正常活动范围应是0°～90°。

2. 前臂旋前和旋后方法二

（1）体位坐位，上臂紧靠躯干，肘关节屈曲90°，前臂中立位。

（2）轴心是第三指末端。

（3）固定臂与地面垂直。

（4）移动臂是桡骨茎突与尺骨茎突的连线。

（5）运动旋前，拇指向内侧，手掌向下转动。旋后，拇指向外侧，手掌向上转动。防止肩关节的代偿运动，将上肢固定在体侧。

（6）正常活动范围是旋前0°～80°，旋后0°～80°。

（四）腕关节活动度测量技术流程

训练要点为腕关节掌屈和背伸，腕关节桡偏和尺偏。

1. 腕关节掌屈和背伸

（1）体位受试者一般采取坐位，肘屈90°前臂旋前，腕中立位。

（2）轴心是尺骨茎突。

（3）固定臂与前臂纵轴平行。

（4）移动臂与第二掌骨纵轴平行。

（5）正常活动范围是掌屈0°～90°，背伸0°～70°。

2. 腕关节桡偏和尺偏

（1）受试者一般采取坐位，屈肘，前臂旋前掌心向下置于桌上。

（2）测量腕关节桡偏和尺偏时的轴心是腕背侧中点。

（3）将量角器的“0”点对准腕背侧中点。

（4）将量角器的固定臂与前臂背侧中线平行。

（5）将量角器的移动臂与第三掌骨背侧轴线平行。

（6）腕关节桡偏至最大限度，正常活动范围应是0°～25°。

（7）腕关节尺偏至最大限度，正常活动范围应是0°～30°。

（五）膝关节活动度测量技术流程

训练要点为膝关节屈曲和伸展。

（1）受试者可以采取侧卧位，下面腿自然屈曲，待测腿伸展。

（2）测量膝关节屈曲和伸展时的轴心是股骨外侧髁，股骨外侧髁的体表位置在伸膝位时，用一手的拇指和中指横跨过髌骨中线，在膝外侧能感受到的凹陷即为股骨外侧髁。

（3）将量角器的“0”点对准股骨外侧髁。

（4）将量角器的固定臂与股骨纵轴平行。

（5）将量角器的移动臂与胫骨纵轴平行。

（6）膝关节屈曲至最大限度，正常的膝关节屈曲活动范围应是0°～150°。

（7）膝关节伸展至最大限度，正常的膝关节伸展活动范围应是0°。

（六）踝关节活动度测量技术流程

训练要点为踝关节背伸和跖屈，踝关节内翻和外翻。

1. 踝关节背伸和跖屈

（1）受试者一般采取仰卧位，踝关节中立位，注意要防止踝关节的内、外旋。

（2）测量踝关节背伸和跖屈时的轴心是腓骨纵轴与足外缘的交点，约在外踝下1寸处。

（3）将量角器的“0”点对准腓骨纵轴与足外缘的交点。

（4）将量角器的固定臂与腓骨纵轴平行。

（5）将量角器的移动臂与第五跖骨纵轴平行。

（6）踝关节背伸至最大限度，正常的踝关节背伸活动范围应是0°～20°。

（7）踝关节跖屈至最大限度，正常的踝关节跖屈活动范围应是0°～45°。

2. 踝关节内翻和外翻

（1）受试者一般采取仰卧位或坐位（膝关节屈曲90°），踝关节中立位。

（2）测量踝关节内翻和外翻的轴心是两臂交点。

（3）将量角器的固定臂与小腿纵轴相平行。

（4）将量角器的移动臂与移动的足底面相平行。

（5）踝关节内翻至最大限度，正常踝关节内翻活动范围是0°～35°。

（6）踝关节外翻至最大限度，正常踝关节外翻活动范围是0°～20°。

【注意事项】

1. 关节活动度有一定误差，应该左右对比检查。

2. 关节活动后不宜检查。

3. 应该进行主动及被动两种关节活动度检查。

4. 检查时应熟悉关节解剖和正常活动范围，熟练掌握评定技术，才能取得准确结果。

5. 检查时必须充分暴露受检部位，保持舒适体位，测定时不得移动，以免代偿活动影响检查结果。

6. 使用双臂测角计时，测角计的轴心必须与关节活动轴心一致，两臂与关节两端肢体长轴平行，肢体活动时，轴心及两臂不得偏移。

7. 记录结果应写明关节活动的起、止度数。

实训二　轮椅、助行器的使用

【实训目的】

1. 掌握助行器的使用方法及注意事项。

2. 熟悉轮椅减压和上下台阶的康复护理技术。

【实训准备】

1. 用物准备　助行器（手杖、腋杖、助行架）、普通型轮椅。

2. 环境准备　创建宽敞、整洁、舒适、安全的康复环境。

【实训方法】

（一）轮椅的使用方法

1. 选择地面整洁、温度及光线适宜的环境；护士衣帽整洁，态度和蔼可亲。

2. 观察轮椅的结构，说出轮椅各部件的名称及用途。

3. 减压训练

（1）患者双手置于轮椅轮子或扶手上，双手支撑使臀部离开椅座并保持悬空15秒。

（2）躯干向一侧倾斜，使一侧臀部离开椅座，保持悬空约15秒后再换另一侧。

4. 上下台阶训练

（1）用后轮保持平衡　独立上下台阶前，应先熟练掌握翘起两前轮的同时，两后轮能一直保持平衡。

1）他人辅助练习　先将患者置于平衡位→向前驱动轮椅并同时进一步后倾→随后向后驱动轮椅，轮椅回到直立位。反复训练成功后，在无人接触的状态下训练，直至完全掌握该技术。

2）利用安全装置独立练习　将轮椅靠背通过绳子挂在天花板的钩上，调节绳子高度，使靠背后倾到平衡位置进行练习。

（2）上台阶　患者面向台阶，驱动轮椅，使前轮靠近马路沿→轮椅后倾，并保持后轮平衡，将前轮置于台阶上→轮椅稍向后退，退至前轮恰处在马路沿边缘→双手置于驱动轮的恰当位置，驱动轮椅向前，完成上台阶。

（3）下台阶　患者背对台阶，驱动轮椅，使后轮后退至台阶边缘→控制后轮缓慢下降→驱动轮椅，使前轮从台阶上退下。

（二）助行器的使用方法

1. 选择地面整洁、温度及光线适宜的环境；护士衣帽整洁，态度和蔼可亲。

2. 介绍相应助行器的名称及用途。

3. 持双腋杖步行方式

（1）迈至步　两侧腋杖同时向前迈出→腋杖支撑并向前摆动身体，使双足迈至双腋杖落地点附近。

（2）迈越步　两侧腋杖同时向前迈出→腋杖支撑并向前摆动身体，使双足超过双腋杖着地点着地→再将双腋杖向前迈出取得平衡。

（3）四点步　先迈出左侧腋杖→后迈出右足→再迈出右侧腋杖→最后迈出左足；亦可相反。

（4）三点步　两侧腋杖同时向前迈出→然后迈出患腿或不能负重的足→最后迈出健足。

（5）两点步　一侧腋杖和对侧足同时伸出→另一侧腋杖和该侧足再同时伸出。

4. 用助行架步行方式

（1）基本步态　提起助行架放在肢体前方一步远处→向前迈出力量较弱的一侧下肢，落在助行架两后腿连线水平附近→再迈出另一侧下肢。

（2）免负荷步态　提起助行架放在肢体前方一步远处→向前迈出负重侧下肢，落在助行架两后腿连线水平附近→再迈出另一侧下肢。

（3）部分负重步态　提起助行架与部分负重下肢同时向前移动→健侧下肢向前迈出。

5. 持手杖上下楼梯

（1）单手持手杖　健手扶楼梯扶手，患手持手杖。上楼梯时，健手先上移→健侧下肢迈上楼梯→手杖上移→患侧下肢迈上楼梯；下楼梯时，健手先向下移→手杖随后下移→患侧下肢迈向楼梯→健侧下肢迈下楼梯。

（2）双手持手杖　上楼梯时，健侧下肢先迈上楼梯→双手杖与患侧下肢随后同时迈上楼梯；下楼梯时，双手杖与患侧下肢先同时迈下楼梯→健侧下肢随后迈下楼梯。

【注意事项】

1. 使用轮椅前，检查其性能是否良好，各螺丝是否松动，手闸是否正常。

2. 确保训练过程中的安全，如开始训练时，应在监护下进行；利用安全装置独立练习时，绳子不应放太低，以免患者跌倒。

3. 使用腋杖时，承重点应为把手，而不是腋托处，以免由于长期压迫腋窝损伤臂丛神经。一般腋杖与躯干侧面为15°角较恰当。

4. 使用步行式助行架时，迈步距离步行架应远近适中。可使用颜色鲜艳的绳子，系在与膝高度平齐的助行架两条后腿上，以提醒患者注意保持适当距离。

5. 使用轮式助行架前，应确定使用者已完全掌握轮闸的使用方法和注意事项，才能令其单独使用。

6. 使用手杖行走时，双眼注视前方。

7. 使用四脚手杖时，把手的开口应向后，手杖距离患者远近适中。

实训三　日常生活活动能力训练

【实训目的】

1. 掌握进食训练、饮水训练、更衣训练的方法。

2. 熟悉个人卫生训练的方法。

【实训准备】

1. 用物准备　治疗床、前开襟上衣、套头上衣、裤子、牙刷、牙膏、肥皂、毛巾、指甲剪、坐便器等。

2. 环境准备　创建宽敞、整洁、舒适、安全的康复环境。

【实训方法】

（一）进食训练

1. 进食的体位训练　进食前端坐于桌前，头颈部处于最佳的进食位置。患侧手臂置于向前的位置靠近餐具，帮助患者保持对称直立的坐姿。

2. 抓握餐具训练　首先可以从抓握木条或是橡皮开始训练，继之用勺子或筷子训练。必要时为患者提供万能袖带、加粗把柄的勺子或叉子、防滑垫、防洒碗、盘等进食辅助具。

3. 进食动作训练　抓握餐具→盛食物→转移入口→咀嚼吞咽。

（二）饮水训练

1. 杯中倒入适量的温水，放于适当的位置。

2. 用患手持杯，健手帮助以稳定患手，端起后送至嘴边。

3. 缓慢倾斜茶杯，倒少许温水于口中，咽下。

4. 必要时可用吸管饮水。

（三）更衣训练

1. 穿、脱开襟上衣　偏瘫患者穿衣时，先将健侧手找到衣领，将衣领朝前平铺在双膝上，将患侧袖子垂直于双腿之间，患手伸入袖内→将衣领拉到肩上→健手转到身后将另一侧衣袖拉到健侧斜上方→穿入健侧上肢→系好扣子。脱衣时应将患侧脱至肩以下→拉健侧衣领到肩上→两侧自然下滑甩出健手→再脱患手。

2. 穿、脱套头上衣　患手穿好袖子拉到肘以上→再穿健手侧的袖子→最后套头。脱衣时，先将衣身脱至胸部以上→再用健手将衣服拉住→在背部从头脱出→脱出健手→最后脱患手。

3. 穿、脱裤子　偏瘫患者穿裤时取床边坐位，将患腿屈膝、屈髋放于健腿上→套上裤腿→拉至膝以上，放下患腿→健腿穿裤腿，拉至膝以上→站起向上拉至腰部→整理。脱裤时与上面动作相反，先脱健侧，再脱患侧。截瘫患者穿裤时，取长坐位，将下肢穿进裤子，再取卧位，抬高臀部，将裤子提上，穿好。脱裤时与上面动作相反。

4. 穿、脱袜子和鞋　双手交叉将患侧腿抬起置于健侧腿上→用健手为患足穿袜子或鞋→将患侧下肢放回原地，全脚掌着地，重心转移至患侧→再将健侧下肢放在患侧下肢上方→穿好健侧的袜子或鞋。脱袜子和鞋顺序相反。

（四）个人卫生训练

1. 洗脸、洗手　将脸盆放于面前正中间，用健手洗脸、洗手。拧毛巾时，将毛巾绕在水龙头上或患侧前臂上，用健手将其拧干。洗健手时，需将脸盆固定住，患手贴脸盆边缘放置（或将毛巾固定在脸盆边缘），擦过香皂后，健侧手及前臂在患手（或毛巾）上搓洗。

2. 刷牙　借助身体将牙膏固定，用健手将牙膏盖子打开，使用健手刷牙。

3. 剪指甲　偏瘫患者剪健侧指甲时需要对指甲刀进行改造。可将大号指甲刀固定在基座上，把刀柄加长、加宽。把改造的指甲刀放在桌面，用患手按下刀柄来剪健侧指甲即可。

4. 如厕　患者应具备坐位、站位平衡，握持扶手，身体转移等能力。

（1）患者站立位，两足分开，一手抓住扶手，另一手解开腰带，脱下裤子。

（2）身体前倾，借助扶手慢慢坐下（或蹲下）。

（3）便后进行自我清洁。

（4）一手抓住扶手，另一手拉住裤子，身体前倾，伸髋伸膝，站起后系上腰带。

【注意事项】

1. 关爱患者，注意安全，护患协作，避免受伤。

2. 进食训练时，应根据患者吞咽和咀嚼功能选择食物，注意防止发生呛咳。

3. 应当选择大小、松紧、薄厚合适的衣服，选择易于穿脱的鞋和袜，裤带选用松紧带。更衣困难者可借助拉钩、纽扣器等自助具完成。

实训四　小儿脑瘫的康复训练

【实训目的】

1. 了解小儿脑瘫的言语障碍的训练。

2. 熟悉小儿脑瘫的作业治疗。

3. 掌握小儿脑瘫运动疗法的具体内容。

【实训准备】

1. 用物准备　治疗床、椅子、玩具、气球、水杯、吸管等用物。

2. 环境准备　创建宽敞、整洁、舒适、安全的康复环境。

【实训方法】

小儿脑瘫的康复训练主要包括运动疗法、作业治疗和言语障碍训练。

（一）运动疗法

训练要点为头部的控制训练、翻身训练、坐位训练、爬行训练、站立训练、步行训练。

1. 头部的控制训练

（1）仰卧位头部的控制训练　患儿取仰卧位，治疗师坐于患儿下肢处，用双腿压住患儿的双下肢，双手握住患儿的双侧肩部使双肩内收保持头的稳定性，缓慢地将患儿拉起，直至患儿抬起头部（图实训4－1）。

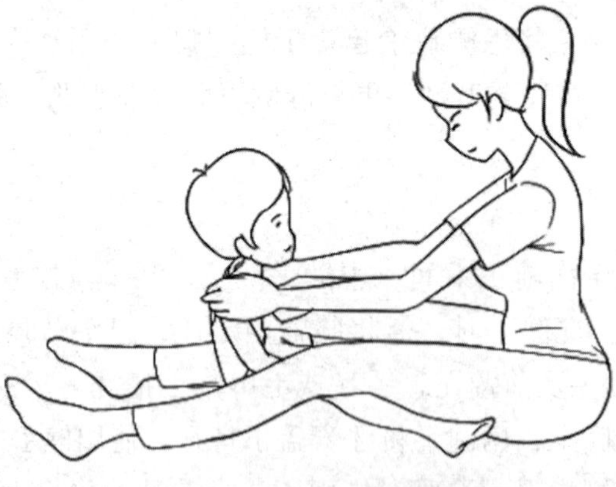

图实训4－1　仰卧位头部的控制训练

（2）俯卧位头部的控制训练　患儿取俯卧位，治疗师位于患儿头部的前方，用玩具或者其他能够吸引患儿注意力的物品诱导其抬头和左右摇头。

（3）坐位头部的控制训练　患儿背向治疗师坐在治疗师的腿上，治疗师握住患儿的双上肢向上举，保证患儿的上身处于伸展的状态，从而使患儿的头竖直处于中立位（图实训4－2）。

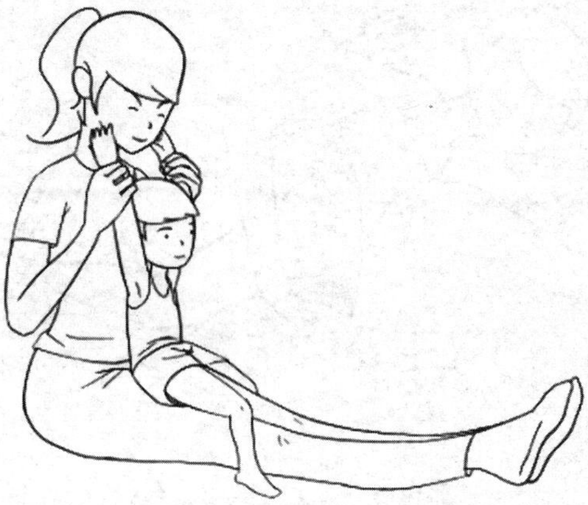

图实训 4－2　坐位头部的控制训练

2. 翻身训练

（1）仰卧位向侧卧位翻身训练　患儿取仰卧位，治疗师先将患儿的头偏向欲翻侧，将患儿欲翻侧的上肢向上举，治疗师双手握住患儿另一侧的肩部和髋部，使其身体由仰卧位转为侧卧位。

（2）操作上肢帮助翻身训练　患儿取仰卧位，治疗师用右手将患儿的右上肢向上举，左手握住患儿左侧的肩膀。然后治疗师拉着患儿的右上肢向左侧牵拉使其肩胛带左侧回旋。患儿的下半身随着肩胛带的向左回旋而向右侧翻成俯卧位（图实训 4－3）。由俯卧位向仰卧位翻身时，先举起患儿的左上肢，治疗师用手拉着左上肢使身体回旋，产生翻身运动。用同样的方法向相反的方向翻身。

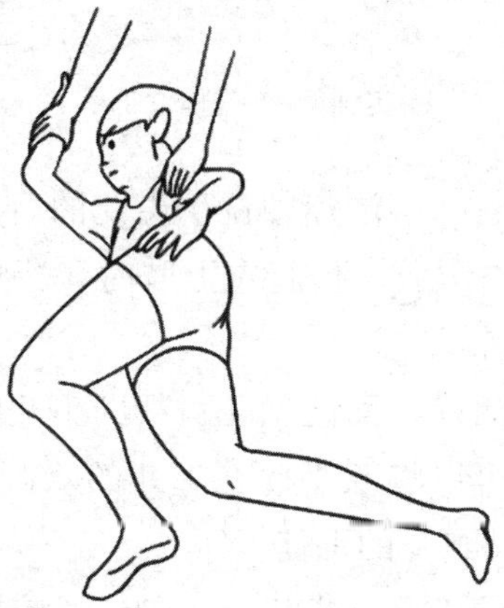

图实训 4－3　操作上肢帮助翻身训练

（3）操作下肢帮助翻身训练　患儿取仰卧位，治疗师位于其下肢处，将患儿的双上肢向上举。治疗师用右手将患儿的左下肢屈曲，另一只手握住患儿右下肢脚踝处，然后将患儿的左下肢向身体的右侧回旋，同时患儿的上半身也随之回旋，使身体翻转为俯卧位。俯卧位向仰卧位翻身时，将患儿双上肢向上举，治疗师将患儿左下肢屈曲，向右侧牵拉该侧下肢，使身体翻转为仰卧位。用同样的方法向相反的方向翻身（图实训 4－4）。

3. 坐位训练　患儿取坐位，治疗师在患儿的后方将双手从患儿的腋下穿过按住患儿的膝部，使患儿下肢伸直，同时将患儿的两大腿外旋分开。若患儿身体后仰，治疗师可用身体抵住患儿背部，使其保持正确的坐姿（图实训 4－5）。

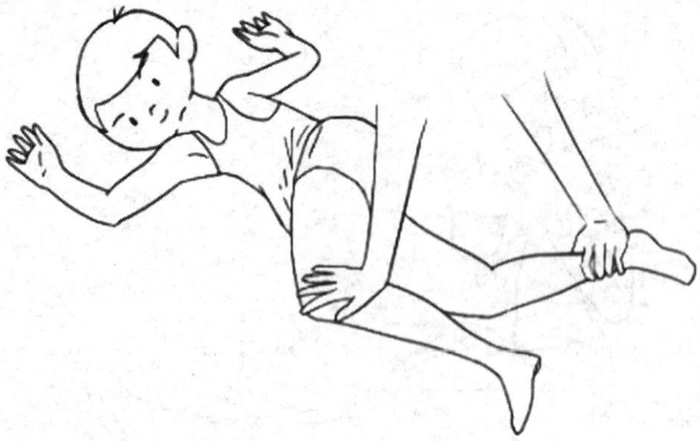

图实训 4－4　操作下肢帮助翻身训练

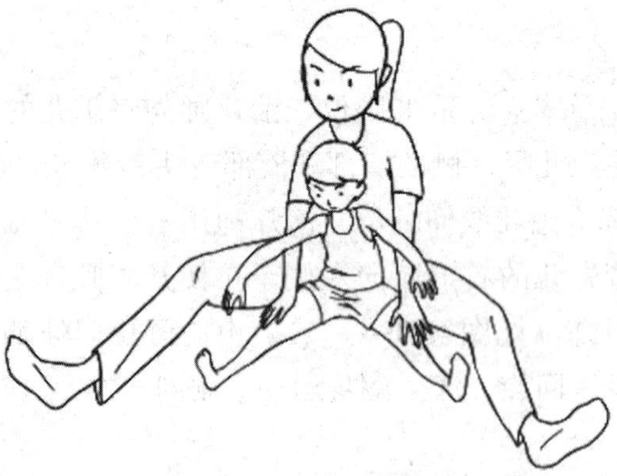

图实训 4－5　坐位训练

4. 爬行训练　患儿双手掌和双膝着地，治疗师位于患儿的后方，双手握住患儿的两踝部，当患儿抬起右上肢时，治疗师帮助推动患儿左下肢，抬起左上肢时，治疗师帮助推动患儿右下肢，上下肢呈对角线的交替向前方运动，如此反复循环。

5. 站立训练　患儿坐在椅子上，治疗师面向患儿，帮助患儿脚掌着地上身前倾，重心前移，随即患儿臀部离开椅子，站起时，治疗师可以将双手放在患儿的双侧腋下帮助其保持平衡完成站立动作，患儿也可以用手扶着治疗师的身体保持自身的平衡。

6. 步行训练　对于行走训练初期的患儿，步伐会不稳，治疗师紧贴着患儿站在其后面，双手扶住患儿的上半身，双脚紧贴患儿的双脚，用自己的脚推动患儿的脚进行迈步。

（二）作业治疗

主要是针对脑瘫患儿的日常生活活动能力有选择性地进行训练，训练要点为进食训练、穿脱衣训练、如厕训练。

1. 进食训练　患儿取坐位或者半坐位，头处于中位线。治疗师面向患儿，右手握住患儿的手，帮助患儿握住勺子，舀取食物，送食物入口，将空勺子从口中拿出等一系列步骤辅助其进食。进食时勺子进入口腔的位置要低于患儿的口唇，并从患儿口唇的中央部分进入。若患儿咀嚼吞咽困难，则当食物进入口中后，治疗师需将左手放在小儿的下颌处帮助其控制口的张开和闭合，在按摩其颌下舌根部帮助患儿做吞咽动作，注意避免呛咳。

2. 穿脱衣训练

（1）穿脱上衣训练　①套头衣服，应选择衣领和衣袖宽松容易穿着的，穿衣服时，治疗师指导患儿用功能较好的一只手先将衣服套入头上，先穿上功能较差的那侧衣袖，然后再穿上功能较好的一侧，最后拉下衣角，脱法与穿法相反。②对襟衣服，患儿取坐位或站位，功能较好的一侧手抓住衣领，纽扣面向自己，先帮助功能较差的一侧穿进衣袖，再抓衣领将衣服转向身后拉向功能较好的一侧并穿进另一只袖子里，然后简单整理衣服后再将纽扣扣好。

（2）穿脱裤子训练　①坐位穿脱裤子，患儿取坐位上，穿裤子时，先穿功能较差的那侧腿，用手拉着裤子慢慢往腿上套过膝部，再穿功能较好的一侧，双侧裤腿穿好之后，患儿身体稍向前倾，臀部离开椅子，将裤子提拉到腰部。患儿可以用一只手扶着治疗师的身体保持自身的平衡，另一只手向上提拉裤子。脱法与穿法相反。②侧卧位穿脱裤子，患儿侧卧在床上，功能较差的腿位于上侧，治疗师帮助患儿上侧腿屈曲，穿上裤子。再取另一方向侧卧位，穿功能较好的一侧腿。然后患儿仰卧把裤子提拉到大腿处，用力抬高臀部（图实训 4－6），用双手向上提拉裤子到腰部。脱法与穿法相反。

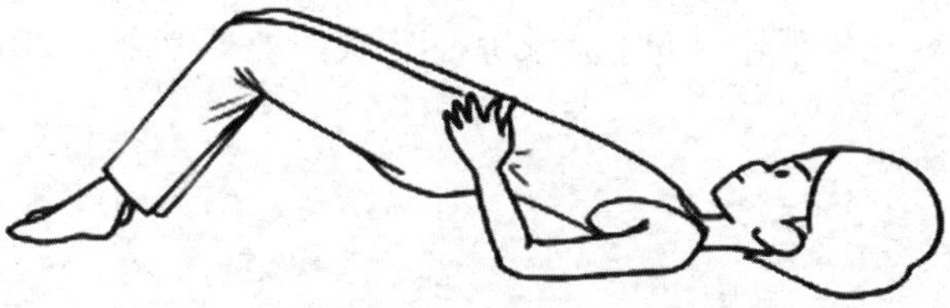

图实训 4－6　侧卧位穿脱裤子

3. 如厕训练　选择适合患儿的便器，患儿坐在便器上，治疗师帮助其髋部屈曲，膝部弯曲，两下肢分开，两脚支撑于地。治疗师位于患儿的后方，若患儿坐姿不稳，可适当给予帮助使其坐位平衡。

（三）言语障碍训练

训练要点为构音器官的训练、发音训练、语句训练、日常沟通训练。

1. 构音器官的训练　治疗师通过对患儿呼吸、吸吮和咀嚼的训练来增加对下颌、口唇及舌的控制能力。

（1）呼吸训练　治疗师可以让患儿反复地进行吹气球。

（2）吸吮训练　治疗师让患儿使用吸管喝水，训练患儿的吸吮能力。

（3）咀嚼训练　治疗师让患儿通过吃食物锻炼患儿的咀嚼能力。

2. 发音训练　让患儿模仿治疗师的口型发音，由元音辅音过渡到单个字和单个词。

3. 语句训练　治疗师指导患儿从简短的句子开始训练，逐渐延长句子的长度。

4. 日常沟通训练　治疗师和患儿进行沟通，先从简单的交谈开始，逐渐增加难度。

【注意事项】

1. 脑瘫患儿在康复训练过程中的所有动作应由简到繁，循序渐进。
2. 在康复训练过程中治疗师应动作轻柔缓慢，避免用力过度给患儿造成二次伤害。

参考文献

[1] 肖建英，胡鸿雁，肖东玲．康复护理学基础［M］．武汉：华中科技大学出版社，2018.
[2] 陈爱萍，谢家兴．实用康复护理学［M］．北京：人民卫生出版社，2018.
[3] 吴敏．康复护理［M］．上海：同济大学出版社，2015.
[4] 吕雨梅，李海舟．康复护理学基础［M］．北京：人民卫生出版社，2020.
[5] 郑彩娥，李秀云．实用康复护理学［M］．北京：人民卫生出版社，2019.